LINCHUANG CHANGJIAN JIBING DE
KANGFU YU SHIJIAN

临床常见疾病的康复与实践

主 编 李 响 张洪蕊 李文豪 周晓鹏 张 岩 鹿传娇

科学技术文献出版社
SCIENTIFIC AND TECHNICAL DOCUMENTATION PRESS
·北 京·

图书在版编目（CIP）数据

临床常见疾病的康复与实践 / 李响等主编. — 北京：科学技术文献出版社,2017.8
ISBN 978-7-5189-3166-8

Ⅰ. ①临… Ⅱ. ①李… Ⅲ. ①常见病—康复医学 Ⅳ. ①R4

中国版本图书馆CIP数据核字(2017)第186523号

临床常见疾病的康复与实践

策划编辑：曹沧晔　　　责任编辑：曹沧晔　　　责任校对：赵　瑷　　　责任出版：张志平

出 版 者	科学技术文献出版社
地　　址	北京市复兴路15号　邮编　100038
编 务 部	(010) 58882938，58882087（传真）
发 行 部	(010) 58882868，58882874（传真）
邮 购 部	(010) 58882873
官方网址	www.stdp.com.cn
发 行 者	科学技术文献出版社发行
印 刷 者	大地图文快印有限公司
版　　次	2017年8月第1版　2017年8月第1次印刷
开　　本	787×1092　1/16
字　　数	318千
印　　张	13
书　　号	ISBN 978-7-5189-3166-8
定　　价	148.00元

前　言

现代科学技术突飞猛进，康复领域对各种疾病的诊断和治疗也有了很大的进展。为加强临床医务人员对本学科知识的系统了解和掌握，进一步提高医疗质量，编者根据自身多年丰富的临床经验，并结合中外现代康复学最新研究成果，吐故纳新，倾力合著这本《临床常见疾病的康复与实践》。

全书重点阐述了临床各科常见疾病的康复评定及治疗，针对中医康复治疗方法也做了相关阐述，内容丰富，资料新颖，图文并茂，实用性强，可供康复学医生与相关学科临床医师参考使用。

本书编委均是高学历、高年资、精干的专业医务工作者，对各位同道的辛勤笔耕和认真校对深表感谢！由于参加编写的作者较多，书中写作水平和风格不尽一致，写作时间和篇幅有限，难免有纰漏和不足之处，恳请广大读者予以批评指正。

编　者

2017 年 8 月

目 录

第一章

康复评定基础

第一节 康复评定概述

一、基本概念

康复评定是收集评定对象的病史和相关资料，提出假设，实施检查和测量，对结果进行比较、综合、分析、解释，最后形成结论和障碍学诊断的过程。康复评定的对象包括所有需要接受康复治疗的功能或能力障碍者。通过康复评定，发现和确定障碍的部位、范围或种类、性质、特征、程度以及障碍发生的原因、预后，为预防和制订明确的康复目标和康复治疗计划提供依据。广义的康复评定还包括康复目标的设定和制订治疗计划。

所谓障碍学诊断是在临床诊断基础上确定疾病或外伤所产生的后果，阐明组织、器官、系统水平的异常对于系统功能水平和对于作为一个社会人的整体功能水平的影响的诊断（表1-1）。障碍诊断是康复评定的核心。正确的康复治疗计划的制订以障碍学诊断为基础。

表1-1 疾病诊断与障碍学诊断的区别

	疾病诊断	障碍学诊断
诊断性质	诊断疾病或细胞、组织、器官、系统水平异常	疾病或外伤对功能、能力和社会参与性的影响结果
诊断目的	确定疾病种类；制订疾病的治疗方案	确定患者期望水平与实际水平之间的差距即障碍的程度；制订功能障碍的康复方案
诊断种类	病因诊断、病理解剖诊断、病理生理诊断	功能障碍诊断、功能性活动即能力障碍诊断、参与障碍诊断
诊断对象	疾病或外伤者	需要康复的患者

二、障碍学诊断的三个层面

根据1980年世界卫生组织（WHO）第1版《国际残损、残疾和残障分类》的分类，以及2001年WHO将上述分类修改为《国际功能、残疾和健康分类》（International Classification of Functioning, Disability and Health）即ICF分类，障碍被分为三个层面：①功能障碍（残损）；②能力障碍（残疾）；③参与障碍（残障）。康复评定涵盖上述三个障碍层面的内容，评定者根据患者情况，分别从不同层面上对患者进行全面的评定，做出诊断。

三、康复评定与循证医学

循证医学的核心思想是：在临床医疗实践中，应最大限度地利用科学的证据指导临床实践，制定患者的诊治决策，以减少医疗实践中的不确定性。强调以证据为基础的医学应当将医疗活动置于理性、可靠、完备、严谨的学术基础之上。

康复评定是进行高质量的康复医学研究、积累最佳研究证据的必不可少的重要手段。

四、康复评定的目的

康复评定贯穿于康复治疗的全过程。在运用各种疗法进行康复治疗的过程中，不同时期的评定有着不同的目的，从总体来讲，可以归纳为以下几点：①发现和确定障碍的层面、种类和程度；②寻找和确定障碍发生的原因；③确定康复治疗项目；④指导制订康复治疗计划；⑤判定康复疗效；⑥判断预后；⑦预防障碍的发生和发展；⑧评估投资—效益比；⑨为残疾等级的划分提出依据。

五、康复评定的类型与方法

康复评定分为定性评定、半定量和定量评定。

1. 定性评定　定性评定的对象是反映事物"质"的规律性的描述性资料而不是"量"的资料，即研究的结果本身就是定性的描述材料，主要适用于个案研究和比较研究中的差异描述。康复评定中常用的描述性定性评定资料主要通过观察和调查访谈获得。方法包括肉眼观察和问卷调查。

2. 半定量评定　半定量评定是将定性分析评定中所描述的内容分为等级或将等级赋予分值的方法。半定量分析所产生的结果要比定性评定更加明确、突出，但分值并不精确地反映实际情况或结果。临床上通常采用标准化的量表评定法。例如，偏瘫上、下肢及手的Brunnstrom 六阶段评定法、Fugl – Meyer 总积分法等；徒手肌力检查法；日常生活活动能力的 Barthel 指数、FIM 评定等。视觉模拟尺评定亦属于半定量评定。半定量评定能够发现问题所在，并能够根据评定标准大致判断障碍的程度；由于评定标准统一且操作简单，因而易于推广，是临床康复中最常用的评定方法。

3. 定量评定　定量分析的对象是"量"的资料，这些资料常通过测量获得并以数量化的方式说明其分析结果。定量分析的目的在于更精确地定性，通过定量分析可以使人们对研究对象的认识进一步精确化，以便更加科学地揭示规律，把握本质。

定量评定通常采用特定的仪器进行检查测量，如等速运动肌力测定系统、静态与动态平衡功能评定仪、步态分析系统等。定量评定将障碍的程度用数值来表示。不同的检查项目采用特定的参数进行描述。定量评定的最突出优点是将障碍的程度量化，因而所得结论客观、准确；便于进行治疗前后的比较。定量评定是监测和提高康复医疗质量、判断康复疗效的最主要的科学手段。

六、评定方法的选择与评估

信度、效度、灵敏度和特异性是考察测量工具或方法优劣的重要指标。

1. 信度 信度（reliability）又称可靠性，是指测量工具或方法的稳定性、可重复性和精确性。一种测量方法的高信度在测量结果的可靠性和多次测量结果的一致性上得以体现。如果一种功能评定方法、测量工具（如评定量表、电子关节角度计）或分析方法（如步态分析系统）的重复性不好，表明该方法的信度较低。因此，在使用一种新的测量或评定方法之前，尤其是为观察治疗效果而需要进行多次评定，或在治疗过程中需要由多人进行评定时，要首先对该测量工具或方法的可信度进行检验。临床中常用的信度检验包括测试者内部信度检验和测试者间信度检验。

（1）测试者内部信度检验：测试者内部信度检验是通过同一测试者在间隔一定时间后重复同样的测量来检验测量结果的可信程度。该检验是检验时间间隔对评定结果稳定性的影响，因此，重复测量时，要注意两次测量的时间间隔要恰当。

（2）测试者间的信度检验：测试者间的信度检验是检验多个测试者采用相同的方法对同一种测试项目进行测量所得结果的一致性。在测量工具的标准化程度较低的情况下尤其要进行该检验。不同测试者的结果存在较大差异时，提示该测量方法的使用将受到质疑或限制。

一种测量方法的可信程度用信度相关系数表示，系数越大，说明测量方法的可信程度越大，测量结果越可靠、越稳定。要使一个评定量表达到高稳定性、高重复性和高精确性，设计和使用时必须做到：①评分标准要明确并具有相互排他性；②量表适用范围明确；③评定项目的定义严谨、操作方法标准；④测试者应当定期接受应用技术的培训，以确保操作熟练和一致。

2. 效度 效度（validity）又称准确性，指测量的真实性和准确性，即测量工具在多大程度上反映测量目的。效度越高，表示测量结果越能显示出所要测量的对象的真正特征。效度根据使用目的而具有特异性。以尺子为例，用尺子测量物体的长度会得到很准确的结果。然而，如果用它测量物体的重量，则因为它和待测物之间毫无关系而使得这把尺子变得无效。由此可以看出，不同测量工具用于不同的目的，测量工具的有效性亦随之变化。因此，在选择测量方法时，应根据使用的独特目的选用适当的效度检验。常用效度检验的方法大体有三种，即效标关联效度、内容效度和构想效度。

3. 信度与效度之间的关系 信度是效度的必要条件，但不是充分条件。两者之间的关系归纳如下：①信度低，效度不可能高。②信度高，效度未必高。③效度高，信度也必然高。

4. 灵敏度 应用一种评定方法评定有某种功能障碍的人群时，可能出现真阳性（有功能障碍且评定结果亦证实）和假阴性（有功能障碍但评定结果未能证实这一结论）两种情况。灵敏度是指在有功能障碍或异常的人群中，真阳性者的数量占真阳性与假阴性之和的百分比。灵敏度检验也是检验效度的一种有效方法。

5. 特异性 应用一种评定方法评定无某种功能障碍的群体时，可能出现真阴性（无功能障碍且评定结果亦证实这一结论）和假阳性（无功能障碍但评定结果显示有功能障碍）两种情况。特异性是指在无功能障碍或异常的人群中，评为真阴性者的数量占真阴性与假阳性之和的百分比。特异性检验也是检验效度的一种有效方法。

（李　响　邵士光）

第二节　肌力评定

一、概述

1. 定义　肌力（muscle strength）是指肌肉或肌群产生张力，导致静态或动态收缩的能力，也可将其视为肌肉收缩所产生的力量。

2. 决定肌力大小的因素　如下所述。

（1）肌肉横截面积：每条肌纤维横断面积之和称为肌肉的生理横截面积。离体肌肉研究时，将每一根垂直横切的肌纤维切线长度相加的总和乘以肌肉的平均厚度即为肌肉的生理横截面。肌肉的横截面表明了肌肉中肌纤维的数量和肌纤维的粗细，因而可反映肌肉的发达程度。单位生理横截面积所能产生的最大肌力称为绝对肌力。肌肉的横截面积越大，肌肉收缩所产生的力量也越大。一般认为绝对肌力值在各种族人群中相对一致。

（2）运动单位募集（activation）及其释放速率（rate of firing）：一个运动神经元连同所支配的所有肌纤维称为一个运动单位，每一运动单位所含的肌纤维均属于同一类型（即或全部为Ⅰ型纤维，或全部为Ⅱ型纤维）。运动单位的激活及其释放速率被认为是与肌力相关的重要因素之一。在肌肉开始负荷时，即需要募集一定量的运动单位；随着负荷的增加，则需要募集更多的运动单位；当负荷仍然增大时，运动单位释放速率则较释放的运动单位数量更为重要，此时，释放速率是形成肌力更为重要的机制。

（3）收缩速度：是影响肌力的重要因素之一。肌肉收缩速度越低，运动单位的募集机会就越大。在等速向心收缩低角速度测试时产生较大力矩值的结果即为此证据。

（4）肌肉的初长度：肌力的产生也有赖于肌肉收缩前的初长度。肌肉的弹性特点决定其在生理限度内若具有适宜的初长度，则收缩产生的肌力较大。一般认为肌肉收缩前的初长度为其静息长度的 1.2 倍时，产生的肌力最大。

（5）肌腱和结缔组织的完整性：肌腱和结缔组织可帮助肌肉将张力转变为外力，这些组织和结构的损害也可不同程度地导致肌力的缺失。

（6）肌肉收缩的类型：肌肉生理收缩包括等张收缩和等长收缩两大形式。不同收缩形式的最大肌力有所不同。

（7）中枢和外周神经系统调节：产生肌力的神经生理机制包括募集纤维类型的选择、中枢神经系统对运动神经元的抑制、运动单位的同步性、冲动传导及中枢神经系统的发育等。因此，肌力的大小与中枢神经系统和外周神经系统的调节密不可分。

（8）个体状况：肌力的大小与个体状况（如年龄、性别、健康水平、心理因素等）有关。一般在 20～30 岁时个人的肌力水平达到峰值；女性的肌力近似为同龄男性的 2/3，男性肌力通常与男性激素有关。

（9）其他力学因素：包括肌纤维走向、牵拉角度、力臂长度等也可造成肌力大小的改变。较大的肌肉中，部分肌纤维与肌腱形成一定的角度呈羽状连接，这种羽状连接的肌纤维越多，成角则越大，也就容易产生较大的肌力。肌肉收缩产生的实际力矩输出受运动节段杠杆效率的影响，故力臂长度的改变也可造成肌力大小的改变。

3. 肌肉收缩的生理类型 如下所述。

（1）等张收缩：包括肌力大于阻力时产生的加速度运动和小于阻力时产生的减速度运动，运动时肌张力基本恒定，但肌肉本身发生缩短和伸长，而引起明显的关节运动，也称之为动力收缩。等张收缩时，根据其肌肉的缩短和伸长情况，又可分为向心收缩（concentric-contraction）和离心收缩（eccentric contraction）。向心收缩时肌肉的起、止点相互靠近，肌肉缩短，上楼梯时股四头肌的收缩形式即为此类收缩。离心收缩时肌肉的起、止点被动伸长，下楼梯时股四头肌的收缩形式即为此类收缩。

（2）等长收缩：是肌力与阻力相等时的一种收缩形式，收缩时肌肉长度基本不变，不产生关节活动，也称为静力收缩。人体在维持特定体位和姿势时常采用这一收缩形式。不同的肌肉收缩形式产生不同的力量，其中离心收缩过程中产生的肌力最大，其次为等长收缩，最小的为向心收缩。

二、评定目的和临床应用

1. 目的 ①判断有无肌力低下情况及其范围和程度。②发现导致肌力低下的可能原因。③提供制订康复治疗、训练计划的依据。④检验康复治疗、训练的效果。

2. 适应证 ①肌肉骨骼系统疾患：包括对伤病直接引起的肌肉功能损害、运动减少或制动造成的失用性肌力减退、骨关节疾患引起的关节源性肌力减退等的评定。同时可对拮抗肌肌力平衡情况，肌力对躯干、四肢关节稳定性的影响等相关情况进行评定。②神经系统疾患：包括对神经系统（中枢神经系统和外周神经系统）损害造成神经源性肌力减退等的评定，如上、下肢代表性肌群的肌力评定可作为全面评价瘫痪严重程度的指标。③其他系统、器官疾患：握力测试、腹背肌肌力测试和局部肌肉耐力等代表性肌力评定可作为体质强弱的一般性评价指标。④健身水平：握力测试、腹背肌肌力测试和局部肌肉耐力等项目也可作为健身锻炼水平的评价指标。

3. 禁忌证 关节不稳、骨折未愈合又未作内固定、急性渗出性滑膜炎、严重疼痛、关节活动范围极度受限、急性扭伤、骨关节肿瘤等。

三、评定原则和分类

1. 原则 如下所述。

（1）规范化：对患者进行肌力评定时，应使测试肌肉或肌群在规范化的姿势下进行规范化的动作或运动，以此为基础观察其完成运动的动作、对抗重力或外在阻力完成运动的能力，达到评价肌力的目的。

（2）注重信度和效度：在肌力评定时应注意减少误差，提高评定准确性。

（3）易操作性：在临床工作中，应以简便、快捷的肌力评定方法为基础。

（4）安全性：在应用任何肌力评定方法时，均应注意避免患者出现症状加重或产生新的损害等情况。

2. 分类 如下所述。

（1）器械分类：分为徒手肌力评定（manual muscle testing，MMT）和器械肌力评定。后者又可分为简单仪器（如便携式测力计）评定和大型仪器（如等速测力装置）评定等。

（2）肌肉收缩形式分类：分为等长肌力评定、等张肌力评定和等速肌力评定。前两者为肌肉生理性收缩条件下的肌力评定，后者为肌肉在人为借助器械时非自然的肌肉收缩条件下的肌力评定。在等速肌力评定时，尚可进行等速向心收缩肌力和等速离心收缩肌力评定。

（3）评定部位分类：分为四肢肌力、躯干肌力评定以及对手部握力、捏力等的评定。

（4）评定目的分类：分为爆发力、局部肌肉耐力等的评定。

（李　响　张广有）

第三节　肌张力评定

一、概述

1. 定义　肌张力是指肌肉组织在其静息状态下的一种持续的、微小的收缩，是维持身体各种姿势和正常活动的基础。在评定过程中，检查者通过被动活动肢体而感受到肌肉被动拉长或牵伸时的抵抗（或阻力）。肌张力评定主要包括：①肢体的物理惯性。②肌肉和结缔组织内在的机械弹性特点。③反射性肌肉收缩（紧张性牵张反射，tonic stretch reflex）。上运动神经元损伤的患者，肢体的物理惯性不会发生改变，因此评定肌张力过程中，一旦发现阻力增加，则表明是肌肉、肌腱的单位发生改变（如挛缩）和（或）节段反射弧内发生改变（如活动过强的牵张反射）。

2. 正常特征　正常肌张力有赖于完整的外周和中枢神经系统机制以及肌肉收缩能力、弹性、延展性等因素。具体特征为：

（1）近端关节周围肌肉可进行有效的同时收缩，使关节固定。

（2）具有完全抵抗肢体重力和外来阻力的运动能力。

（3）将肢体被动地置于空间某一位置时，具有保持该姿势不变的能力。

（4）能够维持主动肌和拮抗肌之间的平衡。

（5）具有随意使肢体由固定到运动和在运动过程中转换为固定姿势的能力。

（6）具有选择性完成某一肌群协同运动或某一肌肉独立运动的能力。

（7）触摸有一定的弹性，被动运动有轻度的抵抗感。

3. 肌张力分类　如下所述。

（1）正常肌张力的分类：处于正常肌张力状态时，被动运动可感到轻微抵抗（阻力）；当肢体运动时，无过多的沉重感；肢体下落时，可因此而使肢体保持原有的姿势。根据身体所处的不同状态，正常肌张力可分为：

1）静止性肌张力：可在肢体静息状态下，通过观察肌肉外观、触摸肌肉的硬度、被动牵伸运动时肢体活动受限的程度及其阻力来判断。

2）姿势性肌张力：可在患者变换各种姿势过程中，通过观察肌肉的阻力和肌肉的调整状态来判断。

3）运动性肌张力：可在患者完成某一动作的过程中，通过检查相应关节的被动运动阻力来判断。

（2）异常肌张力的分类：肌张力水平可由于神经系统的损害而增高或降低。因此，肌张力异常分为：

1）肌张力过强（hypertonia）：肌张力高于正常静息水平。被动拉伸所感到的抵抗高于正常阻力。

2）肌张力过低（hypotonia）：肌张力低于正常静息水平。被动拉伸所感到的抵抗低于正常阻力；当肢体运动时可感到柔软、沉重感；当肢体下落时，肢体无法保持原有的姿势。

3）肌张力障碍（dystonia）：肌张力损害或障碍。

二、肌张力异常

1. 痉挛（spasticity） 如下所述。

（1）定义：是指一种由牵张反射高兴奋性所致的、以速度依赖的紧张性牵张反射增强伴腱反射异常为特征的运动障碍，是肌张力增高的一种形式。所谓痉挛的速度依赖即为伴随肌肉牵伸速度的增加，痉挛肌的阻力（痉挛的程度）也增高。

（2）原因：是上运动神经元损伤综合征（upper motor neuron syndrome，UMNS）的主要表现之一。常见于脊髓损伤、脱髓鞘疾病、脑血管意外后、脑外伤、去皮层强直、去大脑强直和脑瘫等。

（3）特征：牵张反射异常；紧张性牵张反射的速度依赖性增加；腱反射异常；具有选择性，并由此导致肌群间失衡，进一步引发协同运动功能障碍；临床上可表现为肌张力增高、腱反射活跃或亢进、阵挛、异常的脊髓反射、被动运动阻力增加和运动协调性降低；可因姿势反射机制及挛缩、焦虑、环境温度、疼痛等外在因素发生程度的变化。

（4）特殊表现：包括巴宾斯基（Babinski）反射、折刀样反射（clasp knife reflex）、阵挛（clonus）、去大脑强直（decerebrate rigidity）和去皮层强直（decorticate rigidity）等。

（5）痉挛与肌张力过强的区别：肌张力过强时的阻力包括动态成分和静态成分，动态成分为肌肉被动拉伸时神经性（反射性的）因素和非神经性（生物力学的）因素所致的阻力，静态成分则是肌肉从拉长状态回复到正常静息状态的势能，为非神经性因素。神经性因素表现为肌肉运动单位的活动由于牵张反射高兴奋性而增加，中枢神经系统损伤后的痉挛、折刀样反射和阵挛皆属此类；非神经性因素则表现为结缔组织的弹性成分和肌肉的黏弹性成分的改变，尤其是在肌肉处于拉伸或缩短位制动时。在中枢神经系统损伤后，可因神经性因素造成肢体处于异常位置，并由此导致非神经性因素的继发性改变。因此中枢神经系统损伤后的肌张力过强是神经性因素和非神经性因素共同作用的结果，痉挛与肌张力过强并非等同。

2. 僵硬（rigidity） 如下所述。

（1）定义：是指主动肌和拮抗肌张力同时增加，导致关节被动活动的各个方向在起始和终末的抵抗感均增加的现象。

（2）原因：常为锥体外系的损害所致，帕金森病是僵硬最常见的病因，表现为齿轮样僵硬（cogwheel rigidity）和铅管样僵硬（lead－pipe rigidity）。

（3）特征：在进行任何方向的被动运动时，整个活动范围内阻力均增加，相对持续，且不依赖牵张刺激的速度；齿轮样僵硬的特征是在僵硬的基础上存在震颤，从而导致整个关节活动范围中收缩、放松交替；铅管样僵硬的特征是存在持续的僵硬；僵硬和痉挛可在某一肌群同时存在。

3. 肌张力障碍（dystonia） 如下所述。

（1）定义：是一种以张力损害、持续的和扭曲的不自主运动为特征的肌肉运动亢进性障碍。

（2）原因：肌张力障碍可由中枢神经系统缺陷所致，也可由遗传因素（如原发性、特发性肌张力障碍）所致。与其他神经退行性疾患（如肝豆状核变性）或代谢性疾患（如氨基酸或脂质代谢障碍）也有一定关系。此外，也可见于痉挛性斜颈。

（3）特征：肌肉收缩可快或慢，且表现为重复、模式化（扭曲）；张力以不可预料的形式由低到高变动。其中张力障碍性姿态（dystonia posturing）为持续扭曲畸形，可持续数分钟或更久。

4. 肌张力弛缓（flaccidity）　如下所述。

（1）定义：指肌张力低于正常静息水平，对关节进行被动运动时感觉阻力消失的状态。

（2）原因：①小脑或锥体束的上运动神经元损害所致，如脊髓损伤的早期脊髓休克阶段或颅脑外伤、脑血管意外早期；②末梢神经损伤所致，可伴有肌力弱、瘫痪、低反射性和肌肉萎缩等表现；③原发性肌病所致。

（3）特征：肌肉可表现为柔软、弛缓和松弛；邻近关节周围肌肉共同收缩能力减弱，导致被动关节活动范围扩大；腱反射消失或缺乏。

三、临床意义及影响因素

1. 痉挛的益处　①下肢的伸肌痉挛帮助患者站立和行走。②活动过强的牵张反射可促进肌肉的等长和离心自主收缩。③保持相对肌容积。④预防骨质疏松。⑤减轻瘫痪肢体的肿胀。⑥充当静脉肌肉泵，降低发生深静脉血栓的危险性。

2. 痉挛的弊端　①髋内收肌剪刀样痉挛和屈肌痉挛影响站立平衡稳定性。②下肢伸肌痉挛和阵挛影响步态的摆动期。③自主运动缓慢。④屈肌痉挛或伸肌痉挛导致皮肤应力增加。⑤紧张性牵张反射亢进或屈肌痉挛易形成挛缩。⑥自发性痉挛导致睡眠障碍。⑦髋屈肌和内收肌痉挛影响会阴清洁以及性功能。⑧下肢痉挛或阵挛干扰驾驶轮椅、助动车等。⑨持续的屈肌痉挛可导致疼痛。⑩增加骨折、异位骨化的危险性。

3. 影响肌张力的因素　①不良的姿势和肢体位置可使肌张力增高。②中枢神经系统的状态。③紧张和焦虑等不良的心理状态可使肌张力增高。④患者对运动的主观作用。⑤疾患存在的并发症问题，如尿路结石、感染、膀胱充盈、便秘、压疮、静脉血栓、疼痛、局部肢体受压及挛缩等使肌张力增高。⑥患者的身体状况，如发热、感染、代谢和（或）电解质紊乱也可影响肌张力。⑦药物。⑧环境温度等。

四、肌张力评定目的和临床应用

1. 评定目的　①提供治疗前的基线评定结果。②提供制订治疗方案和选择治疗方法的依据。③评价各种治疗的疗效。

2. 适应证　适用于中枢神经系统和外周神经系统疾患，包括神经系统损害造成神经源性肌力减退等的评定，如上、下肢代表性肌群的肌张力评定可作为全面评价瘫痪严重程度的指标。

3. 禁忌证　关节不稳、骨折未愈合又未作内固定、急性渗出性滑膜炎、严重疼痛、关节活动范围极度受限、急性扭伤、骨关节肿瘤等。

（李　响　张　强）

第四节 关节活动度的评定

一、概述

1. 定义 关节活动度（range of movement，ROM）是指关节运动时所通过的运动弧。关节活动度的测量是指关节远端骨所移动的度数，而不是关节远端骨与近端骨之间的夹角。ROM 的测量包括主动和被动活动度测量：

（1）主动关节活动度（active range of movement，AROM）：指作用于关节的肌肉随意收缩产生运动使关节所通过的运动弧。

（2）被动关节活动度（passive range of movement，PROM）：指由外力使关节运动时所通过的运动弧。

2. 目的 如下所述。

（1）确定关节活动度受限的程度。

（2）根据主动与被动关节活动度的测量情况，明确关节活动受限的特点，区别关节僵硬与关节强直。

（3）为制订或修改治疗方案提供依据。

（4）决定是否需要使用夹板和辅助用具。

（5）治疗疗效的对比。

3. 关节活动度异常的原因 如下所述。

（1）关节活动度减小

1）关节内疾病：骨性病变、滑膜或软骨损伤、积血或积液、关节炎或畸形等。

2）关节外疾病：关节周围软组织损伤或粘连、瘢痕挛缩、肌痉挛、肌肉瘫痪等。

（2）关节活动度过大：可见于韧带断裂、韧带松弛、肌肉弛缓性麻痹等。

二、临床应用

1. 适应证 ①骨关节与肌肉系统疾患、神经系统疾患及术后关节活动度受限患者；②其他原因导致关节活动障碍的患者。

2. 禁忌证 ①关节急性炎症期；②关节内骨折未作处理；③肌腱、韧带和肌肉术后早期等。

（李　响）

第五节 平衡功能评定

一、概述

1. 平衡 指维持身体直立姿势的能力。平衡功能正常应为：①能保持正常生理体位；②在随意运动中可调整姿势；③安全有效地对外来干扰做出反应。

2. 支持面 指人在各种体位下（卧、坐、站立、行走）保持平衡所依靠的表面（接触面）。站立时的支持面为包括两足底在内的两足间的表面。支持面的面积大小和质地均影响身体平衡。当支持面不稳定或面积小于足底面积、质地柔软或表面不平整等情况使得双足与地面接触面积减少时，身体的稳定性（稳定极限）下降。

3. 稳定极限（LOS）　是指正常人站立时身体可倾斜的最大角度，或在能够保持平衡的范围内倾斜时与垂直线形成的最大角度。在稳定极限范围内，平衡不被破坏，身体重心（COG）可安全地移动而不需要借助挪动脚步或外部支持来防止跌倒。正常人双足自然分开站在平整而坚实的地面上时，LOS 前后方向的最大倾斜或摆动角度约为 12.5°，左右方向为 16°，围成一个椭圆形。LOS 的大小取决于支持面的大小和性质。当重心偏离并超出稳定极限时，平衡便被破坏，正常人可以通过跨一步及自动姿势反应重新建立平衡；平衡功能障碍者则因为不能做出正常反应而跌倒。

二、维持平衡的生理机制

1. 概念　人体能够在各种情况下（包括来自本身和外环境的变化）保持平衡，有赖于中枢神经系统控制下的感觉系统和运动系统的参与、相互作用以及合作。躯体感觉、视觉以及前庭 3 个感觉系统在维持平衡的过程中各自扮演不同的角色。此外，运动系统在维持人体平衡中也起重要作用。

2. 躯体感觉系统　平衡的躯体感觉输入包括皮肤感觉（触、压觉）输入和本体感觉输入。正常人站立在固定的支持面上时，足底皮肤的触、压觉和踝关节的本体感觉输入起主导作用，当足底皮肤和下肢本体感觉输入完全消失时，人体失去感受支持面情况的能力，姿势的稳定性立刻受到严重影响，闭目站立时身体倾斜、摇晃，并容易跌倒。

（1）皮肤感受器：在维持身体平衡和姿势的过程中，与支持面相接触的皮肤触、压觉感受器向大脑皮质传递有关体重的分布情况和 COG 的位置。

（2）本体感受器：分布于肌梭、关节的本体感受器则向大脑皮质输入随支持面变化，如面积、硬度、稳定性以及表面平整度等而出现的有关身体各部位的空间定位和运动方向的信息。

3. 视觉系统　视觉系统在视环境静止不动的情况下准确感受环境中物体的运动以及眼睛和头部的视空间定位。当身体的平衡因躯体感觉受到干扰或破坏时，视觉系统在维持平衡中发挥重要作用，通过颈部肌肉收缩使头保持向上直立位和保持水平视线来使身体保持或恢复到原来的直立位，从而获得新的平衡。如果去除或阻断视觉输入，如闭眼或戴眼罩，姿势的稳定性将较睁眼站立时显著下降。

4. 前庭系统　头部的旋转刺激了前庭系统中壶腹嵴、迷路内的椭圆囊斑和球囊斑两个感受器。

（1）壶腹嵴：上、后、外 3 个半规管内的壶腹嵴为运动位置感受器，感受头部在三维空间中的运动角加（减）速度变化而引起的刺激。

（2）前庭迷路内的椭圆囊斑和球囊斑：感受静止时的地心引力和直线加（减）速度变化引起的刺激。

无论体位如何变化，通过头的调整反射改变颈部肌肉张力来保持头的直立位置是椭圆囊斑和球囊斑的主要功能，通过测知头部的位置及其运动，使身体各部随头作适当的调整和协调运动从而保持身体的平衡。在躯体感觉和视觉系统正常的情况下，前庭冲动在控制 COG

位置上的作用很小。只有当躯体感觉和视觉信息输入均不存在（被阻断）或输入不准确而发生冲突时，前庭感觉输入在维持平衡中才变得至关重要。

（3）综合处理：当体位或姿势变化时，为了判断 COG 的准确位置和支持面状况，中枢神经系统将 3 种感觉信息进行整合，迅速判断，选择正确定位信息的感觉输入，放弃错误的感觉输入。

5. 运动系统的作用　如下所述。

（1）协同运动：中枢神经系统在对多种感觉信息进行分析整合后下达运动指令，运动系统以不同的协同运动模式控制姿势变化，将身体重心调整回到原范围内或重新建立新的平衡。多组肌群共同协调完成一个运动被称为协同运动。自动姿势性协同运动是下肢和躯干肌以固定的组合方式并按一定的时间顺序和强度进行收缩，用以保护站立平衡的运动模式，它是人体为回应外力或站立支持面的变化而产生的对策。

（2）姿势性协同运动模式

1）踝关节协同运动模式（踝对策）：是指身体重心以踝关节为轴进行前后转动或摆动，类似钟摆运动。

2）髋关节协同运动模式（髋对策）：当站立者的稳定性显著下降，身体前后摆动幅度增大时，为了减少身体摆动使重心重新回到双脚范围内，人体通常采用髋关节的屈伸来调整身体重心和保持平衡。

3）跨步动作模式：外力干扰过大使身体晃动进一步增加时，重心超出其稳定极限，人体则采用自动地向用力方向快速跨出一步来重新建立身体重心的支撑点，为身体重新确定站立支持面。

三、评定目的和临床应用

1. 目的　①判断平衡障碍以及障碍的严重程度。②分析平衡障碍的相关因素。③预测发生跌倒的可能性。④针对障碍的特点，指导制订康复治疗方案。⑤评定疗效。

2. 适应证　①中枢神经系统损害：脑外伤、脑血管意外、帕金森病、多发性硬化、小脑疾患、颅内肿瘤、脑瘫、脊髓损伤等。②耳鼻喉科疾病：由前庭器官问题导致的眩晕症。③骨关节伤病：下肢骨折及骨关节疾患、截肢、关节置换；影响姿势与姿势控制的颈部与背部损伤以及各种涉及平衡问题的运动损伤、肌肉疾患及外周神经损伤等。④老年人。⑤特殊职业人群。

3. 禁忌证　下肢骨折未愈合；不能负重站立；严重心肺疾病；发热、急性炎症；不能主动合作者。

（张洪蕊　巩小雪）

第六节　协调功能评定

一、概述

1. 定义　协调是指人体多组肌群共同参与并相互配合，进行平稳、准确、良好控制的运动能力。协调运动的特征为适当的速度、距离、方向、节奏、力量及达到正确的目标。协调是完成精细运动技能动作的必要条件。协调运动需要健全的中枢神经系统、感觉系统和运动系统。中枢神经系统中小脑、基底核和脊髓后索等参与协调控制。感觉系统中前庭神经、视神经、深感觉等在运动的协调中发挥重要作用。当上述结构发生病变时，协调动作即会出现障碍。

2. 协调障碍的机制　如下所述。

（1）小脑伤病：小脑的功能主要是反射性地维持肌肉张力、姿势的平衡和运动的协调。小脑通过来自前庭、脊髓及脑干内的小脑前核的传入联系，接受来自运动中枢的信息及大量与运动有关的感觉信息，具体可包括肌肉、肌腱、关节、皮肤及前庭、视器、听器等处的信息，这些传入信息是小脑作为运动调节中枢的基础。小脑的传出纤维通过丘脑皮质主要投射到大脑皮质的运动区及躯体感觉区。因此，小脑的传入、传出联系主要接受大脑皮质运动区、前庭器官及本体感觉传来的冲动，并又随时发出冲动到达大脑皮质运动区、脑干网状结构，经网状脊髓束到达脊髓，组成锥体外系的大脑皮质 – 小脑途径。这一途径在调节肌紧张及随意运动中起重要作用。当小脑不同部位发生伤病时，即可出现协调运动障碍。这种障碍主要表现为小脑性共济失调。

（2）基底核伤病：基底核包括尾状核、豆状核和苍白球 3 个主要的核团。基底核的作用为控制初始粗大的规律性随意运动（如翻身、行走），通过学习建立不随意运动技能及姿势的调整。基底核在维持正常肌张力方面也起重要作用，表现在其对皮质运动中枢与皮质下中枢的抑制作用。基底核伤病后可因伤病部位的不同而相应发生齿轮样或铅管样肌张力增高、静止性震颤（如帕金森病）、手足徐动及运动不能等障碍表现。

（3）脊髓后索伤病：脊髓后索的功能是本体感觉信息的传入和传出通道，包括姿势觉和运动觉。脊髓后索病变的特征为同侧精细触觉和深感觉减退或消失，而痛觉、温觉保存，因而发生感觉性共济失调。

3. 协调功能的发育和衰退过程　如下所述。

（1）协调功能的发育过程：随着小儿出生后大脑的发育、神经系统的成熟，一些原始反射的消退使得小儿随意运动、协调运动发育逐渐完善，而且这种发育完善与视觉、感知觉的发育完善密切相关。一般小儿在 7 岁左右平衡、精细动作、粗大运动的协调发育基本成熟。

（2）协调功能的衰退过程：老年人随着年龄的增长，可因肌力减退、运动反应时间减慢、关节柔韧性消失、姿势缺陷和平衡障碍等负面因素逐渐增多，而出现原发性或继发性的协调运动障碍。

二、常见协调障碍

1. 共济失调　表现为随意运动无法平稳执行，动作速度、范围、力量及持续时间均出现异常。

（1）上肢摇摆：完成穿衣、扣纽扣、端水、写字等困难。

（2）醉汉步态：步行跨步大，足着地轻重不等，不稳定；足间距离大而摇动。

（3）震颤：完成有目的的动作时主动肌和拮抗肌不协调，包括意向性震颤、姿势性震颤、静止性震颤。

（4）轮替运动障碍：完成快速交替动作有困难，笨拙、缓慢。

（5）辨距不良：对运动的距离、速度、力量和范围判断失误，达不到目标或超过目标。

（6）肌张力低下：肢体被动抬起后，突然撤除支持时，肢体发生坠落。

（7）书写障碍：患者在书写中不能适度停止，往往出现过线，画线试验（＋）。

（8）运动转换障碍：模仿画线异常。

（9）协同运动障碍：包括起身试验、立位后仰试验（＋）。

（10）其他：包括眼球震颤、构音障碍。

2. 不随意运动　如下所述。

（1）震颤：肢体维持固定姿势时震颤明显，随意运动时震颤可暂时抑制，但肢体重新固定于新的位置时又出现震颤。精神紧张时加重，睡眠时消失。可发生于上肢、头部、下颌和下肢。

（2）舞蹈样运动：为无目的、无规则、无节律的、可突然出现的动作。

（3）手足徐动：为间歇性的、缓慢的、不规则的手足扭转运动，肌张力忽高忽低，交替出现于相互对抗的肌群。

（4）偏身投掷症：突然发生反射性、痉挛性、有力的、大范围的一侧或一个肢体无目的的鞭打样动作。

（5）舞蹈样徐动症：介于舞蹈样运动和手足徐动之间。

（6）肌痉挛：为个别肌肉或肌群的短暂、快速、不规则、幅度不一的收缩，局限于身体一部分或数处同步或不同步出现。

3. 其他　如下所述。

（1）运动徐缓：运动缓慢、能力减低。

（2）强直：被动活动时肌肉张力明显增高，呈齿轮样或铅管样改变。

三、临床应用

1. 适应证　①小脑性共济失调：小脑疾患、乙醇中毒或巴比妥中毒。②感觉性共济失调：脊髓疾病。③前庭功能障碍。④各种以震颤为主要症状的疾病：帕金森病、老年动脉硬化、慢性肝病、甲状腺功能亢进。⑤舞蹈样运动：儿童的脑风湿病变。⑥手足徐动：脑性瘫痪、肝豆状核变性、脑基底核变性（脑炎或中毒）等。⑦手足搐搦：低钙血症和碱中毒。⑧运动徐缓：进行性肌营养不良症。

2. 禁忌证　①严重的心血管疾病。②不能主动合作者。

（张洪蕊　刘陵鑫）

第七节　步态分析

一、步行周期

步行周期指行走过程中一侧足跟着地至该侧足跟再次着地时所经过的时间。每一侧下肢有其各自的步行周期。每一个步行周期分为站立相和迈步相两个阶段。站立相又称支撑相，为足底与地面接触的时期；迈步相亦称摆动相，指支撑腿离开地面向前摆动的阶段。站立相大约占步行周期的60%，迈步相约占其中的40%。一条腿与地面接触并负重时称"单支撑期"；体重从一侧下肢向另一侧下肢传递，双足同时与地面接触时称为"双支撑期"。

（1）首次着地：步行周期和站立相的起始点，指足跟或足底的其他部位第一次与地面接触的瞬间。正常人行走时的首次着地方式为足跟着地。不同的病理步态中，首次着地方式表现各异，如前脚掌（即跖骨头）着地、足底外侧缘着地、足跟与前脚掌同时着地。

（2）负荷反应期：指足跟着地后至足底与地面全面接触瞬间的一段时间，即一侧足跟着地后至对侧下肢足趾离地时（0～15%步行周期），为双支撑期，是重心由足跟转移至足底的过程，又称承重期，指正常行走时足跟着地至膝关节屈曲角度达到站立相期间的最大值（发生在10%～15%步行周期）。

（3）站立中期：指从对侧下肢离地至躯干位于该侧（支撑）腿正上方时（15%～40%步行周期），为单腿支撑期，此时重心位于支撑面正上方。

（4）站立末期：为单腿支撑期，指从支撑腿足跟离地时到对侧下肢足跟着地（40%～50%步行周期）。

（5）迈步前期：指从对侧下肢足跟着地到支撑腿足趾离地之前的一段时间（50%～60%步行周期），为第二个双支撑期。

（6）迈步初期：从支撑腿离地至该腿膝关节达到最大屈曲时（60%～70%步行周期）。此阶段主要目的是使足底离开地面（称为足廓清），以确保下肢向前摆动时，足趾不为地面所绊。

（7）迈步中期：从膝关节最大屈曲摆动到小腿与地面垂直时（70%～85%步行周期）。保持足与地面间的距离仍是该期的主要目的。

（8）迈步末期：指与地面垂直的小腿向前摆动至该侧足跟再次着地之前（85%～100%步行周期）。该期小腿向前摆动的速度减慢并调整足的位置，为进入下一个步行周期做准备。

二、时空参数特征

（一）步频与步速

1. 步频　单位时间行走的步数称为步频，以步数/分表示。正常人平均自然步频约为95～125步/分。

2. 步行速度　单位时间内行走的距离称为步行速度，以m/s表示，亦可以用身高或下肢长的百分比表示。正常人平均自然步速约为1.2m/s。步速也通过下列公式计算得知。可以看出，步行速度与跨步长和步频相关，跨步长增加、步频加快、步行速度亦加快，反之亦然。

步速（m/s）=跨步长（m）×步频（步/分）/120

（二）步长与跨步长

1. 步长　行走时左右足跟或足尖先后着地时两点间的纵向直线距离称为步长，以厘米为单位表示。步长与身高成正比，即身材愈短，步长愈短。正常人为50～80cm。一步的概念还可以时间来衡量，即单步所用的时间。

2. 跨步长　跨步长指同一侧足跟前后连续两次着地点间的纵向直线距离，相当于左、右两个步长相加，为100～160cm。跨步时间即步行周期时间，以秒为计时单位。用于被试者之间或自身比较时，跨步时间通常采用百分比的方式表达。

（三）步宽与足偏角

1. 步宽　指左、右两足间的横向距离，通常以足跟中点为测量点。步宽愈窄，步行的稳定性愈差。

2. 足偏角　指贯穿一侧足底的中心线与前进方向所成的夹角。

三、运动学特征

运动学研究人体节段和关节在运动中的位置、角度、速度和加速度。精确地测量人体在运动过程中的位移、速度和加速度，并对这些信息进行处理和分析，对于发现和诊断病理步态具有重要价值。步态的运动学分析是一种描述性的定量分析，所得结果反映了被检查者的步态特征。骨盆及下肢诸关节在步行中的运动（屈曲、伸展、内旋、外旋、内收、外展）角度变化是临床步态分析的重要组成部分（表1-2）。

表1-2　正常步行周期中骨盆和下肢各关节的角度变化

步行周期	关节运动角度			
	骨盆	髋关节	膝关节	踝关节
首次着地 （足跟着地）	5°旋前	30°屈曲	0°	0°
承重反应 （足放平）	5°旋前	30°屈曲	0°~15°屈曲	0°~15°跖屈
站立中期	中立位	30°屈曲~0°	15°~5°屈曲	15°跖屈~10°背屈
站立末期 （足跟离地）	5°旋后	0°~10°过伸展	5°屈曲	10°背屈~0°
迈步前期 （足趾离地）	5°旋后	10°过伸展~0°	5°~35°屈曲	0°~20°跖屈
迈步初期 （加速期）	5°旋后	0°~20°屈曲	35°~60°屈曲	20°~10°跖屈
迈步中期	中立位	20°~30°屈曲	60°~30°屈曲	跖屈~0°
迈步末期 （减速期）	5°旋前	30°屈曲	30°屈曲~0°	0°

四、动力学特征

动力学分析是指对人体运动进行力学分析，步态分析中动力学分析包括地反力、关节力矩、肌肉活动等及人体代谢性能量与机械能转换与守恒等。通过动力学分析可以揭示特异性步态形成或产生的原因。

1. 地反力　地反力（ground reaction force）指人在站立、行走及奔跑中足底触及地面产生作用于地面的力量时，地面因此而产生的一个大小相等、方向相反的力。人体借助于地反力推动自身前进。地反力分为垂直分力、前后分力和内外分力。垂直分力反映行走过程中支撑下肢的负重和离地能力；前后分力反映支撑腿的驱动与制动能力；内外分力则反映侧方负重能力与稳定性。

2. 力矩　力矩是力与力作用线的垂直距离的乘积，它是使一个关节发生转动的力，是肌肉、韧带和摩擦力作用的最终结果。在正常步态中，关节角度并不达到其运动范围的终点，摩擦力也非常小。因此，力矩常被认为或看作肌肉力矩。因此，当主动肌与拮抗肌肌肉力量失衡时，维持正常关节运动的力矩将发生改变。力矩分为伸展力矩、屈曲力矩和支持力矩。支持力矩为髋、膝、踝关节力矩的代数和，是保证站立相支撑腿不塌陷的支持力。

3. 正常步行周期中下肢肌群活动　见表1-3。

表1-3　正常步态中主要下肢肌群活动

步行周期	正常运动	肌群活动		
		作用于髋 关节的肌群	作用于膝 关节的肌群	作用于踝 关节的肌群
足跟着地 ↓ 足放平	髋关节：30°屈曲 膝关节：0°~15°屈曲 踝关节：0°~15°屈曲	骶棘肌、臀大肌、腘绳肌收缩	股四头肌先行向心性收缩以保持膝关节伸展位，然后进行离心性收缩	胫前肌离心性收缩，防止足放平时前脚掌拍击地面
足放平 ↓ 站立中期	髋关节：30°~5°屈曲 膝关节：15°~5°屈曲 踝关节：15°跖屈~10°背屈	臀大肌收缩活动逐渐停止	股四头肌活动逐渐停止	腓肠肌和比目鱼肌离心性收缩控制小腿前倾
站立中期 ↓ 足跟离地	膝关节：5°屈曲 踝关节：10°~15°背屈	—	—	腓肠肌、比目鱼肌离心性收缩对抗踝关节背屈，控制小腿前倾
足跟离地 ↓ 足趾离地	髋关节：10°过伸展~中立位 膝关节：5°~35°屈曲 踝关节：15°背屈~20°跖屈	髂腰肌、内收大肌、内收长肌收缩	股四头肌离心性收缩控制膝关节过度屈曲	腓肠肌、比目鱼肌、腓骨短肌、𧿹长屈肌收缩产生踝关节跖屈
加速期 ↓ 迈步中期	髋关节：20°~30°屈曲 膝关节：40°~60°屈曲 踝关节：背屈~中立位	髋关节屈肌、髂腰肌、股直肌、股薄肌、缝匠肌、阔筋膜张肌收缩，启动摆动期	股二头肌（短头）、股薄肌、缝匠肌向心性收缩引起膝关节屈曲	背屈肌收缩使踝关节呈中立位，防止足趾拖地
迈步中期 ↓ 减速期	髋关节：30°~20°屈曲 膝关节：60°~30°~0° 踝关节：中立位	腘绳肌收缩	股四头肌向心收缩以稳定膝关节于伸展位，为足跟着地做准备	胫前肌收缩使踝关节保持中立位

（张洪蕊　张德君）

第八节　日常生活能力评定

一、概述

1. 定义　日常生活活动（activities of daily living，ADL）的概念由 Sidney Katz 于 1963 年

提出，指一个人为了满足日常生活的需要每天所进行的必要活动。ADL 分为基础性日常生活活动（basic activity of daily living，BADL）和工具性日常生活活动（instrumental activity of-daily living，IADI）。

（1）基础性日常生活活动（BADL）：BADL 是指人维持最基本的生存、生活需要所必需的每日反复进行的活动，包括自理和功能性移动两类活动。自理活动包括进食、梳妆、洗漱、洗澡、如厕、穿衣等，功能性移动包括翻身、从床上坐起、转移、行走、驱动轮椅、上下楼梯等。

（2）工具性日常生活活动（IADL）：IADL 指人维持独立生活所必要的一些活动，包括使用电话、购物、做饭、家事处理、洗衣、服药、理财、使用交通工具、处理突发事件以及在社区内的休闲活动等。从 IADL 所包含的内容中可以看出，这些活动常需要使用一些工具才能完成，是在社区环境中进行的日常活动。IADL 是在 BADL 基础上实现人的社会属性的活动，是维持残疾人自我照顾、健康并获得社会支持的基础。

2. 评定目的　①确立日常生活活动的独立程度。②确定哪些日常生活活动需要帮助，需要何种帮助以及帮助的量。③为制订康复目标和康复治疗方案提供依据。④为制订环境改造方案提供依据。⑤观察疗效，评估医疗质量。

3. 评定内容　如下所述。

（1）体位转移能力：①床上体位及活动能力。②坐起及坐位平衡能力。③站立及站位平衡能力。

（2）卫生自理能力：①更衣，如自己穿脱不同式样的上衣、裤子、袜子和鞋。②个人卫生，如洗脸、刷牙、修饰、洗澡、大小便及便后卫生。③进餐，如准备食物和使用餐具等。

（3）行走及乘坐交通工具能力：①室内行走。②室外行走。③上下楼梯。④上下汽车。⑤使用轮椅。

（4）交流能力：①阅读书报。②书写。③使用辅助交流用具，如交流板、图片、电脑等。④与他人交流。⑤理解能力。

（5）社会认知能力：①社会交往。②解决问题。③记忆能力。

4. 评定方法　基本的评价方法包括回答问卷、观察以及量表评价。

（1）提问法：提问法是通过提问的方式来收集资料和进行评价。提问有口头提问和问卷提问两种。无论是口头问答还是答卷都不一定需要面对面的接触。谈话可以在电话中进行，答卷则可以采取邮寄的方式。就某一项活动的提问，其提问内容应从宏观到微观。检查者在听取患者的描述时，应注意甄别患者所述是客观存在还是主观意志，回答是否真实、准确。当患者因体力过于虚弱、情绪低落或有认知功能障碍而不能回答问题时可以请患者的家属或陪护者回答问题。

由于在较少的时间内就可以比较全面地了解患者的 ADL 完成情况，因此提问法适用于对患者的残疾状况进行筛查。如前所述，有的患者可能并不能准确描述存在的问题；再者，如果患者并不具备医学、康复等方面的知识，也就没有能力区分出哪些因素是引起障碍的原因。因此，当评定 ADL 的目的是为了帮助或指导制订治疗计划时，则不宜使用提问法。尽管如此，在评定 ADL 的总体情况时，提问法仍是常选择的方法。它不仅节约时间、节约人力，亦节约空间。

（2）观察法：观察法是指检查者通过直接观察患者 ADL 实际的完成情况来进行评价的。观察的场所可以是实际环境，也可以是实验室。实际环境指被检查者日常生活中实施各种活动的生活环境，这里所指的环境，不仅仅包括地点如在家里，还包括所使用的物品如家中的浴盆、肥皂以及适当的时间等。社区康复常采用在实际环境中观察 ADL 实施情况的方法，检查者可在清晨起床后在被检查者家中的盥洗室里观察其洗漱情况。住院患者的 ADL 观察评定则通常在实验室条件下，即在模拟的家庭或工作环境中进行。需要指出的是，不同的环境会对被检查者 ADL 表现的质量产生很大的影响。实际环境与实验室环境条件下被检查者的 ADL 表现可能有所不同。因此，在评定的过程中应当将环境因素对于 ADL 的影响考虑在内，使观察结果更真实、准确。采用观察法评价能够使治疗师在现场仔细地审视患者活动的每一个细节，看到患者的实际表现。这一点从提问中是无法获得的，而且观察法能够克服或弥补提问评定法中存在的主观性强、可能与实际表现不符的缺陷。通过实际观察，检查人员还可以从中分析影响该作业活动完成的因素或原因。

（3）量表检查法：量表检查法是采用经过标准化设计、具有统一内容、统一评价标准的检查表评价 ADL。检查表中规定设计了 ADL 检查项目并进行系统分类，每一项活动的完成情况被予以量化并以分数表示。量表经过信度、效度及灵敏度检验，其统一和标准化的检查与评分方法使得评价结果可以对不同患者、不同疗法以及不同的医疗机构之间进行比较。因此，量表检查法是临床及科研中观察治疗前后的康复进展、研究新疗法、判断疗效等常用的手段。

二、常用评定量表

1. 量表种类　BADL 评定常用量表有 Barthel 指数、Katz 指数、PULSES、修订的 Kenny 自理评定等。IADL 常用量表有功能活动问卷（the functional activities questionary，FAQ）、快速残疾评定量表（rapid disability rating scale，RDRS）等。

2. Barthel 指数　20 世纪 50 年代中期由美国 Florence Mahoney 和 Dorothy Barthel 设计并应用于临床，是临床应用最广、研究最多的 BADL 评定方法。不仅可以用来评定患者治疗前后的 ADL 状态，也可以预测治疗效果、住院时间及预后。

3. 功能独立性测量　FIM 是美国物理医学与康复学会 1983 年制定的"医疗康复统一数据系统"（uniform data system for medical rehabilitation，UDSMR）的核心部分，包括供成年人使用的 FIMSM 和供儿童使用的 WeeFIMSM。FIM 广泛地用于医疗康复机构，用以确定人院、出院与随访时的功能评分。可以动态地记录功能变化。通过"医疗康复统一数据系统"所收集的患者统计资料、疾病诊断、病损类别、住院日和不同的康复措施等信息可以确定患者功能丧失的严重程度、康复医学的成果，从而评定该部门或机构的效率与成果。该系统还可以作为多学科、多机构之间研讨残疾问题的共同语言，促进康复治疗组成员之间的交流，医疗保险机构可依此确定支付或拒付。

（张洪蕊　徐海东）

第二章

神经系统疾病的康复

第一节　神经系统疾病康复概述

中枢神经系统损伤后是具有一定的可塑性和功能代偿性的，即神经康复。神经康复学是专门研究神经系统疾病所致的功能障碍的诊断评估、功能修复和治疗的医学学科，是康复医学发展到一定程度后，与神经病学相互渗透并高度结合的新兴专科化的学科，也是神经病学的一个重要分支。神经系统疾病的康复目的是减轻甚至消除因疾病导致的功能障碍，帮助患者根据其实际需要和身体潜力，最大限度地恢复其生理、心理、职业和社会生活上的功能，提高其独立生活、学习和工作的能力，最终改善生活质量。神经康复学的形成改变了神经病学与康复医学的脱节状况，使神经系统疾病的诊断和治疗整体达到新的水平。

一、神经康复的理论基础

神经细胞一旦死亡是不能恢复的，因此，中枢神经系统损伤后的"宿命论"观点在过去的若干年来一直被大家所接受。近十余年来，已有越来越多的临床和基础科学研究证据充分显示了大脑具有"可塑性"，脑功能在损伤后可以进行重组。

脑的可塑性（plasticity）是指大脑可以为环境和经验所修饰，具有在外界环境和经验的作用下塑造大脑结构和功能的能力，分为结构可塑性和功能可塑性。结构可塑性是指大脑内部的突触与神经元之间的连接可以由于学习和经验的影响建立新的连接，从而影响个体的行为。功能可塑性可以理解为通过学习和训练，大脑某一代表区的功能可由邻近的脑区代替；也可以认为经过学习和训练后脑功能有一定程度的恢复。现就当前被普遍接受的神经可塑性与功能重组（functional reorganization）学说介绍如下，包括远隔功能抑制论、发芽论、替代论与突触调整论等。

（一）远隔功能抑制

远隔功能抑制（diaschisis）又称神经功能联系不能。1914 年首先由 Monakow 提出，认为在中枢神经系统中某部被破坏时，与此有联系的远隔部分功能停止，一段时间后功能又可重新恢复。失神经超敏感（denervation supersensitivity）与代偿性发芽（compensatory sprouting）被认为是远隔功能抑制消除的可能机制。通常情况下，肌纤维在神经肌肉接头处只对乙酰胆碱敏感，但一旦失神经后，接头处的敏感性下降，而其他部位的敏感性却增高，称为失神经超敏感。由此可代替原先接头部位对乙酰胆碱的反应，故是一种代偿现象。在周围神经损伤修复中比较常见，中枢神经系统损伤后也可见到这种现象。

（二）发芽

损伤后重新生长的神经突起称为发芽（sprouting）。发芽是未损伤神经元的一种反应，即未损伤神经元轴索发芽，走向损伤区域以代替退变的轴索。理论上，发芽可恢复已失去的功能并建立新的连接。发芽的种类如下：

1. 再生性发芽（regenerative sprouting）　指发芽取代已失去的轴索，即损伤近端的轴索再生以支配靶目标。此过程需数周至数月才能完成，主要见于周围神经系统损伤。

2. 代偿性发芽（compensatory sprouting）　发芽见于远端，由同一神经元轴索的未损伤分支长出，扩伸以支配靶目标。此过程需数月才能完成，对神经修复有利。

3. 侧支/反应性发芽（collateral/reactive sprouting）　完全完好的神经元轴索终末端在邻近另一神经元轴索损伤时长出发芽，并与之形成连接，以代替退变轴索。此过程是一种不良适应，需8小时至1个月完成，可见于中枢神经系统与周围神经系统。

（三）替代

1. 病灶周围组织替代论（substitutional theory inperilesional brain tissue）　对猴造成皮质感觉运动区的损伤时，猴肢体运动可迅速恢复。如果再在损伤的周围切除皮质，运动缺失现象又可重现，这种现象说明病损周围组织替代了已失去的肢体运动功能。电生理研究业已证明，在皮质病损的邻近组织有未曾启用的突触重现和突触连接，这是皮质缺损边缘轴索与树状突的重组结果，与局灶性损伤后功能的恢复密切相关。康复训练因而起着非常重要的作用。

2. 对侧半球替代论（substitutional theory for contralateral brain hemisphere）　即一侧大脑半球受损后，对侧大脑半球可代替其部分功能。如给顽固性癫痫患者进行左侧大脑半球切除术后出现的言语受损和右侧肢体运动功能障碍，经康复训练后能恢复部分功能。这说明了中枢神经系统具备强大的替代能力：一部分功能的丧失，能由其他部分的功能来代替。

（四）突触调整

神经元连接的选择是神经发育中的基本战略之一。是否存在过多的连接被抑制而不是被消除。一种可能是：在正常神经系统生理上不起作用或相对作用甚小的突触强度的调整（modulation），在中枢神经系统损伤后的功能恢复上起到了积极作用。如人脑卒中后皮质某些功能的重组在数小时内即可发生，这不能以形成新连接来解释，因为时间太短。如此迅速的改变是基于先前存在的神经环路，如潜在突触活化（重现），或调节、增加环路内突触性强度以形成功能性重组。它们在解剖上可能存在，但平时在功能上不起作用，故神经可塑性并不一定需要有神经结构上的改变。

人类在截肢后，肢体失神经，触摸近端残端，可诱发局部性感觉，也可出现幻肢。Jenkins 等 1990 年证实反复轻刷指尖皮肤数月，可以增加皮质图代表范围。故中枢神经系统皮质图只是反映了躯体不同部位相对应用的结果，改变周围刺激可以改变中枢神经系统的接受野。因此，这对人类神经损伤康复具有重大的意义。目前脑可塑性研究的一个重要趋势是将分子、突触及细胞的可塑性与皮层功能映射的可塑性进行整合，研究皮层功能代表区可塑性的变化。

（五）功能神经影像与神经可塑性

一直以来大脑功能形态学的研究由于缺乏必要的手段而无法深入进行，直到神经功能成像技术（PET、SPECT、fMRI 等）的出现，人类才真正可以从功能影像学的水平直接观察到人脑在生理和病理状态下的活动，脑的可塑性和功能重组终于得到了客观和科学的证据。其中功能磁共振成像（function almagnetic resonance imaging，fMRI）是一项方便、无创和动态的检查手段，是目前使用最为广泛的脑功能成像技术，它可提供观察全脑范围内的病理生理状况的实时窗口。

神经可塑性已通过不同的 fMRI 显示的功能活动来证实，包括运动、感觉、语言和认知。虽然尚没有完全了解它们的共性和差异性，但这些发现突出显示了人脑功能具有动态变化的潜能。例如，脑卒中患者的 fMRI 研究显示，单侧皮质梗死后，神经中枢活动的平衡被打破，为使患肢运动功能达到最大限度的恢复而重新调整这种平衡：①激活患侧残留的运动皮质神经元；②抑制健侧已增强了的运动皮质兴奋性；③抑制梗死灶周围已增强了的皮质兴奋性；④抑制健侧已增强了的运动输出或感觉反馈；⑤抑制邻近患肢的身体部分的传入感觉信息。此外，有关训练相关性经验和康复对脑卒中恢复的影响的证据越来越多，甚至在疾病的慢性恢复期，都会发现伴随有皮质重组的临床症状的改善，这种改变有赖于干预的形式和病损的部位（皮质或皮质下）。因此，脑的可塑性和功能重组可以长期存在，脑功能的恢复亦是一个长期的过程。

二、神经康复的临床意义

神经康复是经循证医学证实的降低致残率最有效的方法之一，是神经系统疾病组织化管理中不可或缺的关键环节。但是，神经康复不是随意的，只有通过规范化的康复方案才能使患者在病后最佳恢复时间内得到充分的持续康复，将患者的功能障碍降至最低水平，最大限度地获得生活自理能力。

康复治疗引入神经系统疾病治疗的意义在于：

1. 疾病急性期　尽早开始康复治疗，可预防相关并发症。如防止脑卒中偏瘫后出现的肩痛、肩关节脱位、关节挛缩；避免卧床后的失用综合征等。

2. 疾病恢复期　即使某些疾病已造成残疾，亦可采用综合康复措施，帮助患者发挥其自身潜力，进行病残的代偿训练以增强功能，避免因运动减少而造成的并发症或继发障碍，从而改变无功能生命状态，降低残疾程度，减少盲目、无效用药的耗资，减少社会和家庭的经济和劳力负担。

3. 疾病后期　以医院康复为依托，制订家庭及社区康复计划和方案；对患者及家属进行必要的康复教育；进行相关的居家及社区改造；进行相关的职业康复训练等。目的是提高患者的社会适应能力，使患者能真正回归社会。

康复的核心是建立一支专门的、相互协调的多学科专业团队，即神经康复小组，可为患者提供康复评价、康复治疗、定期复评、制订出院计划及随访工作。神经康复小组的成员包括医师、护士、物理治疗师、作业治疗师、言语治疗师、心理医师、康复辅助装置设计师、营养师以及社会工作者等。患者本人及其护理者或其他家庭成员，亦应被视为康复团队中重要的一分子。神经康复小组会议是神经康复小组的主要活动形式，是小组工作的核心，其目的是使小组成员之间能就患者的状况进行交流。一般是在患者住院后 1 周进行首次康复小组会议，又称康复评定会议，之后每月举行 1 次。

（李　响）

第二节　脑卒中

在脑卒中存活患者中，75% 有不同程度的工作能力丧失，其中 40% 以上为重度致残。在我国，于第七个五年计划期间，即将脑卒中列为国家科研攻关课题，至今，已在减少病死率和预防发病方面取得了不少成绩，但在减少致残率方面却进展不大。而随着医疗技术和人民生活水平的提高，人们对脑卒中后生存质量的要求亦不断提高，如何减低致残率，使脑卒中所引起的机体功能障碍降低到最低程度的问题则更显突出，在各种药物及其他疗法尚未获得理想疗效的情况下，康复医学却显示出其独到的作用和疗效，连续完全性的康复可以促进功能的恢复，减少残疾和缩短住院日。正因如此，脑卒中的康复疗法，已成为了脑卒中后最重要的治疗方法之一，被列入“九五”“十五”“十一五”国家科研攻关课题，亦充分显示了脑卒中康复疗法在脑卒中治疗中占有重要地位。卒中康复的目的是提高患者的生活质量，使其回归家庭，重返社会。美国心脏协会 1997 年提出的卒中康复的主要内容包括：①诊断、治疗和预防并发症。②最大独立性训练。③心理应对和适应。④社会的再适应，防止继发残疾。⑤利用残留的功能提高生活质量。⑥防止卒中复发和发生其他血管性疾病。

一、概述

康复（rehabilitation）是指应用医学科学及其有关技术，使有功能障碍的患者的潜在能力和残存能力得到充分发挥的方法和过程。现代康复医学的雏形形成于第一次世界大战期间，1917 年，在美国纽约成立了“国际残疾人中心”，对受伤军人进行康复治疗；1919 年，加拿大医生在安大略省的汉密顿山疗养院用作业疗法治疗伤员。但当时康复医学尚未发展成一个完整的学科。直至第二次世界大战期间及其后，经美国医学家 Rush 等的不断实践和努力倡导，康复的概念才比较完整地形成，一系列现代康复疗法得以形成，并于 1969 年成立了“国际康复医学会”。20 世纪 70 年代以后，康复医学逐渐向分科化的趋势发展，渗透到各临床学科。脑卒中康复亦随着逐步发展起来。我国许多传统的治疗方法对世界康复医学的发展有着深远的影响，但我国正式的康复组织“中国康复医学研究会”于 1983 年才成立，1988 年更名为“中国康复医学会”，并采取强有力的措施将有中国特色的中西医结合的康复医学与西方现代康复医学融合，使我国康复医学得到快速发展。

（一）脑功能恢复的机制

脑卒中康复的发展得益于对脑卒中病理生理研究的不断深入和现代康复医学的进展。脑卒中后神经功能的恢复可分为自然和非自然两个部分，前者是疾病病理生理发展的自然过程，主要是病灶周边缺血改善和水肿消退的结果；而后者是指中心病灶损害所致神经功能缺损靠其他部位的功能代偿而得到恢复，它反映了大脑的可塑性。大脑存在可塑性的机制尚未完全明了，可能相关的学说有：

1. 功能代偿方面　如下所述。

（1）同侧大脑支配：Brinkman 及 Kuypres（1973）认为，一侧上肢的前臂和手指的运动是受对侧大脑半球的支配的，但上肢近端的活动可受同侧大脑半球的支配。Glee（1980）报道，根据动物试验和临床观察，单侧大脑半球受损后，依靠余下的另一侧大脑半球，仍可保留智能和运动的控制，有的病例还可保留两手的运动功能。这些现象都说明了同侧的皮质通路具有重要的意义。

（2）大脑两侧半球的联系：研究表明，两侧大脑半球的运动区的同位区之间存在着相互联系，即使在一些非同位区之间亦存在着一些联系。此外，一侧运动区的神经纤维会投射到对侧的运动前区，或投射到对侧的感觉区。这些联系显然有助于损伤后运动功能的重新组织和支配。损伤后运动功能恢复的机制之一就是运动支配区的转移，即由受损伤区转移至未受损伤区或皮质下区支配。同样，在语言方面，Bukklaud（1977）在左大脑半球切除后发现，不论儿童或成人，其语言功能都有惊人的恢复，也显示对侧大脑半球功能充分发挥作用，双侧大脑半球的联系在功能代偿方面的重要地位。

（3）潜在通路的启用和古旧脑的代偿：中枢神经系统中神经细胞间有多个通路相连，当主要通路受损后，平时处于抑制状态的旁侧通路则被激活启用。另一方面，当最外层的新脑皮质被破坏，内层的古旧脑可部分代偿新脑功能，但仅限于执行粗糙的运动而不能进行精细运动。

2. 抑制解除后神经功能联系再通　神经功能联系障碍的原因有：神经元破坏，传导纤维受损和突触后膜受体兴奋不能，即可分为结构性、传递性和功能性三种。功能性联系障碍属于生理现象，可能由于抑制功能过强等因素所致，例如左半球语言中枢受损时，语言功能难恢复，而当胼胝体被切开或病灶被切除后，来自胼胝体的抑制解除，语言功能反而有相当程度的恢复。这说明了通过解除抑制，可使功能性联系不发生障碍，即达到神经功能联系再通之目的。

3. 神经的再生　出芽现象可能是脑损伤后神经功能恢复的解剖学基础之一，其分为再生性出芽和侧枝性出芽两种，前者在中枢神经系统较少见，而后者，已有报道证实：在一些部分失去神经支配作用区，可发现侧枝性出芽和新突触的出现。

4. 内源性神经干细胞的增殖、迁移和分化　1992年，Reynolds等从成年鼠纹状体分离出能在体外不断分裂增殖，具有多种分化潜能的细胞群，并提出了神经干细胞（neural stem-cells，NSCs）的概念。侧脑室下区（subventricular zone，SVZ）和海马齿状回颗粒下区（subgranular zone，SGZ）是产生NSCs的主要部位，新皮质、纹状体、小脑、嗅球和脊髓也有NSCs的分布。成年脑内的NSCs处于静息状态，脑损伤（如脑卒中）可使其激活（或抑制因子失活），在损伤原位或异位增殖后，借助其他趋化因子的作用向损伤部位迁移并分化。李常新等在大鼠脑梗死模型中发现，梗死灶边缘、对侧镜区及双侧海马均有5-溴脱氧尿核苷（Brdu，NSCs增生的标志物）阳性的细胞出现，病灶周围最集中。脑卒中后NSCs的激活与遗传、年龄、细胞因子、生长因子、神经递质、微环境、基因和信号调控系统等有关。

5. 基因多态性　多种基因可以影响运动、精神等功能。大鼠和猴子的试验均显示，进行运动练习后运动皮质内脑源性神经营养因子（brainderived neurotrophic factor，BDNF）水平升高，提示运动可通过BDNF影响皮质联系。BDNF基因5'-端功能前区单核酸多态性影响着BDNF的表达。另有研究发现，表达人类载脂蛋白ApoE 4的转基因大鼠较表达ApoE 3的大鼠在嗅皮质损害后，代偿性出芽和突触发生减少。ApoE 4等位基因与精神功能下降尤其是与阿尔茨海默症密切相关。

6. 其他相关学说 以上假说是脑卒中的康复治疗的神经学基础，相关的研究亦证明积极的康复治疗对以上因素均有较好的促进作用。此外，康复治疗对脑卒中患者还有其他许多的积极作用，相应的学说还有：

（1）体感训练：对于一些较精细的神经功能来说，在学习这些功能的技巧时，需要有体感反馈的参与。在周围神经切断和再缝合后，虽有神经再生，但在大脑皮质感觉区却出现明显的功能投射异常，从而妨碍精细神经功能的完成。Wynn Parry 及 A. L. Dellon 的研究证明，在周围神经损伤后进行专门的感觉训练，有助于学会把功能上配对失误的神经重新对码，套入大脑新的特异性功能接受区。

（2）心理因素和神经易化：康复训练的最终效果虽然取决于患者已有的康复潜力，但心理和精神因素也有很大的影响作用。当患者处于兴奋状态和具有良好的情绪时，大脑皮质的觉醒水平较高，神经元功能得到充分发挥，抑制解除，出现神经易化的过程，此时，易于取得良好的康复效果，反之则较差。因此，及时、细致的心理康复治疗，对脑卒中患者的恢复亦起着重要的作用。

（二）脑功能恢复的影响因素

以上假说反映了脑卒中治疗具有内在的病理生理基础，同时亦说明康复的功效受疾病内在因素制约，常见的因素有：

1. 年龄 高龄脑卒中患者，由于其生理功能老化，心肺、肌肉、骨关节等功能低下，恢复能力较差，且常难以坚持治疗，康复效果较差。

2. 病程 它是影响康复的重要因素，一般而言病程短者疗效较好。病后 6 个月，尤其是 3 个月内肢体功能恢复明显，此期是康复治疗的关键；6～12 个月进入后遗症期，在此期进行康复训练，仍有获得功能进步的可能。

3. 早期意识状态 据统计，起病初不伴昏迷者，6 个月后有 65% 左右可获得不同程度的恢复，而有深昏迷者，机会锐减过半。如伴有痴呆，康复疗效也较差。

4. 肢体瘫痪程度 瘫痪程度重的患者康复效果较差，尤其肌力在 2 级以下者。此外，肌张力过早增高或增高过甚者，疗效亦较差。

5. 精神状态 精神状态较差者，由于理解、沟通困难等原因，日常生活能力恢复较差。

6. 大小便控制 有大小便失禁者，如果不是由继发膀胱功能障碍所致，则说明双侧大脑半球损害较广泛，康复也较困难。

7. 视野 有视野缺损者，日常生活能力恢复也较差。

8. 环境和心理素质 良好的康复治疗环境和社会交往、乐观坚强的心态会使治疗效果更好。

（三）脑功能康复原则及注意事项

1. 康复医学的三项基本原则 如下所述。

（1）功能训练：神经康复的目的在于根据功能检查及评估，采取多种方式进行功能训练，保存和恢复神经系统疾病患者的功能活动，包括运动、精神、心理、语言交流、日常生活、职业活动和社会生活等方面的能力。

（2）全面康复：神经康复的对象不仅是肢体及精神的功能障碍，而更重要的是整个人。从生理上、心理上、职业上和社会生活上进行全面的整体的康复。让患者在医疗康复、教育康复、职业康复、社会康复等领域上全面地得到康复，提高人的生活质量。

（3）回归社会：既然患者也是在社会中生活的，同样应享有社会生活的权利，神经康复最根本目的不在于仅仅改善功能障碍，而是为了让患者具有参加社会生活，履行社会职责的基本能力、精神心理功能、生活自理能力、行动能力、家庭劳动能力、社交活动能力、就业能力。脑卒中的康复同样应遵循这三大原则，做到点面结合，有的放矢，从而提高康复功效。

2. 康复时机的掌握　国内外众多的研究还表明脑卒中的康复治疗应早期进行，我国方定华等采用随机对照的方法对387例急性脑卒中患者作早期康复研究，发现脑卒中早期康复无论是在7天内还是在2周以内实施，均比未康复者在运动功能提高、日常生活水平提高、神经功能缺损程度降低，以及继发足内翻、足下垂发生率降低等均有显著性差异。此外，美国学者Jorgensen的一项研究提示，功能恢复所需时间与卒中的严重程度密切相关，按ALD量表评价，轻、中、重、极重等四类卒中达到最佳康复功效的时间分别是8.5周、13周、17周、20周，在这些时间后一般即不再有明显进步，这也说明了早期康复的重要性。卒中患者病情的相对稳定，明显的功能障碍和患者具有一定的学习能力是康复的必要条件，同时必须考虑患者最低限度的躯体承受性。一般认为，脑梗死发病后一周内，而无脑水肿征象者第一天就应开始；脑出血发病后两周，生命体征稳定就应开始功能锻炼。

3. 并发症预防的重要性　并发症的多个存在，会影响康复，应尽早预防。常见的并发症有泌尿系感染、肺部感染、癫痫发作、皮肤破损、深静脉血栓形成、中风后抑郁症等。此外，关节挛缩的预防亦极其重要，应在发病后即注意保持正确的卧位姿势，一般采取仰卧或健侧卧位，不得压迫患侧肢体。在仰卧位时，肢体关节应保持功能位置：肩外展50°、内旋15°、屈40°，将整个上肢放在一个枕头上，防止肩内收；肘稍屈曲，腕背屈30°~45°，手指轻度屈曲，可握一个直径4~5cm的长方形物体；伸髋、膝，足下放置垫袋，使踝背屈90°。健侧卧位时，患侧上肢向前，臂下垫一个枕头，肘稍屈，腕稍背伸，拇指向上，使臂部基本处于外旋伸直位；患侧下肢置于健侧的前上，膝稍屈，两下肢之间用枕头隔开，保持髋、膝稍屈，髋稍内旋姿势。2~3小时更换体位。

4. 具体康复措施　脑卒中后的残损后遗症主要包括躯体、精神、言语和心理等几个方面，卒中后的康复方法较多，主要手段包括：运动疗法、物理疗法、作业疗法、语言疗法、心理疗法、康复护理、支具辅助应用、职业训练等，应根据患者不同的疾病分期和功能残损状态，选用相适应的康复措施。

5. 构建卒中单元　是一种针对住院卒中患者的医疗管理模式，由一组人负责从院前急救系统、急诊诊断和分流到早期治疗和康复的多学科综合处理。这一组人包括急诊医师、神经科医师、专业护士、物理治疗师、职业治疗师、语言训练师和社会工作者，他们会定期讨论卒中患者的病情和治疗方案，较常规神经科病房模式更有利于患者的康复。一项队列研究显示，卒中单元模式可明显减少平均住院时间，其中住院时间>7天者所占比例下降10%，总体住院病例死亡率减少4.5%。Terent等也进行了一项多中心队列研究，发现较常规病房模式，卒中单元模式下的患者无论年龄、性别、卒中类型长期生存率均提高，其中年轻（18~64岁）、脑出血、意识障碍者受益最大。

6. 三级康复的实施　"一级康复"是指患者在医院急诊科或神经内科进行的早期康复治疗，"二级康复"是指在康复中心进行的康复治疗，"三级康复"是指在社区或家中进行的继续康复治疗。国家"十一五"公关课题研究显示，规范的"三级康复"治疗可有效地促进卒中患者的功能恢复。崔立军等，将社区"第三级康复"继续划分为三级，即"小三级康复治疗模式"。"社区一级康复"是指患者在社区卫生服务中心进行的康复治疗，"社区二级康复"是指在社区卫生服务中心下属卫生站即社区康复站进行的康复治疗，"社区三级康复"是指在家庭进行的家庭康复治疗，选择哪一级康复主要取决于患者的便利程度。研究表明，社区康复治疗可以充分调动社区现有人力资源，经济便捷，使患者的神经功能得到明显改善。对于需要长期训练的患者，在康复治疗过程中还要指导患者和家属学习一些简便的康复治疗技术，使患者回家后也能继续康复治疗。

二、运动功能的康复

脑卒中最常见及最严重的功能障碍主要是瘫痪。脑卒中后的肢体瘫痪为中枢性瘫痪，严重的患者由于急性病变的神经性休克作用，瘫痪开始是弛缓性的，表现为肌张力低下，腱反射降低或消失，常被称为休克期。休克期过后，肌张力逐渐增高，腱反射活跃或亢进，此时为痉挛期。休克期的长短取决于病损程度，有无感染等并发症及全身状况好坏等，时间由数天至数周不等。严重的肢体痉挛可引起肢体疼痛，影响运动功能和日常生活能力的恢复，并给护理工作造成较大的困难。

传统的运动功能康复方法有：早期积极预防关节挛缩；做被动运动保持关节的活动度；出现随意运动后，在不引起异常运动反应的情况下，积极进行加强肌力、耐力和协调能力的训练；积极训练健侧肢体功能，以代偿患肢功能；尽早进行从床到椅到站的训练；利用自助器具辅助单手操作等。但近年来，神经发育治疗学和神经生理治疗学的应用日益广泛，其共同的特点为：应用感觉输入，以促进或抑制运动功能；在治疗中利用人类正常的运动发育顺序；利用反射促进或抑制随意运动；在运动中应用多种运动的重复；将躯体及其各部分作为一个整体来对待等。临床上应将两种方法综合应用，互相协同和补充。

（一）脑卒中运动康复的原则

1. 弛缓型瘫痪 必须注意：①由于运动功能的康复是一种运动再训练，为了较好完成训练，对合并有知觉、精神障碍时要同时给予治疗。②早期预防关节强直和畸形，关键在于采用适当的体位，并使肢体保持功能位置，同时，早期予以按摩、被动运动及适当理疗等。③弛缓型瘫痪时可应用刺激方法促进运动反应，如在体表皮肤上施加抚摩、轻叩、电刷子刷、震动器振动或电刺激等方法，但应用此法，弛缓可能会较快转为痉挛，故应谨慎地使用。

2. 痉挛型瘫痪 痉挛出现时要充分予以抑制，要随时随地应用抗痉挛模式。双侧活动时上、下肢的抗痉挛模式为：肩前挺及外旋，前臂伸展，手指伸展或外展，骨盆前挺伴下肢外旋。躯干的抗痉挛模式是使患侧躯干伸长，方法为：使头和躯干向对侧弯曲或使双肩与双髋做相对旋转，以伸长痉挛的背肌。手指的抗痉挛模式如图 2-1 所示。

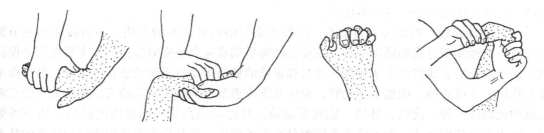

图 2 - 1　手指的常用抗痉挛模式

3. 促进运动反应　如下所述。

（1）多渠道多形式地增加感觉输入：运动是机体对感觉输入做出的反应，没有充分的感觉输入就很难有适当的运动输出。增加感觉输入的常用方法有：①适当的肢体负重，由于重量刺激压力感受器，可产生深压刺激，从而增加感觉输入。②压缩患肢关节，机制同上。③利用体重对软组织的压力，如让患者经常翻身等。④合并前庭刺激：让患者坐在摇椅中来回摇动，不但可以随摇动时重心的变化而不断改变对组织的施压点，而且体位的不断变化成为一种对前庭的刺激，对全身性肌紧张有抑制作用，如伴随有音乐的摇动，效果会更好。⑤用充气塑料压力夹板：用双层透明塑料夹板固定在患侧肢体上，一方面可以使肢体保持在抗痉挛位，另一方面可以向肢体提供全面均匀的压力。

（2）交叉促进法：卒中后，患者常感到身体被分为两半，不仅对患侧失去了安全感，还经常遗忘了对患侧的使用和训练，为引起患者对患侧的注意，训练中必须让健侧肢体经常进行一些越过身体中线的活动。

4. 运动训练的顺序　运动训练按运动发育的顺序和不同的姿势反射水平进行，从头学起。

（1）运动发育的顺序：有几种类型：①翻身→俯卧→肘撑俯卧→爬→站立。②踢→翻身→爬→跪→站立。③翻身→坐→站立。训练时可根据患者情况，从头开始或越过一些阶段进行。

（2）姿势反射：从低到高也分为四个水平。

1）脊髓水平：负责正、负支持和回撤反应。

2）中脑水平：负责颈张力反射、不对称颈张力反射和张力性迷走反射。

3）基底核水平：负责翻正反射和平衡反射。

4）皮质水平：负责随意控制和熟练的技巧。训练时须由低级到高级进行，除非患者已反应良好，否则不应跨越进行。

5. 避免联合反应　因为联合反应是病理性的，是健侧用力运动时引起的患侧张力增加和广泛痉挛，同侧下肢的活动也可在上肢诱发，此外，患者恐惧、紧张亦可引起。因此，治疗时患者身体的任何部分都不能过度用力，同时必须改善平衡，以减少患者跌倒的恐惧。

（二）运动功能康复的主要内容和步骤

1. 功能训练　如下所述。

（1）按摩：能促进血液循环及淋巴循环，刺激本体感受器，调节新陈代谢及神经营养功能，从而达到预防肌肉萎缩，缓解肌肉痉挛和关节挛缩畸形，促进肌力的恢复等作用。按摩可分为推揉、按拿、摩擦、摇动、拍振等五种手法。实施时应轻柔、缓慢，由远端向近端进行。按摩在康复的全过程均可应用。

（2）被动运动：即以关节为中心，用外力来帮助患肢活动的方法，一般按从小关节到大关节，从远端到近端的顺序进行。主要在瘫痪早期或完全瘫痪时实施，其主要作用为保持关节活动度和防止肌肉韧带挛缩等，及时和正确的被动运动对于加快患者的康复，具有极重要的作用，不可忽略。做被动运动时，要注意维持患肢各关节正常活动度，按各关节的正常生理功能做屈、伸、内收、外展、旋转等运动，且运动应在无痛的范围内进行，切不可勉强。施术时应特别注意，由于肩关节较容易发生半脱位，尤其是在关节周围肌肉松弛的状态下，故在上举和外转时，活动范围要小，不得超过90°，同时，在做运动时要用一手把持上臂，并向关节窝方向施压。对肌张力较高或已发生挛缩的患者，要着重进行与挛缩倾向相反方向的动作，以充分牵伸肌肉，运动时动作应柔和，不可用暴力强行牵拉，且开始时幅度应小，随着肌肉的松弛而逐渐增加活动度，必要时先做按摩或用温水袋等热敷一会儿后，再进行运动。总之，做被动运动一定要以安全为前提，以免引起关节半脱位、关节损伤，甚至关节内出血，后者可引起异位性骨化而导致关节运动受限或关节强直。此外，还应鼓励患者尽量用健侧肢体给瘫痪肢体做被动运动。

（3）本体促进法训练：在主动运动恢复前，可利用各种本体反射（如牵伸反射、联合运动、屈曲反射、姿势反射等）进行训练，以诱发主动运动。常用的有：Souques 手指现象（被动地将患侧上肢举过头时，手指有伸展运动）、对侧联合运动（仰卧位，健侧下肢髋关节外展或内收，并加以外力抵抗，诱发对侧下肢运动；健侧上肢用力握拳诱发对侧下肢屈肢运动）、紧张性颈反射（头转向已伸展的一侧上下肢，可诱发对侧上下肢屈曲运动）；紧张性迷走反射（头前倾时，可促进四肢屈肌肌张力增高，头后仰时，则促进四肢伸肌肌张力增高）等；对称性颈反射（颈后伸时，可促进上肢伸展和下肢屈曲；颈前屈时，上肢屈曲、下肢伸直）。

（4）主动运动：主动运动有健肢主动运动、患肢主动运动，可分为被动加主动、随意自主运动和抗阻力主动运动等三种。主动运动较被动运动能产生更多的离心及向心冲动，促进功能代偿，对促进神经功能恢复，改善局部新陈代谢，维持肢体正常解剖位置有极其重要的作用。脑卒中后非完全瘫痪的患者或全瘫经治疗已有所恢复的患者，均应积极进行主动运动。主动运动应根据患者肌力情况，训练动作由简到繁，负荷由弱到强，时间由短到长，由单一关节到整个肢体，不可操之过急，以免造成关节或肌肉损伤。健肢主动运动一方面可保持肢体的肌力，防止肌肉萎缩，此外，肌电图检查还发现，健肢主动运动有利于患肢肌力的恢复。做患肢主动运动时，开始可以用意念做瘫痪肌肉的假想运动，然后做助力运动，进而做主动运动，一般不宜过早作负重的抗阻锻炼。由于主动运动的方式极多，以下仅介绍几种常用的训练。

1）肩胛及上肢的运动：患者取仰卧位，治疗者持患手使上肢呈抗痉挛模式，令患者上举前臂，手指向前上方或天花板，另一手则放在患者腋下，将肩胛骨向前、向上移动；此时，如发现阻力已消失，则可进一步握住患者的手牵引上肢，使肩能更好地向前，并鼓励患者试做主动伸肘，如能完成，让患者试将上肢停在空间某一位置上，然后再抬起，如不能完成则不必勉强。

2）下肢的运动：主要为以后步行做准备，此时要特别注意针对患肢伸肌痉挛的状态（伸髋膝和踝跖屈内翻）作训练，同时，为防止训练下肢时引起上肢的联合反应，下肢所有训练均应在双侧上肢采取活动时手的抗痉挛模式，且将上肢举过头的状态下进行。作屈膝训练时，让患者仰卧，先被动屈髋膝，但不能让下肢外旋外翻，同时使足背屈外翻，由于伸肌痉挛，开始时会有阻力感，当多次训练阻力消失后，试让其控制腿不下滑和推治疗者的手，此后再让患者主动做小范围的屈膝，以对抗伸肌痉挛。做屈踝训练时，患者仰卧屈膝，治疗者一手在患者踝前方施加向下向后的压力，另一手将足前部提起，使足处于背屈位，起初有阻力，待阻力消失后，治疗者轻压足背，让患者坚持不让足跖屈。

3）桥型运动：患者仰卧，双腿屈曲，两膝并拢，两足平放于床面上，两肩稍上举及外展，两臂伸直，掌心向下，然后靠腰背肌、腿、臂的支撑，使臀部抬离床面。该运动对于对抗伸肌痉挛，效果极好，同时，健侧可带动患侧活动，利用足对床的推力还有助于翻身。见图2-2。

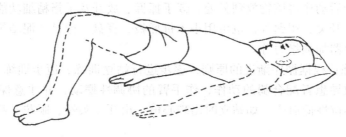

图2-2 桥型运动

4）翻身训练：让患者手采取双侧活动时手的抗痉挛模式，双上肢伸向天花板，健侧下肢屈起，用力支撑向患侧翻身；向健侧翻身较困难，开始时，需治疗者给予帮助。

5）坐起锻炼：进行坐起锻炼的时间，缺血性脑卒中患者多在7~10天，重症者须待神志转清后，无意识障碍者可于第二天开始；脑出血多数在3周后。开始时先摇高床头，从30°起渐增高，如无头晕、眼花、恶心、面色苍白、出汗等症状，则一周内可坐起，但需结合病情轻重及卧床时间长短而定。坐位时，因患者有向患侧倾倒的倾向，故应着重训练坐位躯干的平衡。训练时，可先让患者练习用患手在床面上负重支撑和将体重转移到患髋上，让患者坐在床面上，治疗者在其患侧，一手在其腋下支托和提升肩胛，另一手使患侧上肢呈抗痉挛位支撑在床面上，并让患者慢慢倾向治疗者一侧，然后再返回中线，来回练习。再后，让患者将患手放在更远处，将躯干移向治疗者，使其体重充分落在患髋上，进而使体重落在患侧上肢上。能够完成以上程序后，再训练患者以髋为中心点使躯干在髋上向前倾，治疗者站在患者前方，让患者伸直双手抱住其后颈，治疗者同时用双手抱在患者腋下，用膝抵住患者的膝，让患者的躯干尽量前倾，然后复位，这动作对坐起和站立都有很重要的意义。

6）上肢功能训练：上肢功能的训练对日常生活活动的恢复起着关键性的作用，除基本功能训练外，尚可结合作业练习。

A. 在痉挛期着重进行：上肢控制、肘随意运动、腕指伸展等训练。①做上肢控制训练时，应继续进行初期的肩胛抗痉挛运动，然后让患者在被动提起上肢后缓慢放下时，学会将上肢停留在不同的高度，之后，在试从不同的停点向上举起上肢。②进行肘的随意运动时，取坐位，肘支撑在前方的桌面上，保持肩向前，用患肢触摸自己的口、对侧耳和肩，但始终要避免旋前。③腕指的伸展训练，可让患者坐在墙前，双手十指交叉，掌面翻向外，手背靠近胸前，然后伸肘，举手过头，掌面转向下，返回胸前后再向前方的墙面推去，抵在墙上向上、向下、向健侧滑动。

B. 在恢复期，当肌张力已降低或接近正常时，则应着重于手的基本动作（伸腕、旋后、拇指外展和对掌、拇指和其他手指的对掌等）和抓握、放开及手指精细功能的训练。①做伸腕运动时，前臂放于桌面中间，腕伸出到桌前沿的前方，让其握住一个杯子，治疗者固定患者前臂，让患者用腕举杯向上，然后放回原位，再重复。②进行旋后训练时，患者前臂和腕均放在桌面中央，握一个较长的圆柱状塑料瓶，上端在桡侧，瓶底与小指水平相近，让患者旋后，尽量将瓶盖触及并敲击桌面。③进行拇指外展和对掌训练时，将患者前臂固定于中位，伸腕，让患者外展拇指推动放在拇指背侧的小物品。当拇指能良好外展时，则可尝试去握杯子。④做拇指和其他手指的对掌的训练时，患者前臂旋后，练习用拇指分别与其他手指对合，特别是与无名指和小指的对合，能完成后，让其用拇指分别与各指对合拾起桌面上的小物品，然后用旋后动作将该物放到另处。⑤手抓握、放开及手指精细功能的训练可充分利用水龙头、门把、开关、钥匙等，也可用小木桩插板、算盘、键盘、泥塑等物品，还可使用筷子夹物，用握力器加强指力等。

（5）步行锻炼：根据循序渐进的原则，逐步进行站立训练、迈步训练、上下台阶训练。步行锻炼中，应教导患者配合腿的动作，作手臂的协调性摆动，并注意保护患者，严防摔倒，同时要避免体位性低血压，如站立时出现心慌、出汗、头晕、眼花、甚至晕厥，应立即采取卧位。

1）站立训练：一般分四个步骤：①助手扶助站立。②坐椅站立。③扶杖站立。④站立时左右转动，左右侧弯及前后倾斜。

2）迈步训练除锻炼肌肉关节肌力外，还要加强从意识上的锻炼走路。

3）上下台阶训练：走路平稳后开始上下台阶训练，上台阶时，第一步健侧手扶楼梯栏杆，体重着力点移至健侧手上，第二步健侧下肢上台阶，第三步患侧下肢跟上健侧下肢，同站一台阶上，此后重复以上步骤。下台阶时，第一步健侧手向前扶栏杆，第二步患侧下肢下一台阶，体重着力点移至健侧手上，第三步健侧下肢迈下台阶。

（6）日常生活活动锻炼：日常生活活动锻炼是康复治疗的一项重要内容，其目的是让有上下肢运动障碍的患者尽可能不依靠他人的帮助，独立进行生活中必须完成的基本动作，其内容主要包括饮食、洗漱、更衣、个人卫生、家务劳动及户外运动等。

1）饮食：对于有吞咽困难的患者，开始用鼻饲以保证营养及预防吸入性肺炎，以后渐渐训练带着鼻饲管从口进食，尽量用糊状饮食，当呛咳不明显的时候，就可以取掉鼻饲管。患者进食时应尽量取坐位。局部的针灸、理疗可帮助促进吞咽功能的恢复，应尽早实施。进食时，根据患手是否利手来决定用何种餐具，后主要是训练患者用单手将食物送到口中。

2）洗漱：不能行走的患者可坐在床上洗漱，开始时用健手洗脸、漱口、梳头，以后渐渐锻炼用患手或用健手协助进行。

3）更衣：瘫痪患者的衣服要宽大柔软，层次简单，容易穿脱；穿衣先穿瘫痪侧，然后穿健侧，脱衣则先脱健侧后脱患侧，见图 2-3～图 2-6。

穿法:

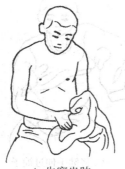

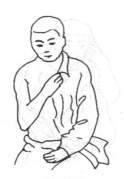

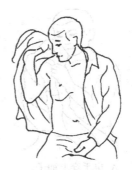

A. 先穿患肢

B. 穿到肩部，将袖口
提到肘部

C. 健侧手转到后面
穿上袖子

脱法:

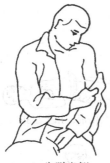

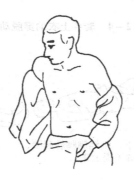

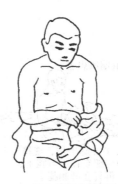

A. 先脱患侧
之肩部

B. 再脱健侧肩部，此时
上衣襟脱到臀部

C. 脱出健手，然后
再脱出患手

图 2 - 3　开口上衣的穿脱动作

穿法1:

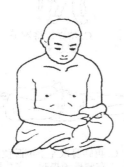

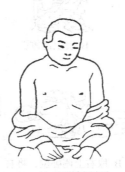

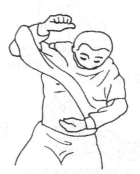

A. 患手套上袖子

B. 健手穿上袖子

C. 套穿在头上，
整理衣服

穿法2：

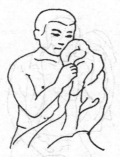
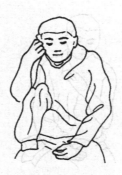
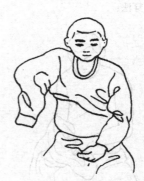

A. 患手穿上袖子，一直到肩部

注：脱的方法与穿的方法相反

B. 穿套在头上

C. 将健手伸过袖子

图 2-4　套头上衣的穿脱动作

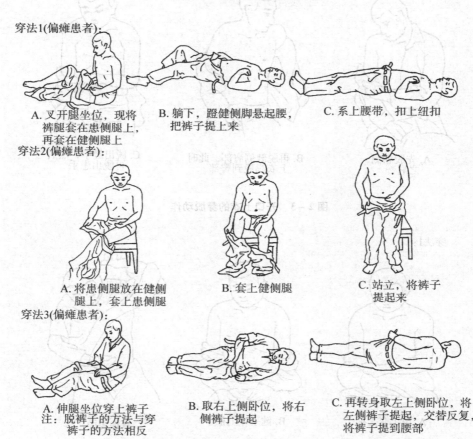

穿法1(偏瘫患者)：

A. 叉开腿坐位，现将裤腿套在患侧腿上，再套在健侧腿上

B. 躺下，蹬健侧脚悬起腰，把裤子提上来

C. 系上腰带，扣上纽扣

穿法2(偏瘫患者)：

A. 将患侧腿放在健侧腿上，套上患侧腿

B. 套上健侧腿

C. 站立，将裤子提起来

穿法3(偏瘫患者)：

A. 伸腿坐位穿上裤子

注：脱裤子的方法与穿裤子的方法相反

B. 取右上侧卧位，将右侧裤子提起

C. 再转身取左上侧卧位，将左侧裤子提起，交替反复，将裤子提到腰部

图 2-5　裤子的穿脱动作

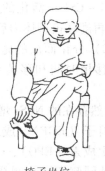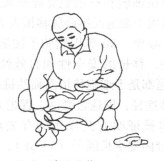

椅子坐位　　　　　　　　床上坐位
A.将患侧腿放在健侧腿上穿脱鞋　B.将患侧腿盘在健侧腿上穿脱袜子

图 2 - 6　穿脱鞋袜的动作

4）个人卫生：急性期尿潴留可置导尿管，定期开放，神志清后尽早拔尿管。大便则使用床上便盆，病情再好转可坐轮椅或由陪人扶助到厕所，此时要注意防止便后站立时出现直立性低血压。瘫痪患者洗澡一定要有陪人协助。

5）家务劳动及户外运动：患者如能扶杖步行，可先在室内活动，并可做一些简单的家务。户外活动应有人陪同，并注意量力而行。

2. 辅助药物治疗　对于脑卒中后偏瘫患者，有人尝试用运动疗法结合药物治疗，取得了较单纯运动疗法为好的疗效，如肾上腺素能药物苯丙胺（damphetamine）、5 - 羟色胺再摄取抑制剂氟西汀（fluoxetine）等，可促进运动功能的恢复；巴氯芬（baclofen）、盐酸乙哌立松（eperisone）、盐酸替托尼定（Sirdalud）等，可帮助减轻患肢肌肉痉挛，提高康复治疗的功效。

3. 理疗　包括脑部病灶和瘫痪肢体的理疗，有碘离子导入、超短波、短波、中频电疗等疗法。碘离子导入可帮助消除脑水肿，缓解脑血管痉挛，改善脑血供，一般采用眼，枕部导入法，电流强度为 2 ~ 3mA，治疗时间开始为 8 分钟，以后渐增至 15 分钟，每日一次，15 ~ 20 日为一疗程。

4. 针灸及电兴奋治疗　上肢以合谷、内关、外关、曲池、肩俞、肩峰为主，下肢以环跳、风池、委中、足三里、三阴交、昆仑、解溪、太冲为主，每日一次，20 ~ 30 天为一疗程。可同时进行电兴奋治疗，其中经颅磁波刺激近年研究较多。Lindenberg 和 Ackerley 分别观察了双侧经颅直流电刺激（tDCS）和患侧 M_1 区 θ 节律刺激（TBS）联合理疗或功能锻炼的疗效，发现患者的运动功能明显改善。

5. 手术治疗　手术治疗主要用于肢体痉挛严重，药物及其他方法不能缓解的情况，以期通过手术降低过高的肌张力，抑制张力反射的释放，平衡主动肌和拮抗肌，防止肌肉痉挛、关节僵硬、脱位和骨变形，促进被动和主动运动。常用的手术有：①周围神经切断术。②选择性脊神经后根切断术。③肌腱切断术。

6. 干细胞治疗　干细胞治疗是目前脑卒中治疗的热点，包括外源性和内源性两种途径。

（1）外源性途径：即干细胞移植，植入的干细胞可以迁移至受损区，增殖、分化产生神经元和各种神经胶质细胞。移植方法包括立体定向注入、脑室内注入和静脉输注等。用于移植的干细胞主要有 NSCs 和造血干细胞，前者来源于胚脑、胎脑和成年脑，后者多用骨髓基质细胞、脐带血细胞和粒细胞克隆刺激因子（G-CSF）活化的周围血细胞（CD34⁺）。黄文等将骨髓间质干细胞经尾静脉移植入大鼠缺血再灌注模型体内后，梗死灶边缘神经元的坏死和凋亡显著减少。Xu 等用脂肪干细胞（ADSC）分化而成的施旺样细胞也具有形成髓鞘的能力。但是，移植的安全性和有效性、最佳移植时间和移植细胞数量以及应用人体NSCs 的伦理问题都是干细胞移植面临的挑战。

（2）内源性途径：即通过激活、促进人体中自然存在的 NCSs 增殖、迁移、分化而进行神经修复。目前被证明有此作用的有表皮生长因子（EGF）、成纤维细胞生长因子-2（FGF-2）、血管内皮生长因子（VEGF）、红细胞生成素（EPO）、G-CSF 等。余剑等在大鼠脑梗死模型中经侧脑室注入 EGF 后发现，梗死灶同侧 SVZ 内巢蛋白（nestin，NSCs 存在的标志物）染色更强，并见从 SVZ 沿胼胝体向梗死灶迁徙的巢蛋白阳性细胞带。

（三）运动康复治疗的注意事项和禁忌证

1. 注意事项　如下所述。

（1）运动量：掌握好适当的运动量，初次运动的量要限制在最小限度，根据运动后和次日的反应（全身症状、疲劳程度、疼痛等），来做适当调整，且增加运动量应循序渐进。

（2）治疗前的准备：患者应穿着宽松的裤子，不穿敞襟服装、拖鞋和滑底鞋，训练前必须排大小便。老年或身体虚弱的患者应避免在醒后立即训练。

（3）预防性运动治疗和维持性运动治疗：在康复训练中，应从开始时就要配合预防性运动治疗，尽量避免可能出现的继发性损害；维持性运动治疗对改善症状和维持疗效都有积极的作用，应每日有规律地进行。

（4）听觉刺激：在运动中配合适当的听觉刺激，可起到振奋精神，增强信心和耐力的作用。

2. 禁忌证　脑卒中有以下情况时应视为运动康复的禁忌证：①脑水肿严重或脑出血急性期。②血压过高，舒张压超过 120mmHg 时。③低血压，收缩压低于 100mmHg，伴自觉症状时。④安静时脉搏超过 100 次/分。⑤严重心功能障碍，如严重心律失常、自发性心绞痛发作、心功能部分失代偿等。⑥较严重肺部感染。⑦发热 38℃以上。⑧腹泻。

三、语言障碍的康复

语言障碍是指口语、书面语、手势语等交流能力的缺陷。脑卒中后语言障碍包括构音障碍和失语症两大方面。

（一）构音障碍的康复

构音障碍是因发音器官肌力减弱或协调不良及肌张力改变所致的语音形成障碍。构音障碍可按照中枢性或周围性、器质性或功能性进行分类。脑卒中患者的构音障碍多由于脑部病变损害双侧或单侧锥体束，延髓的Ⅸ、Ⅹ、Ⅻ对脑神经核或小脑，使舌咽部肌群肌力减弱或协调不良及肌张力障碍，临床主要表现为发音嘶哑、低沉，常伴有饮水呛咳、吞咽困难等延髓瘫痪症状，小脑损害时则常表现为爆破样发音。常用的康复疗法包括：

1. 松弛疗法　松弛疗法目的在于降低言语肌的紧张性，同时为呼吸及发音训练打下基础。一般情况下，当身体其他部位的肌肉松弛时，咽喉部的紧张性也会下降。可作以下训练：①松弛下肢，由远端开始做脚趾屈曲、膝关节伸直等动作。②收腹深呼吸，松弛胸腹背部肌肉。③手握拳，双臂向前伸直平举。④耸肩，头向下垂，缓慢后伸，再向两侧转动。⑤皱额，用舌尖顶硬腭，下颌向左、右、上、下运动。

2. 呼吸训练　呼吸训练主要是学习呼吸气流量和呼吸气流的控制，这是正确发音的基础。训练时用鼻吸气，嘴呼气，并逐渐加长呼气时间，在呼气时发摩擦音、元音，如 f（佛）、α（啊）等。呼气前要停顿，以免过度换气。

3. 发音训练　发音训练则应根据不同的障碍类型采用不同的方法。常用方法有：

（1）发音动作：在开始发音时，深吸一口气，呼气时咳嗽，然后将这一发音动作改为发"啊"音，并大声叹气，促进发音。

（2）发元音：一口气尽可能长地发一个元音如"啊"，以后过渡到一口气发两三个元音。

（3）数数字：音量从小到大、从大到小或一大一小。

（4）唱歌：练习唱熟悉的歌曲，分别用低、中、高音练唱。

4. 发音器官运动训练　发音器官运动训练包括唇运动、舌运动及软腭抬高训练。

（1）唇运动训练：将双唇撅起，嘴角尽量向后展，或将压舌板放入口中，用双唇夹住，阻止压舌板被拉出。

（2）舌运动训练：包括尽量向外伸舌、缩舌，向上、向后卷舌，伸出舌尖向各方向活动等。

（3）软腭抬高训练：如用力叹气、反复发短的"啊"音，反复练爆破音 d、t 等。

5. 语言清晰度的训练　语言清晰度的训练包括单音训练及言语速度控制等。

6. 节奏训练　节奏训练包括重音训练、语调训练和停顿训练等。

（二）失语症的治疗

失语症是指局灶性脑损害所引起的语言障碍，是脑卒中常见的症状。临床上一般将其分为运动性失语（能理解他人的言语，但不能用言语将自己的逻辑思维表达出来）、感觉性失语（患者有说话能力，但无法理解别人和自己的话意，常答非所问，致无法进行正常交谈的）、混合性失语（为以上两种障碍兼有的语言障碍）、失读、失写。另根据程度的不同，还将它们分为完全性和不完全性。部分轻症者可于患病数月后"自然恢复"，但对于多数患者，积极的康复治疗对其恢复大有帮助且不可缺少。

1. 治疗方法　一般可分为直接疗法和间接方法，直接疗法又称刺激，反应训练，是医生与患者之间进行的一种特定的功能训练，这些刺激是经过设计、有一定结构、使患者能够分别运用语言功能，例如听觉理解或词再现让患者做出反应；间接方法一般是没有结构的非正式对话的形式。此外，也有人将失语症的康复方法归纳为：经典式刺激法、循序渐进教学法、语用学法及智能性方法，在此，仅对经典式刺激法和循序渐进教学法稍作介绍。

（1）经典式刺激法：是应用与患者有关的熟悉物品，在没有心理压力的情况下，来刺激患者的应答能力的方法。常用的刺激方法有：

1）听力刺激：加强听力的刺激，以调整其言语的速度、响度及内容（常选择患者熟悉的内容）多少来调节刺激，声音由轻到强，由慢到快，逐渐"唤醒"患者的知觉，诱发正确发音。如患者原来工作常接触数字，则可用各种数字规律如 1、2、3、4……或 2、4、6、8……等进行训练。

2）复述词句：用具有高度复述特点的词句刺激，最常用的是绕口令。例如，"出东门过大桥，桥旁一树枣，红的多，青的少，拿着竿子去打枣，一个，两个，三个，四个，五个，六个，七个，八个，九个，十个枣，一口气说完才算好。"

3）诱导应答刺激：指对每个刺激用动作示范及其他方法诱导，不强迫，如出示一个杯子，要求患者说出名称，若不能，训练者可做喝水动作或用"我用……喝水"等语言提示来诱导。

4）多途径刺激：指采用图片、实物、电视、幻灯及各种动作、表情来刺激患者应答。例如，看一段电视录像后，提出患者感兴趣的问题，并鼓励患者回答，即使回答不出或回答不正确，都不要急于纠正，而是利用图片或相关实物，反复提示来刺激诱导。

5）互相刺激：应用朗读、书写、手势动作等互相刺激形成语言内容，如用朗读来帮助书写、用书写来帮助听力理解和表达。

6）相关刺激法：用一组声音或语义相近的言语来诱发相关词的方法，如用手背、手掌、手指等相关词来要求患者说出"手"这个词。

（2）循序渐进教学法：是指把从发出声音到形成实词之间分成若干阶段，以完成语言恢复的方法。包括：

1）发音前准备：是指发音器官的基本训练，如用咳嗽或吹泡泡来刺激发唇音等。

2）发音训练：患者能发出声音后，就可进行发音训练，一般先发唇齿音（b、p、f）和舌前音（d、t、n、i、j、q、x、z、c、s 等），进一步发单音节音（如 pa、da、ka 等），逐步增多相似音节。

3）词句训练：当可完成单音节后，就可进行词训练和简单句子训练，要充分利用视觉效应，与治疗师面对面或在镜子前，让患者观察发音器官的位置和口型变化，并模仿发音。

4）言语、动作的刺激：先诵读并出示相应图片，再单独出示图片，让患者发音，也可用动作和言语结合的方法来训练。

5）复述训练：包括词、句、短文等，采用轮回法，每次复述 3～5 次，以达到巩固疗效的目的。

2. 各种失语的治疗选择　在具体治疗中，应根据不用的失语类型和特点，选择、综合应用不同的方法。

（1）运动性失语：较侧重应用循序渐进教学法，如为完全性失语，应先从发音开始，然后学说最熟悉、最常用的单词，再依次学习双音词、短语、短句及长句。训练时，应与视觉等刺激结合起来。

（2）感觉性失语：较侧重应用经典式刺激法，最常用：

1）视觉逻辑法：如给患者端上饭时，告诉患者"吃饭"，使患者从逻辑上理解"吃饭"的含义，如此反复使言语与视觉结合起来，促使语言功能恢复。

2）手势法：如让患者洗脸，训练者可用毛巾抹脸的手势示意，并重复说"洗脸"，患者就可较快理解其含义，并学会发音。

（3）混合性失语：患者既不会听亦不会说，训练时应将说、视、听结合起来，如吃饭时，既要用手势示范，又要用说给患者听，如此反复刺激。

（4）失读：对于重度失读患者，可先把日常用的字、词、短句写在卡片上，由简到繁，从易到难，由短到长教习朗读，当掌握到一定程度后，就可教习朗读长句、短文等。对于较轻患者，可以开始就让其朗读短文，遇到遗忘的字再一一教习。

（5）失写：可用抄写、默写、听写和自发书写的顺序逐步训练。

此外，还有研究发现儿茶酚胺类药物（如苯丙胺、溴隐亭）可促进失语症的恢复，可依临床情况酌情选用。

3. 失语症治疗的注意事项　如下所述。

（1）训练课题的选择：必须与语言障碍的类型、轻重相适应，否则难以收到疗效，甚至会打击患者的信心。

（2）患者训练的主动性：这是治疗的重要前提，必须时刻设法调动患者的积极性，让其充满信心，乐而为之。

（3）充分训练：语言治疗的效果与训练量成正比，为达到更好疗效，应把学到的交流能力在生活中有意识地应用，并充分发挥自我训练和家庭训练的作用。

（4）反馈：是指患者在训练中对自己的反应有意识的认识。治疗师在治疗中要最大限度地利用触觉、视觉、听觉去努力获得反馈，此外，镜子、录音机、录像机等设备都可以帮助获得反馈。

四、吞咽功能的康复

吞咽功能障碍是脑卒中最常见的并发症之一，国外曾有人统计，约67%病灶位于脑干的患者出现不同程度吞咽功能障碍，病灶位于左、右半球则分别约有28%和21%。吞咽动作一般分为口腔准备期、口腔期、咽期和食管期，脑卒中后吞咽功能障碍为前三期单独或同时发生的障碍，口腔准备期和口腔期主要由于唇闭合差，咀嚼肌、颊肌和舌肌肌力减弱所致，咽期则因为第Ⅸ、Ⅹ、Ⅻ对脑神经核受损或双侧锥体束损害造成。有吞咽功能障碍的患者常因误吸而致吸入性肺炎，或因进食不足出现营养不良、水电解质紊乱，故应积极治疗。

（一）吞咽障碍的表现

1. 口腔准备期和口腔期　吞咽障碍主要表现为：流口水、咀嚼费力、食物向口腔后部推进困难、口腔控制食物的能力降低而导致食物过早进入咽部，甚至进入喉和气管，即发生吞咽前吸入。

2. 咽期　吞咽障碍表现为：食物逆流进鼻腔，误吸入喉和气管。吞咽时，如喉闭合不全，食物进入声门或声门下区，即为吞咽期吸入；如食物停留在咽壁、会厌谷和梨状窝，在吞咽动作完成后，这些食物可溢入喉或气管，发生吞咽后吸入。

（二）吞咽障碍的评定

常用评定方法有。

1. 洼田饮水试验　让患者按习惯喝下30mL温水，根据饮水结果进行分级：

Ⅰ级：能不呛地一次饮下30mL温水。

Ⅱ级：分两次以上，能不呛饮下。

Ⅲ级：能一次饮下，但有呛咳。

Ⅳ级：分两次以上饮下有呛咳。

Ⅴ级：屡屡呛咳，难以全部咽下。

2. 洼田吞咽能力评定法　该方法提出3种能减少误吸的条件，根据患者需要条件的多少及种类逐步分级，共有6级。

评定条件：帮助的人，食物种类，进食方法及时间。

1 级：任何条件下均有吞咽困难或不能吞咽。

2 级：3 个条件均具备则误吸减少。

3 级：具备 2 个条件则误吸减少。

4 级：如选择适当食物，基本上无误吸。

5 级：如注意进食方法和时间，基本上无误吸。

6 级：吞咽正常。

（三）吞咽障碍的康复方法

1. 功能恢复训练　如下所述。

（1）面颊、唇等吞咽相关肌群的功能训练：根据障碍的不同采用相应的措施，常用的方法包括：指尖叩击、冰块击打唇周、短暂的肌肉牵拉和抗阻力运动、按摩等，国外常请语言治疗师协助治疗。

（2）促进舌的运动：让患者舌做水平、后缩及侧方主动运动和舌背抬高运动，并用勺子或压舌板给予阻力。

（3）感觉刺激：常用的有冷刺激、触觉和压力刺激。前者常使用喉科的咽镜，先将其放于冰块中约 10 秒钟，然后取出放于前咽弓－区，摩擦或轻拍 5~8 次，然后让患者试吞食物或练习吞咽动作。冷刺激一般安排于餐前进行，每日数次。后者包括用匙羹或压舌板轻压舌前 1/3，用柠檬甘油拭子摩擦唇、齿、齿龈、舌以刺激吞咽动作等。

（4）吞咽反射调节：以憋气反射调节和吸吮反射抑制较常用。对于憋气较差的患者，可用压舌板快拍或向上、外牵拉软腭；对于憋气过强的患者，可用压舌板压着舌面并向后慢慢移动。吸吮反射抑制有几种方法，包括在下颏由下向上施压强化缩舌肌群，舌下手法振动，快速向前牵拉舌头以帮助下颌后移等。

（5）声带闭合训练：类似于强化声带的练习，方法如下：经鼻孔深吸气，双手置于胸前紧扣，肘弯成 90°，尽力压掌，闭唇屏气 5 秒；然后做清嗓动作，如发长"a"音，重复数次后，让患者反复做声门塞音或发元音字母"a"5 次，屏气 5 秒，然后咳嗽。训练时，在鼻孔下方放一面小镜以观察气流。

（6）空吞咽：为了使上述的功能恢复训练过渡到复杂的吞咽动作，每次治疗后都要做吞咽动作，有吸入危险的患者则做空吞咽动作，这对吞咽功能的改善有重要的意义。

2. 进食调节　包括进食体位、食团入口位置、食团性质（大小、结构成分、温度、味道、外观等）、进食环境等。

（1）进食体位：进食时宜采用直坐或 45°半坐位，头稍前屈，转向患咽侧，并稍向健咽侧倾斜，这种体位一方面可缩小气道开放，同时可扩大健侧咽部，有利食物进入。

（2）食团入口位置：食团入口后放置的位置应利于舌头的感觉和传送，这对增加吞咽的有效性和安全性很有帮助。

（3）食团性质：食团性质应根据吞咽障碍程度调整，一般情况下，食团以一匙羹大小为宜，食团以糊状、冻状碎食为佳。

（4）进食环境：进食环境应整洁，尽量避免在吵闹或杂乱的环境中进食。

3. 其他方法　如理疗、针灸、口腔电刺激等。理疗包括对脑部病灶采用的碘离子导入法、超声波疗法等和对舌咽部肌群采用的理疗。针灸包括头针和舌咽局部针灸。

4. 手术治疗　如经以上治疗 4 周以上，吞咽功能无明显好转者，可考虑行手术治疗，如食管上括约肌切开术、经皮内镜下胃造瘘术等。

以上措施应根据患者具体情况选用，如果吞咽障碍严重或有意识障碍，配合欠佳，则应先予停留胃管，鼻饲饮食，待病情好转后才逐渐选用以上方法。

五、膀胱功能的康复

脑卒中的患者有相当一部分会出现排尿障碍，这不但严重影响患者的生活自理，且加重了家庭及护理者的负担，应引起医务人员的足够重视。

（一）排尿障碍的发生机制

膀胱的排尿功能由脊髓上反射中枢、脊髓反射中枢共同支配完成。脊髓上反射中枢在大脑皮质（主要为旁中央小叶）、丘脑下部（交感、副交感中枢）、脑干。大脑皮质和丘脑下部对膀胱主要起抑制作用，大脑皮质直接控制着逼尿肌的运动，脑干则使膀胱在排尿时保持持续有效的收缩。脑卒中急性期，由于大脑损害减弱了脊髓上反射中枢对脊髓反射中枢的抑制，常出现无抑制性神经源性膀胱（出现尿急、尿频、尿失禁）。脑干受损则常致逼尿肌失张力而出现弛缓型神经源性膀胱（尿液潴留使膀胱过度充盈，常发生充盈性尿失禁），经数日或数月后，逼尿肌张力可恢复正常或增高转为痉挛性神经源性膀胱（膀胱内压力增高而容量减小）。此外，脑卒中患者的精神障碍也可导致排尿障碍。

（二）排尿障碍的临床表现

脑卒中急性期，常出现的是无抑制性神经源性膀胱和弛缓型神经源性膀胱，前者表现为尿急、尿频、尿失禁；后者表现为尿潴留，并常由于膀胱过度充盈而产生充盈性尿失禁。恢复期，逼尿肌张力增高，转为痉挛性神经源性膀胱，此时，由于膀胱容量减小出现刺激性尿频、尿急和尿失禁。

（三）排尿障碍的康复方法

1. 排尿训练　如下所述。

（1）尿潴留：急性尿潴留时，应停留尿管，但切记要钳夹尿管，并定期放尿训练膀胱的作用，一般 4 小时开放一次，每次以放 450mL 为宜；如患者清醒，放尿时应嘱患者用意念排尿，或利用视、听等生物反馈（如放水）进行刺激，同时指导患者使用腹压和放松会阴部肌肉，如用手在下腹部向耻骨联合后下方施加压力。当发现尿管旁有渗尿，且患者有尿意时，则应拔除尿管，拔管后嘱患者每隔 2～3 小时排尿一次，如不顺畅，可用手在小腹部向耻骨联合后下方施压，或用热水袋热敷小腹膀胱部，但要注意避免烫伤皮肤。

（2）尿失禁：对于尿失禁患者，如无精神障碍，应尽早指导患者进行盆腔肌肉收缩训练，使自己感到有随意收缩，每分钟进行 8 次，每日数次。

2. 辅助治疗　如下所述。

（1）药物治疗：根据不同的情况可选用适当药物辅助治疗，对痉挛性神经源性膀胱可选用羟丁宁（oxybutynin）帮助松弛逼尿肌，每次 5mg，每日 2～4 次；对弛缓型神经源性膀胱可试用氨基甲酰甲基胆碱（bethanechol），每次 10～50mg，每日 2～4 次，可增强逼尿肌收缩力；对无抑制性神经源性膀胱，可试用丙米嗪，可增高内括约肌的张力，且其中枢作用可使逼尿肌收缩力下降，一般每晚服 25～100mg，或试用交感神经抑制剂溴化普鲁苯辛，每次 15mg，每日 3 ~ 4 次。

（2）其他：对以上治疗无效者，可选用封闭法治疗、手术治疗及器械治疗。

在膀胱的康复治疗中，要特别注意操作的无菌性，尤其是在停留和更换尿管的时候。同时在整个康复过程中，要做好患者的心理工作，增强康复的信心。

（张　岩　关衍福　冯芹芹　张广有）

第三节　脊髓损伤

一、康复评定

（1）损伤平面

1）定义：神经损伤平面是指脊髓损伤后在身体两侧有正常的感觉和运动功能的最低脊髓节段。例如 C_6 损伤，意味着 C_6 及以上（$C_5 \sim C_2$）仍然完好，C_7 以下出现功能障碍。

2）运动神经平面：①关键肌是指确定神经平面的标志性肌肉；②由于一条神经支配多块肌肉和一块肌肉受多条神经支配的特性，因此根据神经节段与肌肉的关系，用肌力 3 级以上的关键肌来确定运动神经平面，但该平面以上的关键肌的肌力必须达到 4 级（表 2-1）；③运动积分是将肌力（0 ~ 5 级）作为分值，把各关键肌的分值相加。正常两侧运动平面总积分为 100 分；④确定损伤水平时，该节段关键肌的肌力必须达到 3 级，此关键肌头端节段的另一肌的肌力必须达到 4 级以上。如考虑为 C_6 损伤，桡侧伸腕长、短肌的肌力必须达到 3 级，其头端的肱二头肌的肌力必须达到 4 级或 5 级；⑤对于临床应用徒手肌力检查法无法检查的肌节，如 $C_1 \sim C_4$、$T_2 \sim L_1$，及 $S_2 \sim S_5$，运动平面可参考感觉平面来确定。如果这些节段的感觉是正常的，则认为该节段的运动功能正常；如果感觉有损害，则认为运动功能亦有损害。

表 2-1　运动神经平面的关键肌

平面	关键肌	平面	关键肌
C_5	屈肘肌（肱二头肌，旋前圆肌）	L_2	屈髋肌（髂腰肌）
C_6	伸腕肌（桡侧伸腕长肌和短肌）	L_3	伸膝肌（股四头肌）
C_7	伸肘肌（肱三头肌）	L_4	踝背伸肌（胫骨前肌）
C_8	中指屈指肌（指深屈肌）	L_5	L_5 长伸趾肌（趾长伸肌）
T_1	小指外展肌	S_1	踝跖屈肌（腓肠肌、比目鱼肌）

分值按 MMT 的结果来记录：如 1 级肌力评为 1 分；5 级肌力评为 5 分，正常时左右侧各 10×5 分 = 50 分，两侧合共为 100 分。NT 表示无法检查，因为许多因素可以抑制患者充分用力，如疼痛、体位、肌张力过高或失用等，如果任何上述或其他因素妨碍了肌力检查，则该肌肉的肌力应被认为是 NT。

3）感觉神经平面：①关键点指标志感觉神经平面的皮肤标志性部位；②感觉检查必查部分是身体两侧 28 对皮区关键点（表 2-2）；③每个关键点要检查针刺觉和轻触觉，并按 3 个等级分别评定打分。0 = 缺失；1 = 障碍（部分障碍或感觉改变，包括感觉过敏）；2 = 正常；NT = 无法检查；④正常者两侧针刺觉或轻触觉的总积分为 112 分（需要分别记分）。积分可以敏感地反映感觉损伤程度的细微变化。

表 2 – 2　感觉神经平面的关键点

平面	部位	平面	部位
C_2	枕骨粗隆	T_8	第八肋间（T_7 与 T_9 之间）
C_3	锁骨上窝	T_9	第九肋间（T_8 与 T_{10} 之间）
C_4	肩锁关节的顶部	T_{10}	第十肋间（脐水平）
C_5	肘前窝的外侧面	T_{11}	第十一肋间（T_{10} 与 T_{12} 之间）
C_6	拇指	T_{12}	腹股沟韧带中部
C_7	中指	L_1	T_{12} 与 L_2 之间上 1/3 处
C_8	小指	L_2	大腿前中部
T_1	肘前窝的尺侧面	L_3	股骨内上髁
T_2	腋窝	L_4	内踝
T_3	第三肋间	L_5	足背第三跖趾关节
T_4	第四肋间（乳线）	S_2	足跟外侧
T_5	第五肋间（T_4 与 T_6 之间）	S_2	腘窝中点
T_6	第六肋间（剑突水平）	S_3	坐骨结节
T_7	第七肋间		

（2）完全和不完全损伤的评定

1）部分保留区：是损伤水平以下仍有感觉或运动功能残留的节段；或感觉和运动均保留而功能弱于正常的区域。①在不完全性损伤时，常有这种区域，而且其范围常超出三个节段；②在完全性损伤时，也可有这种区域，但其范围不应超出三个节段。

2）骶残留：是骶部神经传导束幸免于损伤之意，是不完全性损伤的重要特征。骶残留的原因是由于不完全性损伤多属挫裂伤，容易引起出血，而脊髓中央灰质血运丰富，容易发生出血性坏死，但皮质脊髓束下行到骶部的纤维最靠近外侧，因而常能幸免。

3）完全性损伤：是指损伤后不存在骶残留。如有部分保留区也不超出三个节段。完全性损伤的确定必须在脊髓休克消失后才可作出，原因是在脊髓休克阶段，一切反射均暂时消失，因而无法判断。

4）不完全性损伤：是指有明确的骶残留和部分保留区超过三个节段即可确定。

5）脊髓损伤程度的 ASIA 损伤分级（表 2 – 3）。

表 2 – 3　脊髓损伤的 ASIA 损伤分级

	ASIA 分级	临床表现
A	完全性损伤	$S_4 \sim S_5$ 无感觉、运动功能，亦无骶残留
B	不完全性损伤	损伤水平以下包括 $S_4 \sim S_5$ 保留感觉功能，但无运动功能
C	不完全性损伤	损伤水平下保留运动功能，且损伤平面以下至少一半以上的关键肌肌力小于Ⅲ级
D	不完全性损伤	损伤水平下保留运动功能，且损伤平面以下至少一半的关键肌肌力大于或等于Ⅲ级
E	正常	运动与感觉功能正常

（3）日常生活活动能力的评定。

（4）功能恢复预测：对完全性脊髓损伤的患者，可根据其不同的损伤平面预测其功能恢复情况（表 2 - 4）。

表 2 - 4　损伤平面与功能恢复的关系

损伤平面	不能步行	轮椅依赖程度			轮椅独立程度		独立步行
		大部分	中度	轻度	基本独立	完全独立	
$C_{1 \sim 3}$	√						
C_4		√					
C_5			√				
C_6				√			
$C_7 \sim T_1$					√		
$T_2 \sim T_5$						√	
$T_6 \sim T_{12}$							√①
$L_1 \sim L_3$							√②
$L_4 \sim S_1$							√③

注：①可进行治疗性步行；②可进行家庭性步行；③可进行社区性步行。

二、康复治疗

1. 急性期　如下所述。

（1）康复目的：防止卧床并发症，对残存肌力或受损平面以上的肢体进行肌力和耐力训练，为以后的康复治疗创造条件。

（2）体位：①患者卧床时应保持肢体于功能位，以防止肌腱及关节挛缩；②四肢瘫患者采用手功能位夹板使腕、手保持于功能位。

（3）呼吸及排痰训练：颈髓损伤的四肢瘫患者，由于呼吸肌麻痹，易发生呼吸道感染。可训练患者腹式呼吸，加强咳嗽、咳痰能力。通过震动、叩击、辅助咳嗽技术和体位排痰等方法，预防肺部感染。

（4）体位变换：卧床患者应定时变换体位。一般 2 小时翻身一次，以防压疮形成。

（5）关节被动活动：每日对瘫痪肢体进行关节被动运动。治疗时动作应轻柔、缓慢，尽可能在各轴向生理活动范围内进行，以防止关节挛缩和畸形的发生。

（6）坐起训练：为了防止体位性低血压，一旦 X 线检查确定骨折已趋稳定或骨折充分内固定，患者应尽早（内固定术后 1 周左右）开始坐起训练。利用摇床，逐步抬高床头角度，从 30°开始，视患者耐受情况而逐渐增加坐位时间。并注意观察患者有无不良反应，如头昏、眼花、心慌、无力、恶心等。当患者有不适时即放下。如无不良反应，可将患者床头每天升高 5°~10°，维持时间逐步延长，一直到坐位 90°，可坐 30 分钟而无不良反应。

（7）站立训练：患者可利用电动起立床进行站立训练。训练时应保持脊柱的稳定性，训练时可佩戴腰围或胸腰椎矫形器。训练从倾斜 20°开始，角度渐增，最终让患者处于 90°直立位。训练时注意观察患者反应，防止发生体位性低血压。如有不良反应发生，应及时降低起立床的角度。

2. 恢复期 如下所述。

（1）康复目的：进一步改善和加强患者残存功能，训练各种转移能力、姿势控制及平衡能力，尽可能使患者获得独立生活活动能力。

（2）物理治疗：目的是改善瘫痪肢体血液循环、减轻肢体水肿和炎症反应、延缓肌肉萎缩、改善神经功能。包括蜡疗、功能性电刺激、超短波和光疗等。

（3）肌力训练：①肌力训练的目标是使肌力达到 3 级以上，可根据患者残存肌力的情况采用辅助运动、主动运动和抗阻运动；②完全性脊髓损伤患者肌力训练的重点是肩和肩胛带的肌肉，特别是背阔肌、内收肌、上肢肌肉和腹肌等。不完全脊髓损伤也要训练好残存肌力；③脊髓损伤患者为了应用轮椅、拐杖或助行器，在卧位、坐位时均要做好肩胛带肌肉的肌力训练，尤其是上肢支撑力、肱三头肌和肱二头肌的训练和握力训练，对患者的移动能力和日常生活独立能力起着关键作用。

（4）垫上运动训练：垫上运动主要进行躯干和四肢的灵活性训练、力量训练和功能性动作的训练。①翻身训练：翻身训练的目的是改善床上活动度，达到独立的翻身活动，以利减压。包括从仰卧到俯卧、从俯卧到仰卧的翻身训练；②牵伸训练：牵伸训练的目的是缓解肌痉挛、防止肌肉挛缩。牵伸训练主要牵伸腘绳肌、内收肌和跟腱。牵伸腘绳肌是为了使患者直腿抬高大于 90°，以实现独立长坐位。牵伸内收肌是为了避免患者内收肌痉挛造成会阴部清洁困难。牵伸跟腱是为了防止跟腱挛缩，以利于站立和步行训练；③垫上支撑：指双手支撑使臀部充分抬起。有效的支撑动作取决于支撑手的力量、位置和平衡能力；④垫上移动：包括侧方支撑移动、前方支撑移动和瘫痪肢体的移动。

（5）坐位训练：坐位可分为长坐位（膝关节伸展）和端坐位（膝关节屈曲 90°）。进行坐位训练前患者的躯干需要有一定的肌力和控制能力，双下肢各关节活动范围，尤其是双髋关节活动范围接近正常。坐位训练包括坐位静态平衡训练和躯干向前、后、左、右侧旋转时的动态平衡训练。

（6）转移训练：转移训练包括辅助转移和独立转移。辅助转移有三人帮助、二人帮助和一人帮助。独立转移是由患者独立完成转移动作。转移训练包括床与轮椅之间的转移、轮椅与坐便器之间的转移、轮椅与汽车之间的转移以及轮椅与地之间的转移。

（7）轮椅训练：伤后 2～3 个月患者脊柱稳定性良好，坐位训练已完成，能独立坐 15 分钟以上，可开始进行轮椅训练。轮椅训练分为轮椅上的平衡训练和轮椅操作训练。轮椅操作训练包括向前驱动、向后驱动、左右转训练、前轮翘起行走及旋转训练、上下斜坡和跨越障碍的训练等。

（8）步行训练：站立和步行可以防止下肢关节挛缩、减少骨质疏松，促进血液循环。因此只要有可能，患者应尽早开始站立和步行训练。训练目标是：①治疗性步行：$T_6 \sim T_{12}$ 损伤患者，需佩戴带骨盆托的髋膝踝足矫形器，借助双腋拐短暂步行；②家庭性步行：$L_1 \sim L_3$。损伤，可在室内行走，但行走距离不能达到 900m；③社区步行：L_4 以下损伤，可穿戴踝足矫形器，能上下楼梯，能独立进行日常生活活动，能连续行走 900m 以上。步行训练分为平行杠内步行训练和拐杖步行训练。先在平行杠内训练站立和步行，包括摆至步、摆过步和四点步，逐步过渡到平衡训练和持双拐行走训练。

（9）日常生活活动能力的训练：对于脊髓损伤的患者而言，生活自理应包括床上活动、穿脱衣服、洗漱梳头、进食、淋浴、大小便、阅读、书写、使用电话、使用普通轮椅、穿脱矫形器具等。脊髓损伤的水平对患者日后生活自理起着重要的作用。C_7 是关键水平。损伤在 C_7 患者基本上能自理；C_7 以下完全能自理；C_5 和 C_6 能部分自理；C_4 为完全不能自理。

（10）矫形器的应用：佩戴适当的下肢矫形器对于截瘫患者重获站立及行走功能极为重要。通常上胸段脊髓平面损伤，可使用 RGO 或 ARGO；下胸段脊髓平面损伤，出现腰腹肌受损，需佩戴带骨盆托的髋膝踝足矫形器（HKAFO）；腰脊髓平面损伤引起膝和踝关节不稳，但腰肌和腹肌功能存在，可使用膝踝足矫形器（KAFO）。

（11）心理治疗：脊髓损伤患者一般要经历以休克期、否认期、抑郁或焦虑反应期和依赖期几个不同的心理过程。心理治疗师要根据患者的心理变化规律，进行有针对性的心理康复治疗，以确保患者能顺利度过心理危机期。

（周晓鹏　王华彬）

第四节　周围神经损伤

一、概述

1. 功能障碍　包括运动功能障碍、感觉知觉功能障碍、反射和自主神经功能障碍、心理障碍以及由此导致的日常生活活动不能自理等其他问题。

2. 康复评定　①形态评定：肿胀、畸形、肌肉萎缩、关节活动范围测量。②肌张力。③肌力。④感觉评定。⑤日常生活活动能力的评定。⑥电生理学检查：包括强度 – 时间曲线、肌电图、神经传导速度测定等。

二、康复治疗

1. 康复目标　可分为短期目标和长期目标。

（1）短期目标：及早消除炎症、水肿，促进神经再生，防止肢体发生挛缩畸形。在神经损伤的恢复期，促进神经再生，增强肌力和促进感觉功能恢复，矫正畸形。

（2）长期目标：最大限度地恢复原有功能，使患者恢复正常的日常生活和社会活动，重返工作岗位或从事力所能及的工作，提高患者的生活质量。

2. 治疗分期　如下所述。

（1）急性期或损伤早期：保持功能位，预防关节挛缩变形；被动运动和按摩，可促进淋巴血液循环，维持肌张力及关节活动度；患者出现主动运动时，应积极进行主动活动。

（2）恢复期：急性期炎症水肿消退后，即进入恢复期。此期康复的重点在于促进神经再生、保持肌肉质量、增强肌力和促进感觉功能恢复。

3. 康复方案　如下所述。

（1）运动疗法：损伤早期：保持功能位，预防关节挛缩变形；在无痛范围内或关节正常活动范围内进行运动，不能过度牵拉瘫痪的肌肉；周围神经和肌腱缝合术后，要在充分固定后进行。出现主动运动时，应积极进行主动活动。当肌力为 1 级时，可以做等长收缩和助力收缩，肌力在 2 级以上可进行助力收缩和去除重力下主动运动。当肌力达到 3 级时可以进行抗阻运动，同时进行速度、耐力、协调性和平衡性的训练。抗阻运动方法有：渐进抗阻运动、短暂最大负载等长收缩训练、等速训练。原则是大重量、少重复。

（2）物理因子疗法：超短波、毫米波、蜡疗等可改善循环，促进水肿吸收，缓解疼痛；低中频电疗、激光治疗等有消炎、促进神经再生的作用。早期应用超短波、微波无热或微热量，可以消除炎症、促进水肿吸收，有利于神经再生。用温水浸浴、漩涡浴，可以缓解肌肉紧张，促进局部循环，松解粘连。在水中进行被动运动和主动运动，可防止肌肉挛缩。

（3）矫形器：周围神经损伤后，早期应将关节固定于功能位。夹板的使用目的主要是防止挛缩等畸形发生。恢复期，使用夹板的目的还有矫正畸形和助动功能。若关节或肌腱已有挛缩，夹板的牵伸作用具有矫正挛缩的功能，动力性夹板可以提供或帮助瘫痪肌肉运动。

（4）作业治疗：根据功能障碍的部位及程度、肌力和耐力的检测结果，进行有关的作业治疗。比如 ADL 训练、编织、打字、木工、雕刻、缝纫、刺绣、泥塑、修理仪器、文艺和娱乐活动等。治疗中不断增加训练的难度与时间，以增强肌肉的灵活性和耐力。应注意防止由于感觉障碍而引起机械摩擦性损伤。也可设计和编排一些有目的的治疗性活动，协助增强患者的肌力、耐力和协调性。

（5）心理治疗：周围神经损伤患者常常伴有心理问题，表现为急躁、焦虑、忧郁、躁狂等。可采用心理咨询等方式来消除或减轻患者的心理障碍，使其发挥主观能动性，积极地进行康复治疗。

（张　岩）

第五节　吉兰－巴雷综合征

一、定义

急性炎症性脱髓鞘性多神经炎（acute inflammatory demyelinating polyneuropathy，AIDP）又称吉兰－巴雷综合征（Guillain－Barre's syndrome，GBS），是一种自身免疫性疾病。其主要病理改变为周围神经系统的广泛性炎性脱髓鞘。临床上以四肢对称性弛缓性瘫痪为其主要表现。

二、病因与发病机制

目前尚未清楚。近年认为与空肠弯曲菌感染后所致的免疫障碍有关。体液免疫在该病的发病和发展中起主要作用。

三、病理

病变部位主要在脊神经根，也可累及脑神经。病理特点为节段性脱髓鞘和炎性细胞浸润（主要是淋巴细胞），轴索损害相对较轻。脊神经前根较后根受损较重，近段较远端重（图2-7，图2-8）。

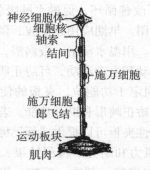
图 2-7 正常周围神经

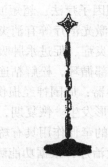
图 2-8 周围神经节段性脱髓鞘

四、临床表现

（一）发病情况

任何年龄均可发病，但以青壮年男性多见。四季均有发病，夏、秋季多见。多呈急性或亚急性发病。起病前有前驱感染史（腹泻或上感）。

（二）四肢无力

对称性下运动神经元性瘫痪。四肢肌张力低下，腱反射减弱或消失，无病理征。瘫痪一般近段较重。通常在 1~2 周内发展到高峰。起病 2~3 周后可有肌萎缩。

（三）呼吸肌麻痹

少数患者可出现呼吸肌麻痹，是 GBS 的严重状态，处理不及时可危及患者生命，应严密监护，必要时行气管切开、呼吸机辅助呼吸。

（四）脑神经麻痹

约半数患者可有脑神经损害，以两侧面神经、舌咽、迷走神经双侧受累多见，其次是动眼神经、滑车神经和外展神经。

（五）感觉障碍

常为首发症状，以主观感觉障碍为主，多为四肢末端的麻木、针刺感。客观检查可有手套、袜套样感觉减退，也可无感觉障碍体征。

（六）自主神经功能障碍

初期或恢复期常有多汗（交感神经受刺激）。部分患者可出现血压不稳、心动过速和心电图异常等。

五、临床分型

本病的临床分型有以下几种。

（1）急性炎症性脱髓鞘性多神经炎（acute inflammatory demyelinating polyneuropathy，AIDP）。

（2）急性运动轴索神经病（acute motor axon neuropathy，AMAN）。

（3）急性运动感觉轴索神经病（acute motor sensory axon neuropathy，AMSAN）。

（4）Fisher 综合征（Fisher syndrome）。

（5）不能分类的吉兰－巴雷综合征。

六、辅助检查

（一）脑脊液

多表现为蛋白增高而细胞数正常或接近正常的蛋白－细胞分离现象。蛋白常升高在发病 2~3 周后达高峰。

（二）血常规及血沉

白细胞总数增多和血沉增快，多提示病情严重或有肺部并发症。

（三）肌电图检查

其改变与病情的严重程度及病程有关。典型改变为神经传导速度减慢、F 波或 H 波反射消失、出现率下降或潜伏期延长。

七、诊断与鉴别诊断

（一）诊断要点

（1）急性或亚急性起病。

（2）四肢对称性下运动神经元性瘫痪，感觉障碍较轻或缺如。

（3）脑脊液有蛋白－细胞分离现象。

（4）电生理检查：神经传导速度减慢，F 波或 H 波反射消失、出现率下降或潜伏期延长。

（二）鉴别诊断

1. 急性脊髓灰质炎　为急性起病的肢体迟缓性瘫。但有明显发热，肢体瘫痪为节段性、不对称，无感觉障碍，脑脊液细胞及蛋白均升高。

2. 急性脊髓炎　颈膨大以上损害，早期可有四肢迟缓性瘫痪，但有传导束型感觉障碍、二便障碍。随病情发展，肌张力逐渐增高、腱反射亢进，可引出病理反射，脑脊液蛋白、细胞正常或轻度升高。

3. 全身型重症肌无力　有四肢迟缓性瘫痪，但病情逐渐加重，症状呈波动性，多有晨轻暮重，疲劳试验及新斯的明试验阳性，脑脊液正常。

4. 低血钾型周期性麻痹　多有反复发作史，无感觉和脑神经损害，脑脊液正常，发作时有低血钾和低钾心电图改变，补钾后症状迅速好转（表 2－5）。

表 2－5　GBS 与低血钾型周期性麻痹的鉴别

鉴别点	GBS	低血钾型周期性麻痹
病因	多种病前感染史和自身免疫反应	低血钾、甲亢
病程	急性或亚急性起病，进展不超过 4 周	起病快（数小时至 1d）、恢复快（2~3d）
肢体瘫痪	四肢瘫常自双下肢开始，近端较明显	四肢迟缓性瘫痪
呼吸肌麻痹	可有	无
脑神经受损	可有	无

鉴别点	GBS	低血钾型周期性麻痹
感觉障碍	可有（末梢型）、疼痛	无感觉障碍及神经根刺激征
脑脊液	蛋白－细胞分离	正常
电生理检查	早期 F 波或 H 波反射延迟，运动 NCV 减慢	EMG 电位幅度降低，电刺激可无反应
血钾	正常	低，补钾有效
既往发作史	无	常有

八、治疗

（1）严密观察呼吸功能：出现呼吸肌麻痹时尽早行气管切开、呼吸机辅助呼吸。

（2）加强护理：保持呼吸道通畅，监测生命体征，翻身拍背，肢体置于功能位，吞咽困难者尽早行鼻饲，预防肺炎、压疮、下肢静脉血栓形成。

（3）免疫治疗：血浆交换或静脉滴注大剂量免疫球蛋白。

（4）应用激素：治疗尚有争议。主要用于急性进展期患者。

（5）促进神经修复：维生素 B_1、维生素 B_{12} 等。

（6）康复治疗：尽早进行康复训练。

九、预后

（1）大多数患者经积极治疗后预后良好，轻者多在 1~3 个月好转，数月至 1 年内完全恢复。

（2）部分患者可有不同程度的后遗症，如肢体无力、肌肉萎缩和足下垂等。

（3）重症患者常因呼吸肌麻痹或肺部并发症死亡。

（范焕青　巩小雪）

第三章

骨科疾病的康复治疗

第一节　骨科疾病康复概述

一、康复手法的原则

现代的骨科康复方法已发展成多个领域，目前，已经普遍使用持续被动活动（continuous passive motion，CPM）器等器械进行康复训练。

使用手法操作的有主动助力运动、被动运动等，关节活动可以促使肌肉、关节和神经组织恢复功能。施行手法康复治疗必须要掌握关节运动的结构。

四肢的所有关节的运动都遵循凹凸法则，关节并非铰链式连接，而是球形面与凹面的组合，关节面彼此相对滑动发生位移。活动侧的骨关节面呈凹面的称凹的法则，手指、肘和膝关节等属于此类；同样，活动侧的骨关节面呈凸面（球形面）的称凸的法则，包括腕、踝、肩和髋关节等。凹的法则是关节面移动与骨的运动方向一致，凸的法则是关节面移动与骨的运动方向相反（图3-1）。

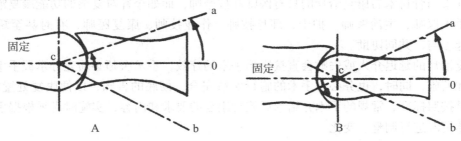

图3-1　关节运动的凹凸法则
关节活动时，在运动的一侧，呈凹面状的关节面在关节内的滑移方向与骨轴的运动方向
保持一致（A）；而凸面状关节面在滑移时，其方向则与骨轴的运动方向相反（B）。如违
反这个法则，运动疗法会引起关节疼痛

根据凹凸法则，就可以进一步了解关于研究关节活动的关节运动学（arthro kinematic approach，AKA）。例如，进行膝关节的被动运动时，历来的方法是按照要求的运动方向用力推移胫骨中轴，采取生硬的暴力矫形手法。如果遵循膝关节运动凹的法则，膝关节屈曲

时，在胫骨前上端从前方施压即可产生关节滑移运动；伸膝时，在胫骨后上端从后方向前施压就可产生动作，这种手法促成的关节滑行运动比较柔和顺利，可以避免引起疼痛（图3-2）。与此相反，肩关节是按照凸的法则进行运动，肩关节前伸时，在肱骨头上施加与运动方向相反的力，即从上方向下方施压，就能够顺利产生关节滑行运动。

如果忽略这种关节滑行运动，只是推压骨轴，其结果就会变成一种缺乏关节滑移的铰链式动作，由此会对关节部分部位增加压力，造成疲劳，还使部分韧带遭受额外外力，引发疼痛。疼痛是运动疗法的最大障碍，一旦诱发疼痛则康复无法继续进行。

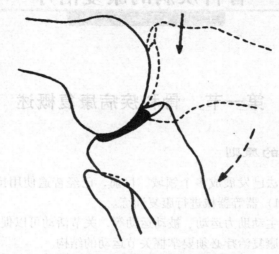

图3-2　膝关节运动的凹凸法则

膝关节遵循凹的法则，预先在关节面上，按照骨的运动方向推压，有助关
节滑移运动。如果不伴有关节滑移，进行铰链式骨轴屈曲运动会引起疼痛

二、康复梯队的运行

以往参与骨科术后康复治疗的只有医师和按摩师，而如今针对复杂的功能康复治疗必须要组合手术医师、主治医师、护士、理疗技师、作业技师、康复医师，有时甚至矫形器技师，一起参与，共同协助。

康复治疗的延迟介入或失败会直接影响手术的疗效，手术医师必须充分掌握手术后康复的方案和实施，同时，也务必将手术的施行实情完全、彻底的告知，以便康复处置时参考。本书也是按照标准、常规的手术介绍术后施行康复的要求和内容，实施时尚须根据手术和患者的具体情况进行调整、变化。

关于团队开展康复治疗方式举例说明如下。

首先，手术医师和病房的主治医师、主管的理疗技师要探视入院的患者，互相介绍认识。然后进行治疗前检查，继而各自将准备治疗的措施告知患者，主持手术的医师充分说明拟施行手术的梗概、手术的成功率、手术的风险以及可能发生的情况。病房主治医师将诊断、检查内容记入病历，进行功能评估，简要说明手术后要进行的康复内容，并告知出院时大致康复的程度、目标以及预计出院的时间，如记下"能用双拐行走时出院"等约定。理疗技师则须进一步说明手术后进行康复的具体实施过程，征得患者的充分理解、认可并且愿意接受。最后，等待进行手术。

手术后，对于手术医师和主治医师来说，要做的一件重要事情是决定患者在经受手术后采取的体位，术后体位根据施行的手术方法来决定，手术医师最好体验一下实际采取的体位。

随后，填写康复申请单，一式两份，一份夹入病历保存，另一份送康复科。由康复科预先安排的理疗技师负责进行术后康复，手术后即刻节段的康复也可由护理部指导进行。

术后第1天的康复措施大多是主动运动以及起坐练习等，一般由护士指导、督促完成。

术后康复能够按照处方有序进行的话则没有问题，而如果康复的实际进程大幅度滞后于计划进度时，理疗技师须与主治医师或手术医师沟通，说明原因，做出对策。

一旦出院日期确定，主治医师进行住院小结并记入病历，同时将治疗前后的评估结果、改善程度明确记录，以备随访时再比较。

三、常用康复方法

（一）电疗法

应用自然界中及人工的各种物理因子作用于人体，以治疗和预防疾病的一门学科，称为物理治疗，简称理疗。而利用各种电流治疗疾病和预防疾病的方法称为电疗法，是物理治疗中应用最为广泛的方法（图 3 -3）。

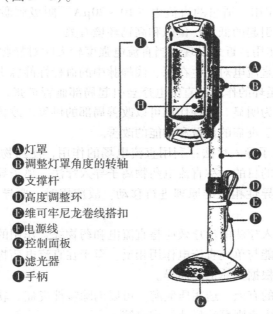

Ⓐ灯罩
Ⓑ调整灯罩角度的转轴
Ⓒ支撑杆
Ⓓ高度调整环
Ⓔ维可牢尼龙卷线搭扣
Ⓕ电源线
Ⓖ控制面板
Ⓗ滤光器
Ⓘ手柄

图 3 -3　TF 型纳米硅碳复合纤维电热机体治疗仪

1. 直流电及药物离子导入疗法　如下所述。

（1）直流电疗法：以较低电压（80～100V）的直流电作用于机体，达到治疗疾病目的的方法，称直流电疗法，亦称 Galvani 电疗，是电疗中应用最早的一种。直流电主要治疗作用包括以下几种。

1）对组织兴奋性的影响：直流电作用时阳极下的兴奋性下降，阴极下的兴奋性增加，这种改变可扩至电极周围 2cm 左右，并持续作用至断电后几分到几十分钟。

在实际工作中，可利用直流电阴极增加兴奋性的特点，以提高神经肌肉的紧张度；利用阳极降低兴奋性的特点，达到镇痛目的。

2）对细胞代谢的影响：细胞的代谢是通过膜内外的物质交换来完成的，细胞膜由蛋白质及脂质构成，人体蛋白质的等电点偏酸，因此酸能使组织蛋白接近等电点而沉聚凝结，碱的作用相反。通电后，阴极区碱度增加，阳极区酸度增加，故阴极下的膜蛋白分散，膜组织疏松，物质经膜交换增加，代谢加快。临床中利用阴极的这种作用，对治疗慢性炎性病灶和长期不愈的溃疡有实际意义。

3）对水分的影响：由于电渗的关系，使用直流电治疗时，水向阴极移动，结果阴极下组织含水增加，阳极下组织不同程度的脱水。临床上利用这一特点，用阴极能使瘢痕软化；用阳极来消除局部组织肿胀，或使渗出多的病灶干燥。

4）对神经系统的影响：直流电对中枢神经系统的作用是多方面的，且因极性、刺激强弱、机体的功能状态而呈现不同的反应，利用上行（阳极于脊髓下端）、下行（阳极于脊髓上端）电流在调整血压和中枢神经功能方面具有一定临床效果。

直流电作用于皮肤时，可反射性地通过自主神经引起某些部位或器官的反应，并刺激皮肤感觉神经末梢，作用于脑神经及感觉器官时，可产生视觉、听觉、味觉等反应，可为临床诊断提供帮助。

5）对骨折愈合的作用：适量的直流电（$10 \sim 20\mu A$）阴极刺激具有促进骨再生和修复的作用，这可能与阴极引起的低氧、偏碱和高钙环境有关。

6）对静脉血栓的作用：近来发现，当直流电强度较大时对静脉血栓有明显的促进溶解作用。临床应用也证实直流电对发生在深、浅静脉中的血栓性静脉炎有良好的治疗效果。

7）对血管和血液循环的作用：直流电疗会引起局部血管扩张，皮肤发红，持续时间也较长，而且在阴极下尤为明显。这种作用可以改善局部的供氧，改善组织的营养和代谢，加速病理产物的排除，利于炎症的消散和功能的改善。

（2）直流电药物离子导入疗法：利用直流电场的作用，使药物离子经过皮肤或黏膜进入人体，达到治疗疾病的目的，称直流电药物离子导入疗法。离子导入是根据电场中带电荷的离子，依同性相斥、异性相吸的原理进行移动。故应用时，要导入的药物应置于同名电极下。

直流电药物离子导入疗法的治疗效应是直流电和药物综合作用的结果。这种作用可能是两种作用的相加，也可能与单纯直流电作用相反。至于在直流电药物离子导入过程中究竟哪种因素起主要作用，则根据具体情况而异。

目前在临床上应用的有碘、透明质酸酶，可以消除慢性炎症、软化瘢痕和粘连；而普鲁卡因能够治疗疼痛；抗生素则可治疗感染伤口等。

2. 低、中频电疗法　如下所述。

（1）低频电疗法：医学上把频率 $1 \sim 1\,000Hz$ 的脉冲电流称为低频电流。应用这种电流治疗疾病即低频电疗法。低频电流在机体内引起离子和带电胶体的冲击式移动，根据其波形的不同，应用于不同的临床，较常用的有以下几类。

1）感应电疗法：是应用电磁感应原理产生的双向不对称低频脉冲电流进行治疗的方法。这种脉冲电流可兴奋正常的运动神经与肌肉，引起肌肉的收缩，临床上可用于防止因神经失用，或者肢体制动后的失用性肌肉萎缩。同时由于肌肉的收缩和松弛，有利于肌肉内的血管、淋巴管的回流，促进病理产物的吸收，并能防止和松解肌肉与周围组织的粘连。感应电流可降低感觉神经的兴奋性，解除表浅的神经痛，并且还是一种有效的暗示疗法，临床上可用于各种神经痛、癔症性瘫痪、神经性呃逆、软组织的扭挫伤等。

2）间动电疗法：间动电流是将 50Hz 的正弦交流电整流后叠加在直流电之上而构成的一种脉冲电流。其目的主要在于强化正弦电流同直流电的协同镇痛效果，并避免使人体组织出现适应现象。

3）经皮神经电刺激疗法：是应用低频脉冲电流控制疼痛的一种方法，波形主要采用单向或双向方波，频率 2～160Hz，波宽 9～350μs，最佳的镇痛频率应通过患者的自行调节来确定，电流强度以引起明显的麻刺感为度，治疗时间短则几分钟，长则数小时，主要用于治疗各种头痛、颈椎病、肩周炎、神经痛、腰腿痛等症。

（2）中频电疗法：应用频率 1 000～100 000Hz 正弦电流治疗疾病的方法，称为中频电疗法。目前临床上常用的中频电疗有音频电疗法、干扰电疗法和正弦调制中频电疗法 3 种。

1）音频电疗：是应用频率 1 000～5 000Hz 的等幅正弦电流来治疗疾病的方法，也称等幅中频电疗法。常用治疗频率 2 000Hz。其治疗作用主要有以下几种。

a. 消炎、消肿作用：音频电疗有显著的消炎、消肿作用。治疗多种感染性和非感染性炎症能取得较好的疗效，对治疗扭挫伤所致肿胀和系统性红斑狼疮所引起的水肿等也有显著作用。

b. 镇痛作用：音频电疗具有较好的镇痛作用，可用于治疗神经痛、带状疱疹及扭挫伤等引起的疼痛症状。

c. 松解粘连作用：不论是瘢痕粘连、肠粘连，音频电疗大多有效，但治疗时间要长，一般都需 3～5 个疗程或以上。

d. 促进瘢痕组织的吸收：在术后早期应用有预防瘢痕增生的作用。

e. 调节血管神经功能，促进血液循环恢复。

f. 此外还有促进恢复周围神经和中枢神经功能作用，对周围神经损伤及其后遗症以及神经炎、偏瘫等均有一定的治疗作用。

2）干扰电疗：将两组或三组不同频率的中频电流输入身体，在电力线交叉部位形成干扰场，在深部组织产生有如低频电的治疗作用，这种治疗方法称干扰电疗。干扰电疗法治疗时输入机体深部的电流较多，并兼有低、中频的双重效应。其治疗作用主要有以下几种。

a. 促进局部血液循环和淋巴回流：可用于局部淋巴淤滞、水肿或血肿的吸收。

b. 镇痛作用：可用于颈椎病、神经痛、扭挫伤等多种疼痛症状的治疗。

c. 对运动神经及肌肉组织的作用：治疗周围神经损伤时其疗效甚至优于低频电。

d. 对胃肠平滑肌的作用：可改善胃肠平滑肌张力，改善内脏的血液循环，调整支配内脏的自主神经，临床上用于治疗内脏下垂、习惯性便秘等。

3）正弦调制中频电疗法：正弦调制中频电流是以一种低频（10～150Hz）来调制的中频电流，是在干扰电疗法基础上发展起来的较新的中频电疗法。其特点是先将机器调制至中频电，然后再输入到机体，因此治疗操作简单，又兼有低、中频电流的作用。

调制的主要形式有连续调制（连调）、间歇调制（间调）、交替调制（交调）和变频调制（变调）4 种。不同波形或频率的交替出现可以发挥克服人体对电流适应的效果。目前认为其主要有镇痛，改善局部血液循环，锻炼肌肉和消炎等作用。

3. 高频电疗法　应用频率 100～300 000MHz 的振荡电流来治疗疾病的方法，称高频电疗法。高频电流通过人体时，既有电场的作用，又有磁场的作用。高频电流具有热作用和热外作用。热作用一般具有镇痛、消炎、改善局部血液循环、降低肌肉张力、加速组织生长修复、提高机体免疫功能的作用，大剂量的高频电流还可用于治癌性肿瘤。而热外作用会影响中枢神经系统功能的变化，加速神经纤维再生等。

（1）短波疗法：应用波长100～10m、频率3～30MHz的高频电流作用于人体的治疗方法，也称感应透热疗法。其主要治疗作用有以下几种。

1）对神经系统的影响：作用于感觉神经，可使其兴奋性降低，多用于坐骨神经痛等症候群的慢性期或恢复期。

2）对血液循环的影响：使血管扩张，循环改善，适用于很多慢性、亚急性炎症的治疗。

3）对肌肉组织的影响：反射性地降低横纹肌、平滑肌的紧张性，尤其是肌痉挛时其作用比较明显（无论是肌肉本身受刺激或反射性引起的），可治疗食管、胃肠道、血管等痉挛。

4）对其他器官的影响：例如作用于脑下垂体，可使甲状腺亢进功能恢复正常；作用于胰腺，可使血糖降低；作用于卵巢时能使其功能恢复等。

（2）超短波疗法：应用波长10～1m，频率30～300MHz的高频电流于临床治疗的方法，又称超短波电场疗法，有大功率、小功率超短波治疗机之分。超短波的主要治疗作用如下。

1）消炎作用：消炎作用明显，尤其适用于各类炎性疾病的急性期。

2）对神经系统的作用：可抑制感觉神经产生镇痛作用，小剂量可促进神经生长。

3）对心血管系统的作用：小剂量可使微血管扩张，改善微循环。

4）对血液系统的作用：中、小剂量可促进造血器官功能。

5）对新陈代谢的影响：小剂量使分解代谢增加，组织淀粉酶耗量增加，血糖增高，糖耐量降低，大剂量使同化过程增加，血糖降低。

6）其他：对性腺器官较敏感，大剂量时抑制其功能。

（3）微波疗法：应用波长为1m～1mm，频率300～300 000MHz的特高频电流作用于人体以治疗疾病的方法，是一种定向性电磁波辐射疗法。物理治疗中常应用小剂量微波治疗，此时组织温度为42～45℃，作用同短波和超短波相似，主要用于镇痛、解痉、促进炎症消散和加速创面生长修复等。

（二）光疗法

利用各种光辐射能（自然的或人工光源）作用于人体，达到预防、治疗疾病，取得康复的一种物理疗法称为光疗法。光是理疗中常用的一种物理因子，应用历史悠久，光疗法一般分为红外线、紫外线、激光和可见光线疗法。

1. 红外线疗法 太阳光谱中波长760nm～400μm的波段称为红外线，为不可见光线，主要由热光源产生。红外线可分为短波红外线（近红外线，波长760nm～1.5μm）和长波红外线（远红外线，波长1.5～400μm）。

红外线照射体表后一部分被反射，另一部分被皮肤吸收。红外线对人体的作用主要是热的作用，所有生理作用的产生都是建立在这个基础上，所以具有改善血液循环，促进组织代谢，消炎消肿以及镇痛解痉等作用。因此可以利用红外线治疗组织的扭挫伤、伤口愈合迟缓、慢性溃疡、腰肌劳损、周围神经损伤、冻伤、术后粘连、腱鞘炎、关节痛、风湿性肌炎、慢性胃肠炎等，并可同其他疗法配合应用，以增加治疗效果。

2. 紫外线疗法　紫外线系 $180 \sim 400nm$ 的不可见光线，紫外线疗法是利用人工紫外线照射人体来防治疾病，达到康复的一种物理疗法。

物理治疗中的紫外线主要有以下几种作用。

（1）杀菌：杀菌紫外线主要采用短波紫外线，细菌细胞中核酸吸收紫外线后，使 DNA 失去正常功能，影响细菌的正常代谢、繁殖、发育和生长，导致细菌死亡。

最常用于消毒空气和饮水，如换药室、手术室、病房、实验室的消毒。由于紫外线的穿透能力差，所以对物品的消毒作用不理想。

（2）促进维生素 D 形成：紫外线照射后可使分泌至皮肤表层的 7 - 脱氢胆固醇转变成维生素 D_3，同时可使酵母和食物油中的麦角固醇转变成维生素 D_2。因此，适量的紫外线照射是防止和治疗小儿佝偻病和成人骨软化症的重要措施，对长期缺乏光照的某些人群如矿工、暗室工作人员和潜艇战士等可予以预防性照射。

（3）红斑反应：皮肤接受一定剂量的紫外线照射后，经过一定时间，照射区的皮肤逐渐潮红，即为紫外线红斑反应，其实质是一种非特异性急性炎症反应。

利用紫外线的红斑反应可使血循环改善，细胞吞噬功能增强，从而产生明显的消炎抑菌作用，尤其对于蜂窝织炎、丹毒等表浅炎症效果明显。利用紫外线的红斑反应还可使皮肤感觉阈值增加，有较强的镇痛效应，可用于带状疱疹等症的镇痛；红斑反应产生的组胺类物质还可增强组织的再生能力，可用于促进伤口愈合和溃疡面愈合。此外，风湿性关节炎患者如在服用水杨酸钠同时，采用红斑量紫外线照射能加强该药物的作用。

（4）色素沉着：经少量而反复或者一次大量照射，数天后皮肤可出现着色均匀，边缘清楚，呈黑褐色的色素沉着。该作用即可防止进一步的紫外线照射，又可观察人体对紫外线照射后的反应指标，判断治疗效果。

（5）脱敏：紫外线照射后，机体内产生与蛋白质相结合的组胺，其具有一定的抗原性能，可刺激机体分泌组胺酶，以破坏体内这些过量的组胺，结果达到非特异性脱敏的作用。这种作用与剂量有明显关系，只有多次照射，而且剂量足够大时才有作用，假如剂量过小，只照射一次，反而使机体敏感性增加。许多变态反应性疾病如风湿、支气管哮喘等，适当的使用紫外线治疗可获得良好的效果。

（6）光敏反应：包括光毒反应和光变态反应两种。例如，使用补骨脂素（psoralen）配合长波紫外线（UVA）照射可用于治疗牛皮癣、白癜风（PUVA 疗法），这也即是利用了紫外线的光毒性反应。

3. 激光疗法　激光（Laser）是受激辐射式光频放大器（light amplification by stimulated emission of radiation）的简称。本质上激光和普通光线没有区别，但由于产生形式不同于普通光，故具有一些独特的物理性能。激光具有热效应、压力效应、电磁效应和光化效应，较为广泛地用于临床医学，但是由于激光的工作物质、波长、输出形式和激励方式的不同，用于临床的种类不一，目前在物理治疗中应用较多的氦氖激光。其波长是 632.8nm，输出功率 $5 \sim 50mW$。

氦 - 氖激光能改变血管通透性，增强机体免疫功能，产生明显的消炎作用；也能促进血管新生、毛发生长、骨痂愈合、肉芽组织生长，可加速创伤、溃疡的愈合。氦 - 氖激光的局部镇痛效果已被公认，对一些皮肤疖肿、带状疱疹、外耳道炎、牙周炎等引起的疼痛性症状治疗效果较好。此外，氦－氖激光对机体具有调整作用，可通过穴位照射调整全身内分泌和神经系统的功能，改善全身的症状。

4. 可见光线疗法　能使视网膜产生光感的辐射能，称为可见光线，波长为760～400nm。太阳光中包含了可见光线的各波段，从红色光至紫色光其能量逐渐增高。

可见光线对人体主要是通过皮肤和视觉器官起作用。如红光有兴奋作用，使人精神振奋，神经反应加速，肌张力增加，临床上可将忧郁的患者放在红光或者多彩色的房间里。对于皮肤、黏膜红光的作用同红外线相似，蓝光则可降低神经兴奋性，具有镇静作用，可治疗皮肤急性渗出性疾病以及神经痛、面神经炎等。此外蓝紫光可治疗小儿核黄疸，红光可作为光动力学治疗。

（三）超声波疗法

人耳可以听见的声音频率为20～20 000Hz，当频率高于20 000Hz时，人耳无法感觉到，称之为超声波。物理治疗中应用的超声波频率为800～1 000kHz。

利用超声波的机械、热和生物化学效应作用于组织器官，将对机体产生相应的影响。

1. 对皮肤的作用　超声波作用于皮肤可有轻微的刺感及温热感，但无组织形态学上的改变。能改善皮肤营养，促进真皮再生。

2. 对肌肉、结缔组织　超声波可使挛缩肌肉松弛解痉，软化、消散结缔组织的过度增生。

3. 对骨骼作用　小剂量可促进骨痂生长，但小儿的骨骺部位应禁用超声波。

4. 对神经系统的作用　小剂量可降低神经组织的兴奋性，减慢神经传导性能，有明显的镇痛作用。近来有报道超声波治疗脑血管意外取得较好的疗效。

5. 对血管的作用　小剂量可改善血液循环，对冠心病患者有扩张冠脉及解除血管痉挛的作用。

6. 对消化系统的作用　适量的超声波可增强胃肠的分泌和蠕动。

7. 对生殖系统的作用　较敏感，小剂量对卵巢功能有刺激作用，可用于治疗不孕症。

8. 对眼的作用　小剂量可改善血循环，减轻炎症反应，促进吸收，加速组织修复，刺激角膜再生。

此外，超声波可衍化组合成超声药物透入疗法，超声雾化疗法，超声针疗法和超声波低中频混合疗法等。

（四）冷疗和热疗

1. 冷疗法　冷疗法是应用低于人体温度的物理因子（冰、冷水等）刺激机体来达到治疗目的的一种物理疗法。民间常有应用冷疗的例子，如鼻出血时用冷水敷头及鼻部；发热时用冷毛巾敷头部降温；烫伤时用冰敷或冷水敷。

人体对温度刺激的反应是通过局部作用与全身反应来体现的，产生反应的主要基础是局部组织温度的改变。

（1）对神经系统的影响：冷可阻滞神经传导（运动及感觉神经），具有镇静、麻醉及解痉等作用。颅脑局部低温可降低颅内压，减少脑脊液的分泌，降低脑的能量消耗，提高其对缺氧的耐受性。但是瞬时的冷刺激对神经具有兴奋作用。

（2）对血液循环的影响：收缩周围血管，减少外周血流量，还可改变血管通透性，因而具有防止水肿及渗出的作用。但长时间的冰冷低温刺激会继发引起血管扩张反应。

（3）对组织代谢的影响：组织细胞代谢降低，需氧量减少，利用这些作用可以治疗一些末梢血管疾病。

（4）对胃肠道的影响：腹部冷敷可使胃、肠反射性活动增强，促进胃分泌作用。但直接饮用冷水则抑制胃排空，减少胃的血流，抑制胃酸及胃蛋白酶元的分泌。

（5）对肌肉的影响：肌肉的收缩期、松弛期及潜伏期延长，降低肌张力及肌肉收缩与松弛的速度，肌肉的电兴奋性减弱，因而有解痉作用。

冷疗法在临床上常用于：偏头痛、落枕、腰痛、冻疮、急性表浅静脉炎、胃出血、软组织损伤、烧伤早期、早期蛇咬伤辅助治疗、急性炎症如疖肿、丹毒等以及术后腹胀和胃肠功能紊乱。

2. 热疗法　以各种热源为递质，将热直接传至机体达到治疗作用的方法称为温热疗法，也称传导热疗法。用作温热疗法的热源有石蜡、热空气以及蒸气、泥、砂等，前两种热源在临床应用较多，后者大多在疗养院使用。

热疗可以提高组织尤其是深部组织的温度，具有镇痛、增加血流以及减低软组织黏性，增大其伸展性的作用。镇痛与热疗提高疼痛阈值密切相关，这可能是由于末梢血管扩张，代谢加速，疼痛物质排除，肌组织得以放松的缘故，也受疼痛抑制系统介入的影响。血流增加是由于热疗引起皮肤温度感受器兴奋，通过交感神经反射，抑制肾上腺素释放，松弛平滑肌导致血管扩张。进而在组织胺、缓激肽等血管扩张物质的作用下产生扩血管效应，改善末梢血管和组织的循环，开放离子通道，提高毛细血管的通透性，刺激组织代谢。同时组织温度提高，激活细胞代谢，氧供充分，增强代谢。热疗能改善局部浮肿、静脉营养供应以及肌痉挛状态，减低软组织黏性从而增加伸展功能。

热疗主要适用于慢性炎症性关节疾病（退行性关节炎、肩关节周围炎、类风湿关节炎等）、非急性期的损伤（挫伤、脱位等）和软组织疾病（腱鞘炎、腰痛等）、肌痉挛以及各种挛缩。有金属内置物、急性炎性疾病、恶性肿瘤者禁用，眼球、男性生殖器等部位以及出血、感觉障碍时禁用热疗。

（1）石蜡疗法：是一种利用加热溶解的石蜡作为温热的递质，将热能传至机体达到治疗目的的方法。石蜡热容量大、导热性小，具有良好的可塑性和黏滞性。方法简单，疗效肯定，临床应用范围较广。

石蜡治疗过程中先后产生温热效应、冷却时的机械压迫效应以及石蜡的化学效应综合作用于机体，引起局部乃至全身反应。用于治疗炎症或急性外伤时，其温热作用能防止淋巴液和血液的渗出，减轻组织水肿并促进渗出的吸收，有助于炎症的消散吸收，并具有止痛和加强再生的效果。而机械压迫作用和化学作用能使皮肤保持弹性和柔软，防止皮肤过度松弛，对瘢痕组织及肌腱挛缩有较好的松解作用。石蜡治疗通过局部血管扩张，血流速度加快，对全身功能状态也有影响。

石蜡疗法可用于治疗关节炎、肩周炎、关节挛缩、骨折后关节肿胀与功能障碍、慢性扭伤、腱鞘炎、瘢痕增生等。

（2）干热空气浴疗法：用一定的热源，使患者治疗部位的周围空气变热，以热空气作为递质，将热能传至机体达到治疗作用的方法为干热空气浴疗法。如电光浴疗法（辐射热疗法）即是较常用的一种干热空气浴疗法。

治疗作用以温热效应为主，适用于外伤性或代谢性关节炎、肌炎、神经痛、神经炎、盆腔炎、肥胖病等。

（五）磁疗法

应用磁场作用于人体穴位或患处的方法称为磁疗法，我国在应用磁疗法方面有悠久的历史，该方法经济、简便，对某些疾病有不同程度的疗效。

研究显示，磁疗法对人体的影响与多种因素有关，如恒定场和交变场、均匀场和非均匀场、强磁场和弱磁场等，磁场对生物体的作用基础是由于磁场影响体内生物电和生物高分子磁矩取向作用，使生物体产生一系列理化反应。也有学者提出磁场对机体的作用是由于磁场能量和机体原子、分子的基本能量之间发生的磁共振，而加速或减慢生物体的生化反应，影响酶的活性。

磁疗用于临床可以产生以下治疗效应。

1. 镇痛作用　磁场有较好的镇痛作用，不仅对创伤性疼痛、神经性疼痛、炎症性疼痛、痉挛性疼痛有效，甚至在癌性疼痛时也可尝试使用。其主要机制在于磁场可以提高痛觉阈值。

2. 镇静作用　磁场有改善睡眠质量、延长睡眠时间、缓解肌肉痉挛、减低肌张力等效果，常用于神经衰弱和失眠的辅助治疗。

3. 消炎作用　磁场通过改变组织理化反应、改善血液循环以及刺激免疫功能而产生较好的消炎作用，对磁场作用范围内的浅层炎症疗效明显，临床多用于治疗睑腺炎、脉管炎、肌腱炎、软骨膜炎及皮肤的浅层炎症。

4. 消肿作用　磁场可改善局部血液循环，导致渗出的吸收，能缓解局部或肢体的肿胀程度，对治疗急性扭挫伤、产后会阴水肿、耳郭假性囊肿、外伤性血肿、炎性外痔等有效。

5. 降压作用　临床证明磁场对高血压，尤其是早期高血压有一定的降压作用。关于其降压机制目前认为可能是磁场通过穴位，调整了自主神经功能，解除了毛细血管痉挛，减少了外周阻力的缘故。

磁疗法包括多种治疗形式，可根据需要选择永磁材料贴敷（磁片、磁珠、磁带、磁块）、旋转磁疗机、磁按摩机、电磁感应治疗机、磁水处理器等，并结合具体病例决定给予的治疗剂量、时间和疗程。

（六）水疗法

水疗法（hydrotherapy）是利用水的温度、静压、浮力及所含成分，以不同方式作用于人体来防治疾病，促进康复的方法。水疗具有温度作用、机械作用和依赖水中所含化学物质发挥的化学作用。

水疗法有不同的种类，按治疗部位分为局部和全身水疗；按治疗温度分为：冷水（低于25℃）、低温水（25～33℃）、不感温水（34～37℃）、温水（38℃）和热水（38℃以上）；按水的成分或内含物分为：淡水浴、药物浴、水气浴、矿泉浴和海水浴；按治疗方法分为：浸浴、淋浴及水下运动。

水疗时的注意事项有以下几点。

（1）进行全身浸浴或水下运动时要防止溺水。

（2）冷水浴时，温度宜从30℃起逐渐降低，并且须同时做摩擦或轻微运动，以防止着凉。注意观察皮肤反应，一旦出现发抖、口唇发绀时，应及时停止治疗或调高水温。

（3）水疗室必须有良好的通风和保温设备以维持一定的温度和湿度。

临床上水疗主要用于治疗脊髓不全损伤、脑血管意外偏瘫、肩－手综合征、肌营养不良、骨折后遗症、骨性关节炎、强直性脊柱炎、疲劳、类风湿关节炎、肥胖、神经衰弱等。

（周晓鹏　徐海东　王华彬）

第二节　颈椎病

颈椎病，又名颈椎综合征、颈肩综合征、颈肩手综合征，主要是由于颈椎的骨关节、椎间盘及其周围软组织的损伤、退变导致颈神经根、椎动静脉、颈交感神经以及颈段脊髓受到压迫或刺激后所引起的一系列复杂的症状。

医学界对颈椎病的认识近几十年才逐步加深，过去认为该病是老年性骨质增生、椎间盘变性而发病，是少见病，在诊断上主要依靠 X 线颈椎片上有骨质增生和椎间盘变性等为依据，许多患者（特别是年轻患者）临床症状十分明显而 X 线片无上述改变而被排除本病，将颈椎病误诊为颈神经根综合征、颈椎骨关节炎、颈椎关节强硬症、颈椎退行性关节病、颈椎综合征等是十分普遍的，但随着 X 线技术的发展，特别是 CT 和 MRI 的应用，使认识产生了飞跃。

一、病因病理

颈椎介于活动频繁而且重量较大的头颅与缺少活动而比较稳定的胸椎之间，其活动度大，且负重较多，而解剖结构却相对薄弱，故颈椎尤其是下颈椎较其他部位的颈椎易发生劳损。颈椎因长期劳损而发生进行性的椎间盘退变，其结果是在某种外力（如损伤）的影响下而出现纤维环破裂与髓核突出；或因髓核逐渐失去弹性而萎缩、纤维环外膨及椎间隙变窄等。椎间隙的狭窄，使得椎间诸韧带逐渐松弛，椎骨间连接失去稳定，以致椎体和椎间关节不断发生创伤。久之，会发生反应性的椎体边缘、后关节、钩椎关节骨质增生，黄韧带肥厚或钙化，使椎间孔和椎管狭窄及椎体关节脱位等。上述的各种病理性改变呈进行性加重，当发展到一定程度，即可因单一或综合作用而导致脊髓、神经根或椎动脉等邻近组织受压或被牵拉，从而产生相应的临床症状。

由于颈椎解剖结构的特殊性，病理改变也有特点：单纯椎间盘突出者较少见，仅占5%左右；最常见的改变是骨质增生，尤其是钩椎关节骨刺形成，后者往往是造成颈神经根与椎动脉受压的主要原因。有时椎体后缘赘形成并突入椎管可压迫脊髓。此外，某种程度的发育性的椎管狭窄（前后径 < 14 ~ 12mm），对颈椎病的发生也有较大的影响。近几年的发现，此种异常并不少见。在此基础上，一旦发生颈椎退行性变，即使程度较轻，也可引起较严重的临床症状。

二、临床表现、分型与诊断

临床症状是诊断的第一依据，颈椎病的临床表现较为复杂，根据受压部位、组织的不同及所表现的不同临床症状，可将颈椎病分为以下 6 种类型。

1. 颈型　最为常见，发生于颈椎退行性变初期。

（1）症状：临床表现为枕、颈、肩部疼痛、酸胀不适等异常感觉。由于颈椎退变，使椎间盘纤维环、韧带、关节囊及骨膜等组织的神经末梢受刺激而产生颈痛及反射性颈肌痉挛。疼痛多因睡眠时头颈位置不当、受凉或颈部突然扭转而诱发，所以常在清晨起床后出现，一般为深而弥散持续酸痛和钻痛，可累及颈部、肩部及胸背部，甚至向后头部及上肢扩散。但和根性痛不同，并不沿周围神经干的走向传导。疼痛常随颈部活动而加剧，并伴有颈部僵硬感。

（2）体征：头部向患侧倾斜，颈生理曲度变直，颈肌紧张及活动受限。在肌腱附着点、筋膜、韧带及颈椎棘突旁常有明显压痛点，一般无神经功能障碍的体征。

（3）影像学检查：X 线显示颈椎曲度改变或椎间关节不稳；MRI 显示颈椎间盘变性。

2. 神经根型　较多见，常见于 30～50 岁，是由突出的椎间盘、增生的小关节及钩椎关节压迫或刺激神经根引起，可累及一根或多根神经根，单侧多见，亦可为双侧。

（1）症状：颈肩部疼痛或刀割样痛，可沿神经根支配区域放射到上臂、前臂和手指，仰头、咳嗽、喷嚏往往可诱发或加重疼痛；颈部活动受限，有时可伴有头皮痛、耳鸣、头晕；较重者手指麻木，活动不灵，精细动作难以完成。

（2）体征：颈部强直、活动受限、生理前凸减少，重者头部处于强迫位置，如向前向健侧轻曲等。颈椎棘突横突及锁骨上窝等多有明显压痛点，其中最有诊断意义者乃相应颈椎横突尖前侧有放射性压痛；椎间孔挤压试验和臂丛神经牵拉试验常为阳性；部分患者亦可有患侧上肢感觉运动障碍及放射改变；病程长者，受累神经根所支配的肌肉可发生萎缩。

（3）影像学检查：X 线检查颈椎生理弯曲减小、变直或反向，受累节段钩椎关节、椎后关节增生，骨赘形成；部分患者项韧带钙化、椎间隙变窄。MRI 显示受累椎间盘变性、髓核突出偏向一侧，神经根受压迫。CT 显示钩椎关节、后关节突部增生，椎间孔前后径狭窄。

3. 椎动脉型　椎动脉型颈椎病是由于颈椎退变，钩椎关节有向侧方增生，或后伸型椎体半脱位，致使上关节突向前滑脱，直接压迫椎动脉使其管腔狭窄或闭塞，或刺激椎动脉周围的交感神经丛，使椎 – 基底动脉系统的血管痉挛，或椎动脉畸形、粥样硬化，前斜角肌痉挛压迫锁骨下动脉而产生的椎 – 基底动脉供血不足的临床症状。

（1）症状

1）偏头痛：是由于椎 – 基底动脉供血不足致使侧支循环血管扩张而引起的一种血管型头痛。常为发作性，持续数分钟、数小时或更长；偶尔亦可为持续性痛阵发性加剧，而且往往在早晨起床后，转动头颈或乘车颠簸时出现或加剧。疼痛主要位于一侧的颈枕部或颈顶部，性质多为跳痛（搏动性痛）或灼痛，并常伴有患区酸胀等异感。发作时，疼痛常由颈后部开始，迅速扩至耳后及枕顶区，有时可向眼眶区和鼻根部反射。有些发作可合并有眼前一阵发黑或闪光等视觉症状，并在疼痛剧烈时出现恶心、呕吐、出汗、流涎，以及心悸、憋气、血压改变等自主神经功能紊乱症状。个别头痛发作时尚可伴有面部、硬腭、舌或咽部疼痛、麻木、刺痒或异物感觉。因其症状颇似偏头痛，故有颈性偏头痛之称。

2）眩晕：为椎动脉型颈椎病的最常见症状，由耳及脑部缺血所致，患者有自觉周围景物沿一定方向旋转的幻觉，或有身体摇晃，立行不稳或地面转移、倾斜、下陷等感觉。眩晕常呈发作性，往往在变换体位，头部突然过度旋转或伸屈时被诱发或加剧，重者可出现一过性意识障碍和摔倒，但多在摔倒后因颈部位置改变而立即清醒，并能自己爬起来继续活动。眩晕发作时间长短不一，短者几秒钟，长者几小时或更久。

3）视觉症状：主要由于大脑后动脉缺血所致。其表现为发作性视力减弱，眼前闪光、暗点，视野缺损，并偶有复视、幻视等。视觉症状可因颈部过伸而加重。

4）听觉症状：在眩晕发作时，可伴有耳鸣和听力减退。某些长期反复发作者，可出现渐进性耳聋。

5）咽部症状：少见。其主要表现为发作性咽部疼痛，伴有蚁行、刺痒及异物感，甚或出现干咳、声音嘶哑、呛咳及咽反射减弱等。

（2）体征：椎动脉点压痛：乳突尖和枢椎棘突连线外1/3交界处的下方及胸锁乳突肌后缘的后方压痛及异物感，类似颈型颈椎病的体征。影像学检查符合颈椎病的特征性改变。椎动脉造影显示椎动脉狭窄、闭塞或畸形。脑血流图或三维穿颅多普勒（TCD）显示血流速度和波形改变。

（3）鉴别诊断

1）枕神经痛：亦可呈发作性颈枕部疼痛，但疼痛性质多为刺痛或刀割样痛，一般无搏动性痛，且常由颈枕部呈闪电样向头顶乃至前额部放射，极少伴有恶心和呕吐，枕大、小神经出口处常有明显压痛，其分布区内有感觉过敏或减退。

2）梅尼埃病：是一种以眩晕、耳鸣、耳聋为突出症状的发作性疾病。发作期，呈剧烈的旋转性眩晕、耳鸣以及听力减退，颇与椎动脉型颈椎病的耳蜗前庭症状类似，但多有眼球震颤，Bomderg征阳性，前庭功能试验及电测听检查异常，无其他椎-基底动脉供血不足的表现，神经系统检查亦无异常发现，可资鉴别。

4. 交感神经型　由于增生性突出物在椎间孔或横突孔处刺激或压迫交感神经，所引起的复杂的临床症状。其症状累及范围特别广泛，可包括患侧的上部分躯干、头部及上肢，即颈交感神经所分布的所谓"上象限区"。该颈椎病的主要临床表现有：

（1）疼痛与感觉障碍：交感神经痛的特点主要为酸痛、压迫性或灼性钝痛，其产生的部位多较深在，界限模糊，并具有弥散扩散倾向，但并不沿周围神经干的路径传播。与颈型颈椎病相似，但与神经根型颈椎病不同。查体可发现患区的皮肤有界限模糊的痛觉过敏与异常，尤其深部感觉更为敏感，往往在活动多、负荷大和交感神经纤维比较丰富的部位有显著的压痛，如肩颈部肌腱、韧带和筋膜的附着点，肩关节周围等处。此外，疼痛还常伴有肌肉痉挛和强直的反应，如产生前斜角肌综合征等。

（2）血管运动与神经营养障碍：由于交感神经长期受刺激，可引起患侧上肢的血管运动及营养障碍。如表现为肢体受凉、发绀、水肿、汗腺分泌改变，皮肤变薄，关节周围组织萎缩、纤维化乃至关节强直，骨质疏松或钙化等。故有人认为颈椎退变以致交感神经功能长期失调，对诸如肩关节周围炎、肩-手综合征以及肱骨上髁炎等疾病的发生有很大影响。

（3）心脏症状：其主要表现为心前区疼痛（所以有人称之为颈性心绞痛），常呈持续时间较长的压迫痛或钻痛，亦可呈发作性特点而往往持续1~2h。发作期多只有肩痛，有些亦可始于心区。其最大特点是转动颈部，向上高举手臂或咳嗽、打喷嚏时疼痛可明显加剧。亦常伴有心跳加速，个别甚至出现期前收缩。ECG 一般正常。颈椎或上胸椎 X 线摄片显示退行性改变征象。颈性心绞痛与心绞痛的区别如表 3 - 1。

表 3 - 1 颈性心绞痛与心绞痛的区别

	颈性心绞痛	心绞痛
疼痛部位	先肩部，肩胛区，后心前区	心前胸骨后向左肩臂放射
颈臂活动、咳嗽时对痛的影响	加剧	无影响
发作时限	$1 \sim 2h$	$5 \sim 30min$
颈椎病的其他症状	有	无
发作时的恐惧感	无	有
硝酸甘油类药物作用	无效	疼痛缓解
ECG	无异常	多有异常

5. 脊髓型　本型较少见，占颈椎病的 10% ~ 15%。是由于椎体后缘增生，椎间盘中央型突出，后纵韧带或肥厚的黄韧带突出椎管内，反应性硬脊膜周围炎使脊髓受压，或因交感神经受刺激而引起的脊髓血管痉挛等原因造成的脊髓变性坏死，以及肢体功能障碍为特点的一系列症状。可根据以下几点诊断。

（1）病程：多较长，可持续数年至十几年，发展缓慢，常有长短不等的症状缓解期。

（2）运动障碍：节段性脊髓前角损害，通常局限于一节或少数几节的范围，且部位较固定，无扩展的趋势。椎体束性障碍多不十分严重，往往发病多年仍保留一定的下肢活动能力。但亦有下肢先出现酸软无力者。

（3）感觉障碍：主要为传导束型浅感觉减退，其上界常低于实际平面数个节段。根性感觉障碍则不明显，常有足下似踩棉花的感觉。

（4）脑脊液的变化：腰穿做奎氏试验，在头部自然位压颈时，常见蛛网膜下隙部分梗阻，完全梗阻者少见；但头部处于过伸位时，则其梗阻程度增加乃至完全梗阻。脑脊液内蛋白轻度增高。

（5）X 线平片：颈椎平片大多有颈椎病的特征性改变，尤其较常见椎体后缘唇样骨赘及椎管前后径缩小，下颈椎的最小前后径在 14 ~ 12mm 以下。

（6）CT 或 MR：清楚显示颈髓受压情况和部位。

（7）脊髓碘油造影检查：常于 $C_{5 \sim 6}$ 或 $C_{6 \sim 7}$ 椎间隙处有油柱充盈缺损，正位呈中央部或侧方缺损或完全中断，侧位则显示腹侧缺损或中断。

（8）鉴别诊断：脊髓型颈椎病需与下列具有类似表现的疾病相鉴别：

进行性脊髓性肌萎缩：多为青壮年发病，常以对称性大小鱼际肌萎缩、无力为好发症状，之后逐渐累及上肢、躯干及下肢，可伴有肌束震颤，全身感觉正常，病理征阳性。

肌萎缩性侧索硬化症：40 岁前后发病，以上下运动神经元同时损害为特性。肌萎缩可累及身体任何部位，但以手部肌萎缩为首发症状者多见。因锥体束受损，早期出现腱反射亢进，病理征阳性，随病情进展可出现吞咽困难。病情进展较快，一般无客观感觉异常，但常有主观感觉异常，如麻木、疼痛等。肌电图检查有助于诊断。

脊髓空洞征：多数于 30 岁左右发病，以节段性分离感觉障碍为特征，可伴有上肢肌力减退、肌萎缩、皮肤营养障碍、关节损害、脊柱侧弯等。MRI 检查可明确诊断。

脊髓内肿瘤：进展较快，发病后较早出现四肢肌力、感觉及膀胱功能障碍，脑脊液蛋白量增多，MRI 检查有助于鉴别。

6. 混合型颈椎病　临床上遇有上述两型或两型以上的症状体征者，即可视为混合型颈椎病，本型颈椎病临床上最为常见。因为神经根、椎动脉、交感神经纤维、颈脊髓等组织在解剖上密切相关，当椎间盘向后侧突出时，即可同时压迫两种或两种以上的组织，如同时压迫颈神经根和交感神经即为神经根交感型颈椎病，同时压迫颈脊髓和神经根，即可为脊髓神经根型颈椎病。有时颈椎后缘骨赘向后突出可压迫脊髓，两端可压迫神经根和椎动脉的，即出现截瘫或四肢瘫痪，以及出现病变水平的神经根受累症状，并有椎动脉缺血。因此，从解剖和生理上看，多种组织混合受累是绝对的。

三、功能评定

1. 颈椎活动情况　颈椎可沿冠状轴做屈伸活动，沿矢状轴做侧屈运动，沿纵轴做侧旋运动。正常情况下，颈椎活动度如下：前屈 $35° \sim 45°$，后伸 $35° \sim 45°$，左右侧屈各 $45°$，左右侧旋各 $60° \sim 80°$。颈肩痛的患者通常有不同程度的颈椎活动受限。

2. 肌力测定　肌力测定是指对肌肉或神经－肌肉损害做出确切评定的手段。肌力测定的手段有多种，有些手段如 Cybex 等速运动仪能精确测量肌力，但该类仪器昂贵，操作较复杂，国内尚不能广泛应用。目前临床多采用徒手肌力检查法，与之相应的评定方法有多种，如 6 级评定法、10 级评定法及 13 级评定法。最常用的是 6 级评定法，其评定标准如下：0 级，无肌肉收缩表现；1 级，肌肉有轻微收缩，但不产生关节活动；2 级，在无重力下能使相关关节产生全程活动；3 级，能抵抗重力，并使相关关节产生全程活动；4 级，能抵抗一定阻力，并使相关关节产生全程活动；5 级，正常，能抵抗最大阻力，并使相关关节产生全程活动。神经根型、脊髓型颈椎病等常伴有上肢或四肢肌力改变，准确的肌力测定有助于了解患者的功能状况，并对疗效进行评估。

3. 颈椎生理曲度的检查　颈肩痛患者常因椎旁肌的急慢性病变、颈椎退行性改变等因素而导致颈椎生理曲度改变，常见的有颈椎生理弯曲减少或后凸畸形、斜颈等。

4. 脊柱稳定性评定　脊柱稳定是指在生理负载的范围内，脊柱功能单位不发生异常的变形、移位或异常的过度活动，也不出现脊髓及神经系统功能损害。脊柱不稳定是由于脊柱功能单位或辅助结构的损害，造成在正常生理负载的情况下，脊柱功能单位失去维持正常结构关系的能力，发生了异常的活动、移位或引起进行性加重的畸形，或引起脊髓神经功能损害。腰椎不稳定是腰背痛最常见的原因之一，评价腰椎不稳定的标准有多种，对退行性脊柱不稳定，目前临床多使用过屈过伸动态 X 线片检查，与邻近的椎间隙成角超过 $15°$ 或移位超过 3mm，就能诊断脊柱不稳定。

5. 颈椎病的特殊检查　①压顶实验（又称 Spurlling 实验）：患者头偏向患侧，检查者用手向下压迫患者头部出现患侧上肢放射性疼痛或麻木为阳性；②臂丛神经牵拉实验（又称 Eaten 实验）：检查者用手抵于患者患侧颞顶部，并将其推向健侧，另一手握住患者手腕将其牵向其相反方向，出现患侧上肢放射性疼痛或麻木为阳性；③椎间孔分离实验（又称引颈实验）：患者坐位，检查者双手分别托住患者的枕骨和下颌，同时缓慢用力将患者头部向上牵引，原有上肢麻痛缓解为阳性。

6. 脊髓型颈椎病脊髓功能状态评定　目前较为常用的是日本骨科学会（Japan Orthopedic Association，JOA）对脊髓型颈椎病的评定方法如表3-2。

表3-2　脊髓型颈椎病的 JOA 评分表

	内容	评分		
I	上肢运动功能	0		
i	患者不能用筷或勺进食	1		
ii	患者能用勺而不能用筷进食	2		
iii	虽手不灵活，但能持筷	3		
iv	正常	4		
II	下肢运动功能			
i	患者不能行走	0		
ii	患者在平坦区域内行走也需用支持物	1		
iii	患者在平地行走可不用支持物，但上下楼梯时需用	2		
iv	患者在平地行走或上下楼时不用支持物，但下肢不灵活	3		
v	正常	4		
III	感觉障碍	明显	轻度	正常
i	上肢	0	1	2
ii	下肢	0	1	2
iii	躯干	0	1	2
IV	膀胱功能			
i	尿潴留	0		
ii	严重排尿困难	1		
iii	轻度排尿困难	2		
iv	正常	3		

四、康复治疗

颈椎病主要采用非手术治疗，康复治疗适用于各型颈椎病患者。症状严重且非手术治疗久治无效者，可考虑手术，术后应及早开始康复治疗。由于颈椎病病情复杂，症状轻重悬殊，加之治疗的种类繁多，故在康复治疗时应认真按照病理改变、不同类型、不同时期的症状、体征并参照 X 线检查的改变，选择治疗方法。

（一）心理治疗

由于大多数颈椎病患者缺乏临床基本医学常识，将颈椎病引起的手麻、头晕等症状误认为是瘫痪前期症状，因此精神紧张、情绪低落；另外做康复治疗要每天都到医院，不易坚持。由此引起悲观、焦虑和恐惧心理影响治疗效果，而康复治疗的本质是调整和恢复患者的自我调节能力，通过医护人员影响或改变患者的感受、认知、情绪、评价、态度和行为，达到减轻和消除疾病的目的。因此要求医生要有一定的医学心理学知识、丰富的临床经验并具有感化患者的精神力量和高尚的医德及文化涵养，在倾听患者主诉、仔细询问病史和体检后，应结合患者病情详细介绍颈椎病知识，使其明白这些症状大部分是神经、血管受刺激引起的，经过治疗症状是可以缓解的，要消除患者的急躁情绪，增强治病信心；对于怕麻烦、没信心坚持每天到医院做治疗的患者，应告诉他们颈椎病发病缓慢，病程长，治疗也需要一定时间，而且在治疗过程应避免上肢用力过猛、头部活动需缓慢、暂不要做颈椎长时间保持一种姿势的活动，如玩电脑、打麻将、看书、织毛衣等（因多数患者做上述活动后颈、肩、手麻症状会加重），争取患者合作，以提高治疗效果。在疗程结束、症状消失或减轻时，应告诉患者症状缓解是临床好转，而颈椎的病理改变并未完全消除，还应注意保持正确体位，避免诱发症状加重的动作，教会并让患者坚持做颈部功能锻炼，以巩固疗效。

（二）日常生活活动指导

不良的姿势是颈椎病发病的重要原因。某些日常生活和工作中的动作可诱发症状出现或加重，因此对患者日常生活活动的指导是康复治疗的重要内容之一。

1. 枕头的选择与睡眠姿势　一个人约有1/3的时间是在床上度过的，合适的枕头和睡姿对颈椎病患者极为重要。首先应选择硬度适中的圆形或有坡度的长形枕头，枕头的高度与枕的位置要讲究。习惯于仰卧的，可依据自己的颈长，将枕头的高度调至12～15cm，将它置于颈下，使头部保持略带后仰的姿势；习惯于侧卧的，将枕头调到与肩等高，保持头、颈在同一水平面上，这样既可保持颈椎的生理曲度，又能使颈部和肩胛骨的肌肉放松、解除颈肌痉挛。另外，不要躺在床上看书，因为在床上看书很难保持正确的姿势，睡眠时也不要将一只手或两只手放在头上，这样会影响手臂的血液循环。

2. 避免颈部过屈过伸　因颈部过屈将颈背肌及棘韧带拉紧，易损伤；过伸易使黄韧带内折造成脊髓损伤。故写字时不要伏在桌上，应坐直；看书时不要过分低头，也应坐直，书和眼睛最好保持同一水平；尽量避免仰头看东西，即使仰头，动作也要慢；总之，应尽量避免做颈部过屈过伸的动作。

3. 患病期间某些活动应暂停　当颈椎病症状明显时，要暂停骑自行车、织毛衣、擀面、剁馅等家务工作。

（三）牵引治疗

颈椎牵引是治疗颈椎病最常用而有效的方法。

1. 主要作用　颈椎牵引可以解除颈部肌肉痉挛；使椎间隙和椎间孔增大以解除对神经根的压迫或刺激；牵开被嵌顿的小关节滑膜；使扭曲的椎动脉伸张；减少椎间盘内压、缓冲椎间盘组织向周缘外突的压力，有利外突组织的复位。

2. 治疗方法　牵引角度、时间、重量是决定牵引效果的3个重要因素。目前最常用的是坐位枕颌布带牵引法，头前倾15°～30°。牵引重量自5kg开始，逐日递增1kg，最大重量可达15kg。颈椎牵引主要用于神经根型颈椎病，也可用于椎动脉型和交感型。颈型及脊髓型颈椎病患者则不宜采用本治疗。牵引前作引颈试验有助于判断预后，如症状减轻则疗效较好；如症状加重则不宜牵引。引颈试验尚可选择头前倾角度。

3. 注意事项　如下所述。

（1）牵引前：向患者讲清牵引过程，如症状加重或出现头晕、心悸、胸闷等症状，应立即告诉医护人员，以便及时处理。

（2）牵引时：患者稍低头，以免牵引时刺激颈部感受器。颌带捆绑要适度，不可以过松过紧。枕－颈或寰－枢椎不稳者，如使用不适当可能引起致命后果，一般情况下不用；脊髓型颈椎病慎用如硬膜囊受压，重量从 4kg 或 5kg 开始，时间 10min，看患者适应情况再逐渐加量；如脊髓已受侵犯最好不用。颈部急性损伤者，可先用物理治疗，1 个月后视病情再考虑做牵引治疗。

总之，一定要根据病情，选择牵引的角度、时间和重量，在治疗过程还要注意病情变化加以调整。颈牵引可单独使用，如能与物理治疗同时进行，则效果会更好。

（四）运动疗法以外的物理治疗

1. 主要作用 利用各种物理因子对人体的刺激作用引起人体各种反应以调节人体生理功能，有消炎、消肿、止痛解痉等作用，从而达到防病治病与康复目的。物理治疗是一种无创治疗，具有较好疗效，患者易于接受，常用的方法如下。

2. 种类与方法 如下所述。

（1）直流电药物离子导入：是利用直流电和药物的综合作用达到治疗目的的一种方法，其治疗作用与所导入的药物的药理作用和剂量、电流强度、作用部位、方式及身体的功能状态等因素有关。直流电强度以作用极的衬垫面积计算，一般电流密度成人为 0.04 ~ 0.1mA/cm^2，儿童为 0.02 ~ 0.08mA/cm^2。常用药物有：陈醋、威灵仙、10% 碘化钾、普鲁卡因等。治疗时将浸透药液的垫放在直流电流的作用电极上（阴离子放在阴极导入，阳离子放在阳极导入），作用电极置于颈后部，辅助电极置于患侧前臂或手背。每天 1 次，每次 20 ~ 30min，20 次为 1 个疗程，根据病情需要，间隔一周左右可重复使用。

（2）中药电熨疗法：有中药直流电熨和中药感应电熨两种。中药配方为乳香、川芎各 1 份，桂枝、羌活、独活、乌头、赤芍各 3 份，干姜 5 份，混合碎成细末，分装于 25cm × 16cm 的白棉粗布袋中，每袋约 250g。治疗前先将药袋蒸热（以热气透湿药袋为度），作为电极衬垫置于颈后与前臂，接直流电、感应电或间动电，每次 20 ~ 30min。

（3）超短波疗法：具有较强的深部热疗效应。通过该疗法可以扩张深部毛细血管，改善颈椎及其周围组织的血液循环，促进新陈代谢，改善临床症状。治疗时用中号板电极置于颈后与患肢前臂伸侧，无热量，每次 15 ~ 20min。对脊髓型、神经根型颈椎病有较好疗效，对肿瘤、活动型肺结核及装有心脏起搏器的患者禁用。

（4）调制的中频电疗：是在干扰电的基础上发展起来的中频电疗法，具有促进血液循环和淋巴回流、锻炼肌肉、解痉、止痛等作用。每天 1 ~ 2 次，每次 15 ~ 30min。急性炎症、出血倾向、肿瘤、活动性肺结核及使用心脏起搏器的患者禁止用此疗法。

（5）超声波疗法：频率为 500 ~ 2 500kHz 的超声波具有一定的治疗作用。临床治疗常用 800 ~ 1 000kHz 的超声波。超声波具有机械作用、热作用及化学作用，可促进局部血液循环、淋巴回流，改善组织营养、促进新陈代谢，可软化瘢痕，使挛缩肌肉的肌纤维松弛，使神经兴奋性降低、神经传导速度减慢，具有镇痛作用。常采用移动法在颈后及两侧涂以接触剂，声头轻压皮肤，做缓慢往返移动，常用强度 0.8 ~ 1.2W/cm^2，每天 1 次，每次 3 ~ 10min，12 ~ 15 次为 1 个疗程。

（6）超声间动电：声头接阴极，在颈后移动，间动电接阳极置于患肢前臂，密波 2min，疏密波 4min，间升波 4min。对神经根型颈椎病较好，对交感神经型和脊髓型颈椎病也有一定效果。

（7）高压电场治疗：将患者置于 9kV 电场内，每次 30min，对交感神经型颈椎病效果好。神经根型颈椎病需加上滚动电极，在颈后、冈上窝及患肢滚动，每次 5～10min，对解除肌肉痉挛、止痛的效果也很好。

（五）按摩、推拿与手法治疗

这些治疗可疏通脉络，减轻痛、麻，缓解肌肉紧张与痉挛，加宽椎间隙与扩大椎间孔，整复滑膜嵌顿及小关节半脱位，改善关节活动范围，松解神经根粘连等。这些治疗种类很多，方法各异，治疗效果与治疗者的手法、经验关系密切。

（六）运动疗法

这种疗法对各型症状缓解期或术后均可应用。主要是增强颈与肩胛带肌肉的肌力，改善颈椎各关节功能，促进机体的适应代偿能力，达到防止肌肉萎缩、恢复功能、巩固疗效、减少复发的目的。最简便易行的运动治疗是徒手操。下面介绍一种徒手操，共分 8 节。

第一节：立位，全身放松，双足分开与肩等宽，两臂向前向上举起并同时吸气，双臂从侧方放下并同时呼气。

第二节：双手握拳置于腰两侧，左手向右前方、右手向左前方交替击拳（手心向下）。

第三节：双手叉腰，做头部前屈后伸、左右侧屈与左右转颈动作。

第四节：双手叉腰，一手向前、向上、向后侧方举起，双眼随手而动，双手放下复位，左右交替。

第五节：双手指叉插，翻掌向上举到头上方，同时吸气并抬头双眼看手背，双手向两侧放下并呼气。

第六节：双手置肩部，做肩关节旋前与旋后活动。

第七节：双手交叉置于枕部，头向后用力，同时手向前用力。

第八节：双臂放松，自然下垂并在体前做交叉摆动。

每节操重复次数可按患者情况而定，一般做 2～4 个 8 拍。

此操用于巩固疗效和预防颈椎病较好。

（七）其他治疗

围领与颈托，有制动和保护颈椎作用。一般在白天或外出时戴，夜间取下。应避免长期使用致颈肌无力。针灸、火罐、小针刀、挑灸、药枕、药物穴位注射等都有一定的效果。

（八）手术治疗

1. 适应证　脊髓型脊髓受压症状明显；椎动脉型多次颈性昏厥或猝倒；椎体前方骨赘致吞咽困难或压迫喉返神经；神经根型椎间孔明显缩小、神经根严重受压、症状频发并逐次加重者，以上各种情况均要在非手术治疗且久治无效时才考虑手术治疗。

2. 手术方法　分前路手术与后路手术两种，目前多用前路手术法。

3. 术后康复　术前做好石膏颈围备用。术后次日可带颈围下地活动，也可做超短波局部无热量治疗。一般石膏颈围固定 6～8 周，去石膏后可做颈部活动，活动量应根据手术范围和术后情况而定。为减轻局部粘连，可做颈部直流电碘离子导入、音频电疗、超音波、热疗等。

对症状或手术失败、肢体失去正常功能的患者，除加强心理治疗外，应加紧四肢肌力和日常生活活动的训练，至少达到个人生活自理。

（周晓鹏　王华彬）

第三节　肩关节周围炎

肩关节周围炎（periarthritis shoulder）简称肩周炎，也叫关节囊炎、漏肩风、凝肩，因多发生于50岁左右的中年人，又有"五十肩"之称。肩周炎不是独立的疾病，而是由肩关节周围肌肉、肌腱、滑囊和关节囊等软组织的慢性炎症，引起的以肩关节周围疼痛、活动障碍为主要症状的综合征。

一、病因病理

本病的发生主要与肩关节退行性病变、肩部的慢性劳损、急性外伤、受凉、感染及活动减少等因素有关。颈椎病所造成的肩部神经营养障碍也可能是一种致病因素。

肩关节系人体活动最多的关节，但肱骨头较关节盂大3倍，又因关节的韧带相对薄弱，稳定性较差，所以稳定肩关节的周围软组织易受损害。肩关节的关节囊薄而松弛，虽然这能够增加关节的灵活性，但易受损伤而发炎。肩关节囊的外侧为肩峰，前方是喙突，喙肩韧带和喙肱韧带形如顶盖罩在关节之上，也易受磨损而发炎，加之退行性病变，导致顶盖变薄、钙化、断裂。在肩峰和三角肌下面的滑液囊有助于肱骨头在肩峰下滑动，使肩关节可以外展至水平面以上。

当手臂经常作外展或上举活动时，肱骨大结节则与肩峰及喙肩韧带不断互相摩擦，因而此处很易发生劳损。肱二头肌长头从肱骨结节间沟中的骨—纤维隧道穿过，容易发生腱鞘炎，并继发粘连性关节囊炎。

实际上，由于年龄的增长和长期的慢性劳损，凡40岁以上者，其肩关节均有不同程度的退行性改变，如关节囊逐渐变薄并出现裂隙，肩峰下滑囊、喙肩韧带或冈上肌等肌腱的纤维断裂，以及肩峰、喙突或肱骨大结节骨质增生等。久之，在不断的外因影响下，某些人的肩关节及其各种周围组织即可发生局限性坏死、无菌性炎症、粘连乃至钙化等病理变化，并出现相应的临床症状。

二、临床表现与诊断

肩周炎的特点是发病缓慢，逐渐出现肩关节疼痛及关节活动受限，多无明显外伤史或有轻微外伤史、受凉史。表现为一种特殊的过程，即病情进展到一定程度后即不再发展，继而疼痛逐渐减轻乃至消失，关节活动也逐渐恢复。整个病程较长，常需数月至数年之久。但也有少数病例不经治疗则不能自愈。

该病多发于50岁左右，40岁以下少见，女性多于男性（比例为3∶1），左侧多于右侧，也有少数病例双侧同时发病，但在同一肩关节很少重复两次发病。主要症状和体征为：

1. 疼痛　初为轻度肩痛，逐渐加重。疼痛的性质为钝痛，部位深邃，按压时反而减轻。严重者稍一触碰，即可疼痛难忍。平时患者多呈自卫姿态，将患侧上肢紧靠于体侧，并用健肢托扶以保护患肢。或夜不能眠，或半夜痛醒，多不能卧向患侧，疼痛可牵涉到颈部、肩胛部、三角肌、上臂或前臂背侧。

2. 活动受限　肩关节活动逐渐受限，外展、上举、外旋和内旋受限，严重者不能完成提裤、扎腰带、梳头、摸背、穿衣和脱衣等动作，以致影响日常生活和劳动。

3. 压痛　肩关节周围有多个压痛点，主要是肌腱与骨组织的附着点及滑囊、肌腱等处，如喙突、肩峰下、结节间沟、三角肌止点、冈下肌群及其联合腱等。在冈下窝处可触及硬性索条，并有明显压痛，冈下窝压痛可放射到上臂内侧及前臂背侧。

4. 肌肉萎缩　病程长者可因神经营养障碍及废用导致肌肉萎缩，尤以三角肌最明显。

5. 肌肉抗阻试验　主要发生病变的肌肉，不仅在其起止点、肌肤及肌腱衔接处有明显压痛，且抗阻试验阳性，即让患者完成该肌应该完成的动作，如检查三角肌时，让患者肩外展，并给予一定的阻力，则疼痛加重，压痛点更明显。

6. 影像检查　X线正侧位片，多数可无明显阳性发现，部分患者可显示肌腱钙化影像、骨质稀疏或肱骨头上移及增生等。B超可探出肩部肿块。对某些病例，为排除颈椎病变，需摄 X 线颈椎正、侧、斜位片，甚至有时需行颈椎 CT 或 MRI 检查。

7. 应与关节结核、肿瘤、风湿性关节炎、痛风等鉴别，除 X 线片外，还可通过生化检查加以鉴别。

三、康复治疗

（一）必要的药物和手术治疗

1. 药物　急性疼痛时大多需用药物控制，可以酌情选用消炎止痛、缓解肌肉痉挛的药物，如吲哚美辛、布洛芬、苯丙氨酯（强筋松）及萘普酮等。慢性期如痛区较局限，可采用以下治疗。

（1）当归注射液穴位注射：此法兼有药物和针刺的双重作用，能够止痛、扩张血管、增加血运、松弛肌肉及减轻炎症水肿等。注射时将当归注射液 0.5 ~ 0.7mL 注入肩井、肩三针等选定的穴位内，隔天 1 次，10 次为 1 个疗程。如需继续治疗，可休息 10 日后进行第 2 个疗程。

（2）肩周痛点封闭：具有消炎止痛及松解粘连的作用。在肩关节周围的痛点或滑囊内，以 1% 普鲁卡因 4 ~ 6mL 加醋酸泼尼松龙 25mg 做局部封闭，每周 1 ~ 2 次，3 次为 1 个疗程。

2. 手术　经过长期保守治疗无效、肩关节严重粘连僵硬者，可以考虑手术治疗。常用的手术有肩关节粘连松解术或肩关节内下方切开术，术后应进行肩关节功能的再训练。

（二）运动疗法

1. 被动运动　如下所述。

（1）传统按摩或推拿：包括对局部软组织的按摩和祖国医学中的推拿疗法。根据肩痛的表现，可以选择应用下列手法。

肩部软组织的按摩：患者坐或仰卧位，肌肉放松，术者面对患者或立于床旁，对肩关节周围的肌肉、韧带等软组织进行安抚、揉捏、叩击、摩擦及震颤等按摩手法，每次 15 ~ 20min。

揉压弹拨冈上肌群法：患者坐位，患肩外展、曲肘、前臂旋前、虎口叉腰。术者立于其后，一手扶健侧肩，另一手拇指由内侧向外轻快反复揉压、弹拨患侧冈上肌，直达肩峰处，并以另一手拇指反复揉压天宗穴、巨骨穴。

按摩、弹拨肱二头肌法：患肩后伸、旋内并曲肘，手背置于背后。术者立于其后，一手扶患手向上移动使其接近健侧肩胛骨，另一手手指屈曲，指腹在肱二头肌短键与肌行走方向的垂直向弹拨，拇指反复揉压。

捏拿提弹三角肌、肱二头肌法：患者坐位，患肩前屈外展、屈肘。术者立于其后，以一手托住患侧前臂近端，另一手拇指、示指、中指三指自上而下反复捏拿弹拨三角肌、肱二头肌。

揉压提捏斜方肌、菱形肌法：患者坐位，患肢前屈。术者立于其后，一手扶健肩，另一手以拇指指腹或半握拳的手指指间关节伸侧揉压提弹斜方肌、菱形肌，并用拇指反复揉压肩外俞穴、天宗穴。

摇肩、抖肩法：患者坐位，术者立于其后，以与患肩相同侧的手掌压于患肩上，并以肘关节抵住患肘，下压肩关节同时摇动肘部，使肘端以肩峰为圆心沿圆周划动，顺、逆时针方向交替数次。以拇指指腹揉压肩髃、天宗穴。

（2）西方手法：关节松动术可以促进关节液的流动，增加关节软骨和软骨盘无血管区的营养，缓解疼痛，松解粘连，保持组织的伸展性，改善关节的活动范围。关节松动技术是西方现代康复治疗技术最基本的技能之一。肩关节松动技术主要对盂肱关节、肩锁关节、肩胛胸壁关节进行手法操作，选用关节松动术中的Ⅱ～Ⅲ级手法，每天1次，每次30min。

手法的选择：根据痛肩主动运动受限的方向及被动运动受阻的情况，选择针对性强的手法技术，治疗时患者一律仰卧或俯卧位。①患肢前屈受限时，应用自前向后推动肱骨头的手法，或使患肢前屈的被动活动法。②患肢后伸受限时，应用自后向前推动肱骨头的手法，或使患肢后伸的被动活动法。③患肢外展受限时，应用自上向下推动肱骨头的手法，或使患肢外展的被动活动手法。④患肢手背后伸受限时，应用患侧上臂后伸、内旋、内收的综合手法。

手法的节律、强度和时间：节律以每秒钟1～2次的频率进行；强度和时间依病情而定，在肩痛的急性期，疼痛剧烈、应激性高时，宜用轻手法，使关节做小范围的活动，其活动度在全范围的1/2以内，时间为45～60s；在肩痛的慢性阶段，以肩关节活动受限为主时，宜用强手法，使关节做大范围的活动，其活动度为全范围的1/2以上至最大范围，时间为60～90s。每种手法可重复2～3遍。

手法的调整和患者的配合：手法治疗中必须密切观察病情的变化，及时调整治疗手法、强度和时间，使之符合肩痛恢复的客观规律；治疗时患者必须放松，手法的强度以患者的耐受为前提，忌用暴力。

对于合并严重骨质疏松或长期服用激素者，不用或慎用西式手法。

2. 主动运动　如下所述。

（1）徒手活动：根据肩痛的表现，选择不同的活动法。

下垂摆动运动：立位，躯干前屈90°左右，患肢下垂，做前后、内外摆动及划圈动作，运动量依个人具体情况而定。

阶段抬高法：立位，面对或侧对肩梯板、肋木或墙壁，伸直患肢以手逐步攀高。

上举屈肘触颈法：立位，臂前屈上举、屈肘，用手触枕颈部。

拉动患肢法：立位，两手在身后相握，以健侧拉动患侧左右摆动，向上移动及离背活动。

（2）借助器械的活动：可在以下器械活动中选择。

棍棒操：双手握棍前屈上举活动；双手握棍后背上下移动、左右移动及侧上方活动。

滑车重锤法：双手拉动墙拉力器滑车的吊环，以健肩带动患肩活动。

绕环法：利用肩关节回转训练器做肩的绕环活动。

（三）物理治疗

电、光、声、磁、冷、热等物理疗法是缓解肩痛的主要治疗手段之一，合适的物理治疗，可以降低神经的兴奋性、缓解肌肉痉挛、促进局部血液循环、改善组织代谢，加速局部代谢产物、病理产物及致痛物质的排除，松解粘连。因此，物理疗法对于炎症性、创伤性、缺血性、代谢性、肌肉痉挛性以及粘连性肩痛等皆有效，但必须根据不同时期肩痛的临床表现，选择针对性强的物理疗法，并给予合理的治疗剂量、时间及疗程，方能奏效。

1. 急性期的治疗　应以改善局部的血液循环、消除炎症水肿、缓解肌肉痉挛为治疗原则。①超短波、短波、分米波、微波或毫米波等高频电疗法，无热至微热量，10～15min。②紫外线红斑量局部照射。③氦氖激光、半导体红外激光局部照射。④干扰电、低频调制中频电疗法。⑤间动电、低频脉冲电疗法。

2. 慢性期的治疗　应以改善血液循环、松解粘连、促进萎缩肌肉及关节功能的恢复为治疗原则。①短波、分米波、微波等高频电疗法，温热量，20～30min。②超声疗法，1.2～1.5W/cm^2，15min。

（周晓鹏　王华彬）

第四节　腰椎间盘突出症

一、概述

腰椎间盘突出症系腰椎间盘退变后向外突出或破裂，压迫脊神经根或脊髓，引起腰痛、下肢放射痛或膀胱、直肠功能障碍。又名腰椎纤维环破裂症或腰椎髓核突出症。

（一）病因病理

本病发病率为4%～7%，好发于20～45岁，男性多见。人从30岁开始，纤维环停止发育，变性开始，弹性与韧性减低，随之发生退变，椎间隙变窄，周围韧带松弛、椎体失稳。当腰骶部遭受急慢性损伤，或某种诱因如不协调外力、咳嗽、受凉、疲劳后均可致椎间盘内压力增加，纤维环裂隙增大，且引起椎管内无菌性炎症，周围组织肿胀，椎管容量减少，使原来并不受压或压迫不重者产生神经压迫，出现疼痛等临床症状。

（二）分类

1. Macnab 按髓核突出情况分为　①突出型（PID）：突出程度轻，被膜厚实。②被膜下型（EID）：突出物被膜薄，可隐约见被膜下的组织。③破裂游离型：被膜破裂，髓核及软骨碎片进入椎管内，游离状态下压迫硬膜囊和神经根。

2. 按髓核突出部位分为　①髓核向椎体松质骨内突出，形成许莫结节。②向椎体侧方突出的外侧型，称极外侧椎间盘突出。③中央型：髓核自正后侧突出，容易压迫马尾神经，出现症状。④向后部两侧突出：单侧突出型和双侧突出型。前两型一般不产生症状。

3. 按照髓核突出程度分类　①隐藏型：突出物较小，仅有间断出现轻度临床症状；影像学检查多无改变。②突出型：突出物较大，临床症状明显。

（三）临床表现与诊断

1. 病史　　多数为体力劳动者，50%以上无明显外伤史，好发部位在 $L_{4/5}$ 和 L_5/S_1 椎间盘。

2. 症状　　①腰腿痛：几乎所有患者均出现过腰部疼痛，以腰骶部疼痛较多，疼痛部位较深，并沿着坐骨神经向下肢放射，当行走、坐立、咳嗽或负重、劳累时症状加重，卧床休息后症状缓解。②感觉障碍：常伴小腿、足背外侧、足跟或足底外侧麻木感。最早出现的是触觉改变，接着是痛觉改变；早期感觉过敏，后期感觉迟钝或消失。③如向椎管内突出压迫马尾神经，可出现部分性双下肢瘫痪、会阴部麻木和大小便功能障碍等。

3. 体征　　腰椎旁肌紧张或痉挛，常伴脊柱侧弯或变直甚至反张，少数有腰曲加大，脊柱多前曲运动受限，椎旁有压痛，重压可沿坐骨神经向下肢放射。

（1）直腿抬高试验：患者仰卧，双下肢伸直，检查者一手托患者患侧足跟，另一手压在膝关节前侧，使之保持伸直状态，然后缓慢抬高患肢，出现腰及坐骨神经痛或窜麻感，为阳性。此时，将患腿放低少许，并将足背屈，疼痛加重，为加强试验阳性。患者此试验多为阳性，这是直腿抬高时坐骨神经受牵拉之故，对诊断下腰椎的突出有意义。

（2）伸拇试验：患者仰卧，检查者用双手拇指分别压住患者两足拇趾背侧，嘱患者用力背伸，如肌力减退为阳性。对诊断 $L_{4/5}$ 椎间盘突出有意义。

（3）跟臀试验：患者取俯卧位，术者一手压在患者骶髂部以固定骨盆，另一手握住患者患侧踝部，完全屈曲膝关节，使足跟接近臀部，若出现腰痛和大腿前侧放射痛为阳性，表明股神经受牵拉，见于 $L_{3/4}$ 椎间盘突出症。

（4）跟腱反射：用叩诊锤叩击跟腱，患侧反射减弱，常提示 L_5/S_1 椎间盘突出。如两侧跟腱反射均减弱，中央型突出可能性大。

（5）挺腹试验：患者仰卧，令患者闭气后将腰臀部向上抬高使臀部离开床面，若出现腰腿痛加重为阳性。

（6）屈颈试验：患者取仰卧位，两下肢伸直，术者一手压于患者胸骨柄处，另一手托住患者头枕部，将头颈前曲位至极度屈曲位，若出现患侧腰腿痛，为阳性。是因牵拉脊髓或粘连的神经根所致。

（7）颈静脉压迫试验：患者仰卧，检查者用两手指同时按压两侧颈静脉，腰腿痛加重为阳性。此为加压后使脑脊液压力增高，刺激神经根所致。

（8）感觉检查：用棉花签触及检查触觉，或用针头点刺双侧下肢皮肤痛觉检查。常出现神经根支配区感觉障碍：如 $L_{4/5}$ 椎间盘突出症，可出现足背和小腿前外侧感觉减退；L_5/S_1 椎间盘突出症，可出现足底外侧和足跟皮肤感觉减退。中央型突出可有鞍区感觉减退等。因皮肤的感觉支配常有重叠，因此，皮肤感觉障碍检查只供定位参考。

4. 影像学检查　　如下所述。

（1）X线片检查：腰椎正侧位X线片可完全正常，但有多数患者可出现以下征象：正位片见脊柱侧弯多由突出间隙为中心，脊柱向健侧倾斜，向患侧凸弯。侧位片示腰椎生理曲度变直、反张，椎间隙变窄，或椎间盘呈前宽后窄的楔形。或椎间隙左右不等宽，若髓核位于神经根内侧则侧弯凸向健侧，若髓核位于神经根外侧则侧弯凸向患侧。正常的腰椎间隙宽度，除 L_5/S_1 间隙外，均是下一间隙较上一间隙宽。严重的椎间盘突出症或晚期可有椎体前后错位、椎体前后缘骨质增生、椎间孔变窄等改变。

（2）CT 或 MRI 检查：腰椎 CT 或 MRI 可为椎间盘突出症的诊断提供重要的参考价值。CT 表现为椎间盘组织突出压迫硬膜囊或神经根，甚至神经根影被突出椎间盘影所覆盖，硬膜囊受压变扁和椎间盘钙化。CT 除可观察椎间盘对神经根的影响外，也可观察骨性结构及韧带变化。CT 表现为硬膜外脂肪组织的消失、韧带钙化等。大多数椎间盘突出症，椎间盘压迫神经和硬膜囊在同一平面，CT 显示清晰，但在游离型椎间盘突出时，突出可发生于椎管内的其他任何部位，此种情况 MRI 检查可以提供更有价值的信息，包括椎间盘碎片定位及其大小和来源等。

5. 诊断　本病根据病史、症状、体征与影像学检查，一般诊断并不困难，但要注意与其他能引起腰腿痛的各种急性或慢性损伤和疾病进行鉴别，必要时可行腰椎穿刺或椎管造影检查。

6. 鉴别诊断　如下所述。

（1）腰椎椎管狭窄症：发病年龄为 40~60 岁，主要症状为间歇性跛行，休息后症状减轻，后伸受限，下蹲或平卧疼痛缓解或消失。患者症状很严重，但体查多为阴性，必要时进行脊髓造影检查。

（2）急性腰扭伤：多有明显扭伤史，腰痛剧烈，转身困难，强迫体位，多无下肢放射痛，腰椎 CT 无明显异常。

（3）肥大性腰椎炎并发神经根激惹症：如腰椎椎间孔骨质增生，也会激惹神经根引起下肢反射性疼痛，但此种疼痛一般较轻，且在腰部各方向活动时都有疼痛，休息后症状可自行消失。直腿抬高试验多为阴性，X 线片显示椎间孔骨质增生明显。

（4）骶髂关节炎或错位：本病也可出现下肢麻痛，但骶髂部压痛明显，单腿负重试验阳性，"4" 字试验阳性，直腿抬高试验多阴性或弱阳性。X 线片示骶髂关节密度增高或其关节间隙变窄。

（5）马尾神经瘤：易与腰椎间盘突出症的中央型相混淆。但它呈夜间进行性疼痛，骶尾部皮肤感觉减退，也伴有大小便功能紊乱。X 线片示椎板常有破坏，可行腰椎穿刺，脑脊液检查示蛋白增高，也可行脊髓造影检查示有阻塞。

二、功能评定

1. 人体形态检查　如下所述。

（1）望：①望脊椎外观形态。从身体背面和侧面观察，是否有腰椎生理弧度的减少、消失、反张或增大，是否有侧弯侧突。②望局部肌肉有无萎缩等。

（2）触：检查者右手示指、中指二指并拢置于棘突两旁作上下滑动对比，比较棘突和关节突的高低，有无左右偏歪，间隙是否对称，椎间及椎周软组织是否有痉挛、挛缩、压痛、硬结、摩擦感等。

（3）量：指腰椎生理弧度、侧弯角度及腰骶角的测量。正常生理情况下腰部前屈 90°，后伸 30°，左右侧屈 30°，左右旋转 45°。

2. 运动功能测定　①肌张力的测定：有无亢进、松弛等。②背肌肌力：用背肌拉力器测定腰背肌肉的力量。③腰背肌肌肉收缩持续时间：一般以维持 90s 为正常。

3. ADL 评定　目前主要采用 Barthel 量表对各种日常生活能力进行估计和记录。

4. 疼痛及感觉功能评定　目前多用视觉模拟评分评定。即在纸上画一条粗直线，通常为10cm，平均分为10个小段，在线的两端分别写上"无痛"和"最严重的剧痛"。患者根据自己感受的疼痛程度，在直线上某一点作一记号，以表示疼痛的强度。从起点至记号处距离的长度也就是疼痛的量。

5. 特殊检查　直腿抬高试验、股神经张力试验、伸拇试验及腱反射检查等。

三、康复治疗

（一）急性期

发作初期应卧硬板床休息，有人利用压力传感器测量 L_3 椎间盘在各种体位下承受的负荷力，得出的结论是：多躺、少走、忌坐。急性症状缓解后，可起床活动和自理生活，但必须佩戴腰围保护腰部，避免病情反复。

1. 药物治疗　常用有以下几类，根据需要选择。

（1）有效的止痛药：常用消炎镇痛类，如非甾体类药，常用的有芬必得片、扶他林片、复方氯唑沙腙片、美洛昔康片、吲哚美辛、强痛定片等口服，必要时可加用曲马多片缓解疼痛。

（2）镇静药：适当使用镇静药，可消除患者紧张情绪，也可提高止痛效果，减少止痛剂用量，如地西泮、异丙嗪等。

（3）脱水疗法：因早期神经根受刺激或压迫而出现水肿，或周围软组织无菌性炎症而肿胀，此时有剧烈的腰痛和下肢放射痛，此时适合用脱水疗法。可用20%甘露醇液250mL全速（1.5g/kg）或用七叶皂苷钠针10~20mg，加入生理盐水中静脉滴注，每天1次。

（4）硬膜外封闭或骶管注射：常用药物为0.25%~0.5%普鲁卡因液20~40mL，或利多卡因针加康宁克通–A，或确炎舒松注射液20~40mg。①硬膜外注射：患者侧卧位，患肢在下，这样有利于药液向病侧弥散。于病变部位棘突间穿刺，有穿透感时表明穿过黄韧带，负压及抽吸无脑脊液等证实为硬膜外腔后，即可缓慢注入药物。②侧隐窝注射：若发生上述正中进针失败，也可选择旁路进针，在离棘突旁1.5cm处作穿刺点，若碰到椎骨则略调整方向继续进针，证实为硬膜外腔后注入药物。③骶管注射：患者取俯卧位，手术时应保持头低15°~20°，以利药液向腰段扩散，明确骶管进针点和方向后，用16号穿刺针进入骶管，拔出针芯尾部，连接注射器，回抽有负压，证实在硬膜外腔后将药液缓慢注入，注药后平卧观察30min即可起床。每周1次，3次为1个疗程。

（5）激素类：具有抗过敏及抑制免疫的作用。症状较重者短期应用，静脉滴注地塞米松10mg或口服泼尼松片。高血压、糖尿病及孕妇慎用或忌用。

（6）其他疗法：神经营养药：如弥可保、尼莫地平、维生素类等。中药辨证治疗：早期以活血散瘀为主，用身痛逐瘀汤；中期以和血行气止痛为主，用橘术四物汤；后期以滋补肝肾为主，用壮腰健肾丸、六味地黄丸等。

2. 腰椎牵引　牵引能进一步减轻椎间盘压力，增加椎间隙，减轻神经水肿。但不是所有患者均合适牵引，中央型腰椎间盘应禁用牵引和按摩。

（1）牵引时间：每次20~30min，慢慢可增加至1h，每天1次。

（2）牵引力大小：以超体重10kg增加椎间距最明显，体位以腰椎稍前屈为宜。

（3）牵引方法：腰椎牵引的方法很多，常见的有手法牵引、门框牵引、骨盆牵引及机械牵引。

手法牵引：为爆发性一次牵引，由于牵引力无法控制，牵拉需一定的技巧并且需要多人配合，如配合不好可影响效果，甚至造成医源性损伤，所以爆发性一次牵引已基本上被持续性牵引所取代。

门框牵引：患者两手攀门框，腕部可用布带保护，身体悬空，利用自身重量进行牵引。此法适用于青壮年男性患者。

骨盆牵引：在床一头安装两个滑轮，并使此床头垫高约20cm，使患者处于头低脚高位，患者带上骨盆牵引带后，通过滑轮每侧牵引重量为5～10kg，这样可使患者借自身体重作反牵引。

机械牵引：目前有许多各种样式的自动牵引床、自控脉冲牵引床、振动牵引床、XQ立式自动控制腰牵引器以及能牵引、按摩、变换体位的多功能牵引床等。

3. 物理因子治疗　如下所述。

（1）超短波：两电极片于腰部对置或并置法放置，微热或无热量治疗，每次15min，每天1～2次，5～10次为1个疗程。

（2）微波：多用有距离辐射，辐射器距离皮肤3～10cm，微热量（功率密度88～220mW/cm^2）或温热量（功率密度220～440mW/cm^2），每次5～8min，10次为1个疗程。

（3）超声波治疗：多用移动法，在治疗部位上涂上接触剂，声头平按于治疗部位上，缓慢往复移动或作圆圈移动。剂量：1.0～2.0W/cm^2，6～8min，每天1次，10次为1个疗程。

（4）低频电和低频调制中频电：将电极片贴敷于椎间盘突出节段的两侧，用绑带捆紧，选择治疗椎间盘突出症的处方，治疗开始并将输出强度调至患者有轻微刺痛感，每次治疗20min，每天1次，10次为1个疗程。

（5）磁疗：分静磁场疗法和动磁场疗法。静磁场疗法是根据针灸经络学说，在腰眼、肾俞、关元俞、承扶穴、承山穴等贴敷磁片。也可在腰椎旁、椎间疼痛区作旋磁治疗，每次20min，每天1次，10次为1个疗程。

（6）半导体激光或偏振光（超激光）：常照射腰椎间盘突出部位，每次10～20min，6～10次为1个疗程。

4. 推拿　为腰椎间盘突出症常用的治疗方法。

腰部推拿常分3步进行，第一步主要是放松手法，第二步正骨手法，第三步痛区治疗。病情轻者只做第一、二步手法即可，急性期以第一、二步手法为重点，恢复期以第二、三步手法为重点。放松手法是为正骨手法做准备，将患部紧张的软组织充分放松，以保证正骨手法顺利进行。

（1）放松手法：以大面积按揉法、滚法为主，范围一般以病变部位为中心，包括其上下各6个椎间以内的软组织，沿椎旁进行大面积按揉，对疼痛敏感区及软组织薄弱区采用按法和震法，手法要柔和轻松，有节奏感。

（2）正骨手法

1）颤压法：患者俯卧，胸下及大腿根部垫枕。患者双手放在病变节段腰椎上，有节奏、力度均匀地向下颤压脊柱100～200次。

2）侧扳手法（斜扳手法）：患者俯卧，术者站在患侧，一手掌骨于脊柱病变节段椎间隙的患侧，另一手放在患侧大腿中段前部，向上和向术者方向猛力后伸和外展下肢 3 次，同时放在脊柱上的手也向健侧猛力推按 3 次；然后，术者站在患者健侧，在健侧行同样手法。此法一人进行即可。

3）坐式旋腰法：适用于左右旋转式腰椎后关节错位者，胸腰椎其他错位类型可作辅助手法。以 L₃ 棘突偏左、L₄ 棘突偏右为例，患者坐位，助手面对患者，立于患者左前方，用双膝双手挟持患者左大腿，术者坐于患者背后，嘱患者双手互抱，术者右手从患者右肩下向前伸出，抓住患者左肩臂部或颈部，左手拇指按住第 4 腰椎棘突左边，嘱患者腰背放松，徐徐将患者拉动向前弯并向后右旋转几次，待患者适应并放松后，将其转至右侧达到最大角度时，再猛加力转动，右拇指"定点"处加阻力。按如上方式作左转向复位，助手固定患者右腿，术者右拇指"定点"于患者 L₄ 棘突右旁固定，其余操作同上。此法如无助手可令患者骑坐于床上或低靠背木椅上，只要将其下肢固定即可。

（3）痛区手法：即在疼痛麻木的局部施以手法，主要指伴有疼痛麻木的小腿、足部等痛区进行手法治疗，包括捏拿法、弹拨法、抖法、拍打法和点穴法。捏拿弹拨，主要作用于病变椎体旁的软组织硬结，其他几种各部位均可用。

（4）注意事项：推拿疗法有效，但在某些病理情况下使用可使病情加重。所以在推拿治疗腰椎间盘突出症时应注意以下几点：

腰椎间盘突出症急性期或急性发作期，神经根严重充血、水肿，推拿后可刺激神经根使症状加重，所以急性期前 3 天最好不用推拿治疗。中央型腰椎间盘突出症较为典型者，应绝对禁止推拿，以免造成严重后果。对于某些高位腰椎间盘突出症患者，应有明确的定位诊断，还要参考 CT 片或核磁共振等资料，在对突出物的大小、部位十分明确的情况下，可慎用推拿治疗。腰椎间盘突出症合并脊柱外伤，有脊髓损伤症状者，推拿疗法可加剧脊髓损伤，故应禁用。腰椎间盘突出症伴有骨折、骨关节结核、骨髓炎、肿瘤、严重的老年性骨质疏松症，推拿疗法可使骨质破坏、感染扩散。腰椎间盘突出症伴有高血压、心脏病、糖尿病及其他全身性疾病，或有严重皮肤病、传染病，怀疑有结核、肿瘤等情况时，应禁用推拿疗法。腰椎间盘突出症伴有出血倾向或血液病患者，不宜予以推拿治疗，否则可引起局部组织内出血。妊娠 3 个月以上的女性腰椎间盘突出症患者应禁用推拿治疗，以防流产。妇女在月经期也不宜采用推拿疗法。

5. 根据不同情况可选用针灸、小针刀、微型外科治疗　针灸治疗腰椎间盘突出症的常用方法有以下几种：①毫针疗法：取穴为大肠俞、阿是穴、委中、阳陵泉、关元俞，每 3 ~ 4 天治疗 1 次，10 次为 1 个疗程；②艾灸疗法：取穴为肾俞、环跳、阳陵泉，用艾条温和灸 10 ~ 20min，或用温针灸。

6. 腹肌锻炼和腰背肌锻炼　急性期过后应在床上进行腹肌锻炼，利于椎管内静脉回流，减轻瘀血症状；空中登车是锻炼腹直肌最有效的练习。空中登车：仰卧在地板上，下背部紧贴地面。双手放在头侧，手臂打开。将腿抬起，缓慢进行登自行车的动作。呼气，抬起上体，用右肘关节触碰左膝保持姿势 2s，然后还原。再用左肘关节触碰右膝，同样保持 2s，然后慢慢回到开始姿势。

同时需要指导患者进行腰背肌力的锻炼，不然易造成肌肉萎缩。常用的有：①飞燕式：患者俯卧，双下肢伸直，两手贴在身体两旁，两腿不动，抬头时上身躯体向后背伸，每天 3

组，每组做 20～30 次。经过一段时间的锻炼，适应后改为抬头后伸及双下肢直腿后伸，同时进行腰部尽量背伸，每天 5～10 组，每组 30～60 次。以锻炼腰背部肌肉力量，对腰痛后遗症的防治起着重要作用，最好在发病早期就开始锻炼。②拱桥式（三点或五点支撑）：患者取卧位，以双手叉腰作支撑点，两腿半屈膝成 90°，脚掌放在床上，以头后部及双肘支持上半身，双脚支持下半身，成半拱桥形，当挺起躯干架桥时，膝部稍向两旁分开，速度由慢而快，每天 3～5 组，每组 10～20 次。等到适应后，每天 10～20 组，每组 30～50 次。

此外，不要长期依赖腰围，一般需保护 3～4 周，待疼痛缓解后不用腰围。坚持腹肌及腰背肌锻炼，2～3 个月后可重返工作。

7. 心理治疗　使患者了解本病的常见症状、治疗后情况及病程长短、预后，消除恐惧和忧虑，树立信心，配合治疗。

（二）慢性期

此时急性疼痛已缓解，但症状并未消失。此时可适当行走。

1. 腰椎牵引　见急性期腰椎牵引，此时牵引的时间和力度可逐渐加强。

2. 物理因子治疗　可用短波或超短波疗法、超声波疗法，也可选用微波、干扰电、低中频电疗、红外线、低周波、激光等治疗。

3. 正骨推拿　可用较强的手法，患者俯卧法，用推、揉、滚、点穴、按压等手法，每天或隔天 1 次。

4. 后期锻炼　包括体前屈、后伸、侧弯练习基本腰部活动，弓步行走、后伸腿、提髋、蹬足、伸腰、悬腰练习等。

四、手术治疗

1. 手术指征　只有 3%～5% 患者需要手术治疗。主要适应证有：

（1）急性发作：具有明显马尾神经症状者。即患者突然出现剧烈的坐骨神经痛、感觉障碍、大小便功能失调，需紧急手术摘除椎间盘。

（2）诊断明显：经正规系统的非手术疗法无效者，应接受手术治疗，以减轻痛苦。

（3）症状反复发作者：一些患者症状显著，经非手术治疗缓解后，不到 6～8 周又再次发作，日常生活受到严重影响者，可考虑手术治疗。

（4）病情逐渐发展，神经症状明显者：患者病情加重，出现肌力减弱，神经支配区域持续麻木甚至足下垂，查体出现神经损害的体征，结合 CT、造影等检查神经根受压状况与症状相符，应及早进行手术治疗。

2. 术后治疗　术后第二天即可开始进行康复治疗。

（1）物理治疗：术后 24～48h 伤口可予红外线照射，每天 1～2 次，每次 20min；紫外线照射，亚红斑量，5～10s，每天 1～2 次；短波、超短波疗法或中频脉冲电，每天 1～2 次，每次 20min。

（2）运动治疗：术后 3 天作腰背肌等长收缩练习，每次 10～30 个，每天 1～2 次。拆线后作腰背肌练习抬起上身或后伸抬起下肢，逐步增加次数，半个月后开始做前述腰背肌锻炼。

（徐海东）

第五节　骨性关节炎

一、康复评定

①X线检查：远端指间关节、近端指间关节、膝关节和髋关节的评定。②关节ROM评定。③肌力评定：徒手肌力检查（MMT）、等长试验。④疼痛评定。⑤关节压痛。⑥步行能力评定。⑦畸形分析。⑧ADL能力的评定。

二、康复治疗

1. 运动与休息之间的平衡　一般骨性关节炎（OA）患者无须卧床休息。当负荷关节或多关节受累时，应限制其活动量。OA急性期关节肿痛症状严重，则应卧床休息，病变关节局部需夹板或支具短期固定。固定时要维持正确姿势。早期可进行肌肉等长收缩训练，或在轻微帮助下的主动训练，以缓解疼痛，防止肌肉萎缩及粘连，保持关节ROM。

2. 疼痛处理　如下所述。

（1）控制活动量：OA的疼痛是关节过度使用的信号，因此处理关节疼痛的重点是把体力活动限制在关节能耐受的范围内。病变关节过度使用，不仅加剧疼痛，而且增加病变关节的损伤程度。因此OA患者的活动量应根据病变关节的耐受度来确定。

（2）物理治疗：①热疗法：有热带法、石蜡疗法、矿泥热包裹等；②水疗法：采用热水浴39~40℃，具有镇痛作用；③低频电疗法：常与电离子导入疗法合用；④中频电疗：具有明显镇痛，促进血液循环作用；⑤高频电疗法：能达到改善血液循环，解除肌痉挛，消炎消肿作用。急性期时禁用温热疗法。

（3）药物：传统药物治疗是用非甾体抗炎药物，一般中等剂量。

3. 运动疗法　应视OA患者情况而定。常用有：医疗体操，进行身体各部位活动。也可利用器械进行主动、抗阻运动以增强肌力，增大关节ROM。

4. 支具与辅助器具　支具常用于炎性疼痛性或不稳定性关节，以减少关节活动，有助于消肿止痛或保持关节功能位。手夹板用于手、腕、肘等上肢关节，踝、膝等支具用于下肢，脊柱支具用于躯干部位。辅助器具有各种用途，主要是ADL辅助具，如拐杖、轮椅、持物器、穿衣器等。又如加高垫以增加厕所坐椅高度，以有利于髋关节炎、强直性脊柱炎患者的使用。

5. 关节保护要点　①避免同一姿势长时间负重；②保持正确体位，以减轻对某个关节的负重；③保持关节正常的对位对线；④工作或活动的强度不应加重或产生疼痛；⑤在急性疼痛时，关节不应负荷或活动；⑥使用合适的辅助具；⑦更换工作程序，以减轻关节应激反应。

6. 能量节约技术　①使用合适的辅助装置，在最佳体位下进行工作或ADL；②改造家庭环境，以适应患者的需要；③恰当协调休息与活动；④维持足够肌力；⑤保持良好姿势；⑥可在消除或减轻重力的情况下进行关节活动。

7. 预防　关节软骨组织随着年龄的增长而老化，这是自然规律。但若注意预防，可以延缓其进程和减轻其退行性变的程度。

（1）减重：体胖超重的中、老年人，宜控制饮食，适当进行体育活动，实行减肥，防止下肢各承重关节长时间超负荷。

（2）纠正畸形：对儿童的各种畸形均应及时进行矫正。

（3）准确复位：关节内骨折或关节邻近骨折应准确复位，可以避免继发性骨性关节炎。

（徐海东）

第六节　骨折

一、概述

1. 定义　骨折康复是在骨折整复和固定的基础上，针对骨关节功能障碍的因素，例如肿胀、粘连、关节僵硬、肌肉萎缩等采取相应的物理治疗、作业治疗以及矫形器等手段，使骨关节损伤部位恢复最大功能，以适应日常生活、工作和学习的需要。

2. 机制和作用　如下所述。

（1）机制：骨折后康复可以协调固定与运动之间的矛盾，预防或减少并发症的发生，有利于骨折愈合。康复治疗常用方法有物理治疗和作业治疗。科学地使用物理治疗可以有效地控制感染、消除肿胀、促进创面修复、软化瘢痕。运动疗法是以恢复功能为目标的治疗性锻炼。

（2）作用：①促进肿胀消退；②减少肌肉萎缩；③预防关节僵硬；④促进骨折愈合；⑤提高功能障碍后期手术的效果。

3. 上肢康复目标　上肢的主要功能是手的应用。当关节功能不能完全恢复时，则必须保证其最有效的、起码的活动范围，即以各关节的功能位为中心而扩大的活动范围。

（1）肩关节的功能位：肩外展 50°，前屈 20°，内旋 25°。

（2）肘关节的功能位：屈曲 90°，其最有用的活动范围在 60°~120°。

（3）前臂的功能位：旋前、旋后的中立位，其最有用的活动范围是旋前、旋后各 45°。

（4）腕关节的功能位：背伸 20°。

4. 下肢康复目标　下肢的主要功能是负重和行走，要求各关节保持充分的稳定。

（1）踝关节：行走时 ROM 在 70°~110°。

（2）膝关节：ROM 在 5°~60°。

（3）髋关节：当足跟着地时屈曲最大，而当足跟部离地时，接近完全伸直。

（4）下肢锻炼的肌肉：臀大肌，股四头肌和小腿三头肌。

二、评定

1. 要点　①详细了解病史，全面检查；②对骨折做出诊断时，要求正确、全面：包括骨折的部位、骨折的性质、移位程度、有无并发症等。

2. 评定内容　①骨折愈合：骨折对位，骨痂形成，延迟愈合或未愈合，有无假关节、畸形愈合，有无感染、血管神经损伤、骨化性肌炎；②关节活动度；③肌力；④肢体长度及周径；⑤感觉功能；⑥ADL 能力。

三、康复治疗

1. 骨折固定期（早期） 如下所述。

（1）目的：①消除肿胀；②缓解疼痛；③预防并发症的发生；④促进骨折愈合。在骨折复位时，必须保证骨折端固定牢靠，使软组织在复位固定后立即进行最大限度的活动。

（2）方案：①主动运动：是消除水肿的最有效、最可行和花费最少的方法。主动运动有助于静脉和淋巴回流；②患肢抬高：有助于肿胀消退，为了使抬高肢体收效，肢体的远端必须高于近端，近端要高于心脏平面；③物理治疗：非金属内固定者采用短波或超短波、直流电疗、低频脉冲磁疗、沿与骨折线垂直方向按摩器振动治疗等促进骨折愈合。

2. 骨折愈合期（晚期） 如下所述。

（1）目的：①消除残存肿胀；②软化和牵伸挛缩的纤维组织；③增加关节活动范围和肌力；④恢复肌肉的协调性和灵巧性。

（2）物理治疗

1）物理因子治疗：①局部紫外线照射，可促进钙质沉积与镇痛；②红外线、蜡疗可作为手法治疗前的辅助治疗，可促进血液循环、软化纤维瘢痕组织；③音频电、超声波疗法可软化瘢痕、松解粘连；④局部按摩对促进血液循环、松解粘连有较好作用。

2）恢复关节活动度：①主动运动：非受累关节进行各运动轴方向的主动运动，轻柔牵伸挛缩、粘连的组织。每个动作要求达到最大活动范围，重复多遍，每日数次；②助力运动和被动运动：刚去除外固定的患者可先采用主动助力运动，以后随着关节活动范围的增加而相应减少助力。对组织挛缩、粘连严重者，可使用被动运动，但被动运动方向与范围应符合解剖及生理功能。动作应平稳、缓和、有节奏，以不引起明显疼痛及肌肉痉挛为宜；③关节松动术：对骨折愈合良好、僵硬的关节，可配合热疗进行手法松动；④牵张训练：增加关节周围软组织弹性。

3）恢复肌力：逐步增加肌肉训练强度，引起肌肉的适度疲劳。①当肌力为 0～1 级时，选择神经肌肉电刺激、被动运动等；②当肌力为 2～3 级时，以主动运动为主，亦可进行助力运动。做助力运动时，助力应小；③当肌力为 4 级时，进行抗阻训练。有关节损伤时，关节活动应以多点抗阻等长收缩训练为主，以免加重关节损伤。

4）恢复 ADL 能力及工作能力：上肢采用作业治疗和职业前训练，改善动作技能技巧，增强体能，从而恢复患者伤前的 ADL 及工作能力，下肢以步态训练为主，恢复正常运动功能。

（周晓鹏　王华彬）

第四章

循环系统疾病的康复

第一节 循环系统疾病康复概述

世界卫生组织专家组认为康复是所有心脏病患者治疗的一个重要部分，它的目的在于改善功能储备，减轻或减少与活动有关的症状，减少不应有的残疾，使心脏病患者重新起到对社会有用并得到自我满足的作用。1995 年公布的美国公共卫生保健部，卫生保健政策研究所，美国心肺、血液研究所的《心脏康复的临床实践指导》对于心脏康复的定义是"心脏康复是涉及医学评价、处方运动、心脏危险因素矫正、教育和咨询等的综合长期程序，用以减轻心脏病的生理和心理影响，减少再发心肌梗死和猝死的危险，控制心脏症状，稳定或逆转动脉硬化过程和改善患者的心理和职业状态"。

康复的目的不仅在于训练那些因心血管病致残的患者适应环境，而且要干预他们所置身的环境和社会，促使他们成为社会的一员。所以，现在心脏病康复的适应证范围已扩展到所有心脏病患者，包括合并心功能不全和心律失常的患者。心脏康复的含义不仅包括临床症状得到控制和改善，也包括患者的生理功能的恢复、心理状态的健康和接近以往的社会工作和能力。因此，作为康复医学分支的心脏康复医学，不仅包括了运动康复，还涉及心身医学、社会医学、营养卫生学、环境医学、老年医学等领域，包括了心理社会康复和职业康复等问题；心脏康复的意义还包括二级预防的作用，包括通过宣传和心理咨询等方法使患者戒烟酒和控制不良的习惯、调整心理状态等，以达到控制易患因素，减低复发率。2006 年美国心脏协会/美国心脏病学会（AHA/ACC）的冠心病二级预防的指南更进一步强调了包括运动治疗在内的各种危险因素控制达标的重要性。

（张洪蕊）

第二节 心功能评定

一、运动试验在心脏康复评定中的作用

心脏负荷运动试验简称运动试验（exercise testing），它可以直接评定心脏的功能容量（functional capacity）和体力活动时的安全性，并对心脏病的预后有预测作用。

二、心功能评定

心功能指心脏做功能力的限度，取决于心脏心肌的收缩和舒张功能，也受心脏前、后负荷和心率的影响。

1. NYHA 心功能分级　纽约心脏病学会心功能分级是目前最常用的分级方法，此心功能程度分级主要根据症状，参考呼吸困难和乏力等症状。最大的缺点是依赖主观表现分级，评估者判断变异较大，同时受患者表达能力的影响。但由于已经应用多年，评估方法已被广泛接受，所以目前仍然有较大的使用价值。

2. 心脏超声评定心功能　超声心动图不仅可直接观察心脏和大血管的结构，而且可以随着心动周期的变化推算心泵功能、收缩功能和舒张功能，其优点是无创性，可以反复测定，而且对人体无害。

（1）泵血功能测定：包括左心室每搏排出量（SV）和心排出量（CO）：应用超声测量出的内径等数据通过公式计算出 SV 和 CO，心搏出量增高见于各种高搏出量状态，降低时见于心功能不全或由于失血、休克状态所致；射血分数（EF）：即每搏排出量占左心室舒张末期容量的百分比，反映左心室的排血效率。射血分数可以用于评估心肌的收缩功能，射血分数的变化可以反映心肌收缩力的改变。一般认为射血分数 <58% 可以考虑为异常，在 50% ~75% 为轻度减低，在 35% ~49% 为中度降低，在 34% 以下为明显降低。

（2）左心室收缩功能：可通过测定左心室短轴缩短率和左心室向心缩短率，还有左心室局部收缩功能而获得。

（3）左室舒张功能和右心功能：可通过多普勒超声、M 型及二维超声心动图测出。

3. 心脏导管检查测定心功能　①左心室造影：将导管放在左心室快速注入造影剂摄片后，从电影上出现的心动周期不同时刻的左心室心内膜边缘算出每搏排出量、射血分数等，对心室的节段性运动异常进行定性或定量的分析。②指示剂稀释法心功能测定：在右心房经导管快速注入冰水，冰水与血液混合后进入肺动脉内，测定肺动脉的血液温度，计算机会自动计算出心排血量。

4. 放射性核素扫描测定左心室功能　利用 ^{201} 铊和 ^{99} 锝剂通过门控心肌显像获得的左心室舒张和收缩期图像，可计算出不同的左心室功能参数、左心室腔与心肌计数比值和肺心计数比值等，亦可预测心功能的比值。

5. 运动试验　心肺运动试验可以提供心脏功能容量（cardiac functional capacity）的客观指标，具体在心脏康复中的作用为调整康复中的体力活动量，出院前评定，运动处方依据，预测心血管风险，用于心导管检查、药物治疗或体育疗法的筛选；确定所需运动程序（是否需监测、是否需医务人员在场）；随访检查内容的一部分。

6. 其他方法　心机械图是利用心脏泵活动为基础而记录的低频机械振动波，包括颈动脉波动图、心尖波动图、颈静脉波动图、心阻抗图等，可以测定泵血功能。另外磁共振和快速 CT 也可从不同方面测定出心功能的指标。

（高　君）

第三节 冠心病

一、总论

(一) 概述

冠状动脉疾病 (coronary artery disease, CAD), 简称冠心病, 是一种最常见的心脏病, 是因冠状动脉痉挛, 狭窄或闭塞, 引起心肌供氧与耗氧间不平衡, 从而导致心肌缺血性损害, 也称为缺血性心脏病 (ischemic heart disease, IHD)。引起冠状动脉狭窄的原因绝大部分为冠状动脉粥样硬化所致 (占95%以上), 因此习惯上把冠状动脉病视为冠状动脉粥样硬化性心脏病。冠心病目前是我国居民致残、致死的主要原因之一。本病多见于40岁以上的男性和绝经期后的女性。近年来, 我国冠心病发病有增多趋势。

(二) 冠心病的发病机制及危险因素

1. 发病机制 冠心病的发病机制也即动脉粥样硬化的发病机制, 目前尚不十分清楚, 比较公认的几个学说: 内皮损伤–反应学说; 脂质浸润学说; 免疫反应学说; 血栓形成学说等。

目前观点看, 动脉粥样硬化是一种慢性炎症性疾病。内皮损伤或血清胆固醇水平过高导致大量以低密度脂蛋白 (low – density lipoprotein – cholesterol, LDL) 为主的脂质颗粒沉积于动脉内皮下; 这些沉积的脂质颗粒随后被修饰标记并吸引血液中的单核细胞、淋巴细胞等迁移至内皮下; 迁移至内皮下的单核细胞转化为巨噬细胞并大量吞噬修饰的脂质颗粒, 但超过高密度脂蛋白 (high – density lipoprotein – cholesterol, HDL) 等把胆固醇向内膜外转运能力, 则巨噬细胞形成的泡沫细胞破裂、死亡; 大量死亡的泡沫细胞聚集形成脂池并吸收动脉中层的平滑肌细胞迁移至内膜, 随后平滑肌细胞由收缩型衍变为合成型并产生大量胶原和弹力纤维等包裹脂池形成典型粥样硬化病变。

2. 危险因素 尽管动脉粥样硬化发生机制并不十分清楚, 但流行病学研究显示, 有些因素与动脉粥样硬化的发生发展有明显相关性, 称为危险因素。

(1) 高血压病: 收缩压或舒张压升高与冠心病发病危险性之间有明显的相关性, 而且收缩压升高比舒张压升高的危险性更大。9项前瞻性研究, 包括42万人的回顾性分析表明, 平均随访10年后, 在舒张压最高的20%人中冠心病事件的发生率是舒张压最低的20%人群的5~6倍。舒张压每增高1kPa (7.5mmHg), 估计患冠心病的危险性增加29%。且血压越高, 持续时间越长, 患冠心病的危险性就越大。降压药物使高血压病患者的血压降低0.8kPa (6mmHg), 冠心病事件减少14%。我国冠心病患者中50%~70%患有高血压病, 而全国的成人高血压病患者达2亿, 患病率达18.8%。

高血压病引起动脉粥样硬化的可能原因: ①由于对动脉壁的侧压作用, 动脉伸长等导致动脉壁机械损伤, 使胆固醇和LDL易侵入动脉壁; ②由于血管张力增加, 使动脉内膜伸张及弹力纤维破裂, 引起内膜损伤, 并刺激平滑肌细胞增生, 壁内黏多糖、胶原及弹力素增多; ③由于引起毛细血管破裂, 使动脉壁局部血栓形成; ④使平滑肌细胞内溶酶体增多, 减少动脉壁上胆固醇清除。

(2) 吸烟: 在Framingham心脏研究中, 不论男女, 每天吸10支烟, 可使心血管病病死率增加 31%。原来每天吸烟 1 包的高血压病患者，戒烟可减少心血管疾病危险 35% ~ 40%。吸烟增加冠心病危险的机制：①吸烟降低 HDL 胆固醇水平，男性减低 12%，女性降低 7%。吸烟改变 LCAT 活性，对 HDL 的代谢和结构产生不良影响。吸烟可使 apoA - I 和 apoA - Ⅱ相互交联，使 HDL 的功能改变，失去保护心脏的作用，这可能是吸烟增加患冠心病危险的主要机制。②对冠状动脉血流量有不利影响。吸烟可明显增加血管痉挛的危险，对血管内皮细胞功能、纤维蛋白原浓度和血小板凝集性也产生不利影响。③可使碳氧血红蛋白显著增高，载氧血红蛋白减少，氧离曲线左移，从而使动脉组织缺氧，平滑肌细胞对 LDL 的摄取增加而降解减少。④可使组织释放儿茶酚胺增多，前列环素释放减少，致血小板聚集和活力增强，从而促进动脉粥样硬化的发生和发展。

（3）血脂异常

1）血脂：是血浆中的胆固醇、三酰甘油（triacylglycerol，TG）和类脂如磷脂等的总称。血脂异常指循环血液中脂质或脂蛋白的组成成分浓度异常，可由遗传基因和（或）环境条件引起。冠心病是多因素疾病，其中，总胆固醇（total cholesterol，TC）作为危险因素积累了最多的循证证据。研究显示，LDL 每降低 1mmol/L，冠心病死亡风险降低 20%，其他心源性死亡风险降低 11%，全因死亡风险降低 10%。在 Framingham 研究中，HDL 在0.9mmol/L 以下者，与 HDL 胆固醇在 1.6mmol/L 以上者相比，冠心病的发病率增高 8 倍。据估计，HDL 胆固醇每增高 0.026mmol/L，男性的冠心病危险性减少 2%，女性减少 3%。可见 HDL 具有保护心脏的作用。血浆三酰甘油和冠心病的关系尚未明确，但流行病学资料提示，TG 在判断冠心病危险性时起重要作用。在前瞻性研究中，单变数分析显示 TG 浓度和冠心病发生率直接相关，但在多变数分析时这个相关性减弱。在控制 HDL 的分析中，TG和冠心病发生率的相关性可以消失。TG 增高和冠心病的相关性减弱的部分原因是富含 TG的脂蛋白和 HDL 在代谢中有相互关系。现有证据显示，载脂蛋白 B（apoB）是心血管疾病（CVD）危险因素之一，比 LDL - C 更能反映降脂治疗是否恰当，而且实验室检测中 apoB 比LDL - C 出现错误的概率更小，尤其对于有高三酰甘油血症的患者。因此，目前 apoB 已经作为评估冠心病危险因素的重要指标。

2）临床应用：临床上检测血脂的项目为 TC、TG、HDL - C、LDL - C、ApoA1、apoB、Lp（a）、sLDL，其中前 4 项为基本临床实用检测项目。各血脂项目测定值的计量单位为mmol/L，有些国家用 mg/dl。TC、HDL - C、LDL - C 的换算系数为 mg/dl × 0.025 9 = rnmol/L；TG 的换算系数为 mg/dl × 0.011 3 = mmol/L。

从实用角度出发，血脂异常可进行简易的临床分型（表 4 - 1）。

表 4 - 1 血脂异常的临床分型

分型	TC	TG	HDL - C	相当于 WHO 表型
高胆固醇血症	增高			Ⅱa
高三酰甘油血症		增高		Ⅳ、Ⅰ
混合型高脂血症	增高	增高		Ⅱb、Ⅲ、Ⅳ、Ⅴ
低高密度脂蛋白血症			降低	

3）治疗目标：血脂治疗的主要目标是降低 LDL - C，次要目标为降低 apoB。

2011 欧洲心脏病学会（ESC）/欧洲动脉粥样硬化学会（EAS）指南依据年龄、血压

（SBP）、血脂水平（TC）、是否吸烟、性别对患者进行心血管总风险的分层（SCORE 积分系统，图 4 - 1），针对不同危险程度的患者制定治疗的具体目标值（表 4 - 2）。

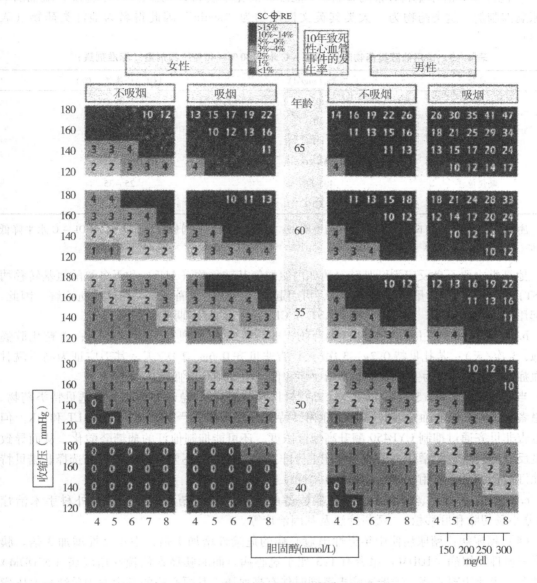

图 4 - 1　SCORE 积分

表 4 - 2　2011 ESC/EAS 指南对冠心病危险人群的分类及治疗目标值

危险程度	患者类型	LDL - C 目标值
极高危	CVD、T2DM、T1DM 合并靶器官损害、中重度 CKD、SCORE 评分 >10%	<1.8mmol/L（70mg/dl）和/或 LDL - C 下降 >50%
高危	单个危险因素显著升高、5% ≤SCORE <10%	<2.5mmol/L（100mg/dl）
中危	1% ≤SCORE <5%	<3.0mmol/L（115mg/dl）
低危	SCORE 评分 ≤1%	未推荐

4）药物治疗

a. 他汀类：治疗血脂异常的基石。"他汀"的化学名为3－羟基－3甲基戊二酰辅酶A还原酶抑制剂。这类药物为一大类其英文词尾均为"statin"因此得名为他汀类药物（表4－3）。

表4－3　常用他汀类药物降低LDL－C水平30%～40%所需剂量（标准剂量）*

药物	剂量（mg/d）	LDL－C降低（%）
阿托伐他汀	10#	39
洛伐他汀	40	31
普伐他汀	40	34
辛伐他汀	20～40	35～41
氟伐他汀	40～80	25～35
瑞舒伐他汀	5～10	39～45

注：*估计LDL－C降低数据来自各药说明书；#从标准剂量起剂量每增加1倍，LDL－C水平降低约6%。

他汀类主要不良反应为肝脏转氨酶如丙氨酸氨基转移酶（ALT）和天冬氨酸氨基转移酶（AST）升高，且呈剂量依赖性。另外，可引起肌病，包括肌痛、肌炎和横纹肌溶解。因此，在起用他汀类药物时，要检测ALT、AST和CK，治疗期间定期监测复查。

b. 贝特类：临床上常用的贝特类药物：非诺贝特（片剂0.1g，3次/天；微粒化胶囊0.2g，1次/天）；苯扎贝特0.2g，3次/天；吉非贝齐0.6g，2次/天。其适应证为高三酰甘油血症或以TG升高为主的混合型高脂血症和低高密度脂蛋白血症。

当血清TG水平＞5.65mmol/L时，治疗目标主要为预防急性胰腺炎，首选贝特类药物。当患者为混合型高脂血症时，可以他汀和贝特类合用，但需严密监测AST、ALT和CK。但注意吉非贝齐通过抑制CYP450酶升高他汀浓度，还可能抑制他汀的葡糖醛酸化，从而导致不良反应而发生危险增加。因此，临床上吉非贝齐与他汀类不要联合应用，可选择非诺贝特与他汀类药物联合应用。

c. 其他：烟酸类、胆酸螯合剂、胆固醇吸收抑制剂等药物治疗，尚有外科手术治疗（部分小肠切除和肝移植）、透析疗法及基因治疗等。

（4）糖尿病：糖尿病使中年男性患冠心病的危险性增加1倍，中年女性增加3倍。胰岛素依赖性糖尿病（IDDM）患者有1/3死于冠心病。而非胰岛素依赖性糖尿病（NIDDM）患者有一半死于冠心病。若糖尿病患者同时伴有高血压，其冠心病的发生率为单纯高血压病者的2倍。另有报道，糖耐量不正常的男性发生冠心病的危险性较糖耐量正常者多50%；女性则增加2倍。

糖尿病使患冠心病危险增高的机制：①糖尿病常与其他冠心病危险因素如高血压和肥胖同时存在。②糖尿病患者典型的血脂异常表现是血浆HDL胆固醇降低，TG升高；常伴有小颗粒致密LDL。③糖尿病患者的脂蛋白可经糖基化而改变结构，影响受体识别和结合。LDL糖基化后在循环中积聚，使巨噬细胞中积聚的胆固醇酯增多，HDL糖基化后可促进胆固醇酯在动脉壁中积聚。④伴有动脉粥样硬化的糖尿病患者血小板凝集性增高和纤溶酶原激活抑制剂（PAI－1）增多，导致高凝状态。⑤胰岛素促进平滑肌细胞增生，增加动脉壁内胆固醇的积聚。近年，已把糖尿病作为冠心病的等危症。

（5）缺少体力活动：定期体育活动可减少患冠心病事件的危险。与积极活动的职业相比，久坐职业的人员冠心病相对危险是 1.9。在 MRFIT 研究的 10 年随访中，从事中等体育活动的人冠心病病死率比活动少的人减少 27%。增加体育活动减少冠心病事件的机制，有增高 HDL 胆固醇、减轻胰岛素抵抗、减轻体重和降低血压。

（6）肥胖：在男性和女性中，肥胖都是心血管疾病的独立危险因素。年龄 < 50 岁的最胖的 1/3 人群，比最瘦的 1/3 人群的心血管病发生率在男性和女性分别增加 1 倍和 1.5 倍。

（7）其他因素

1）血栓因子：各种致血栓因子可预测冠心病事件。纤维蛋白原、凝血因子Ⅶ和 PAI－1 浓度增高，纤维蛋白溶解活性降低可导致高凝状态；溶解血块的能力和清除纤维蛋白片断的能力降低，在粥样硬化形成中起作用。

2）高半胱氨酸血症：也是冠心病的一个独立危险因素。确切机制不明，可能与血管内皮损伤和抗凝活性减退有关。

3）饮酒：在冠心病危险中的地位难以确定，中等量适度饮酒伴冠心病危险减少。这可能与饮酒增加 HDL 胆固醇浓度和增加纤溶活性有关。在中国居民膳食指南中建议每天红酒不超过 50mL，白酒不超过 20mL。

4）A 型性格：A 型性格者患心绞痛或心肌梗死的危险性是 B 型性格者的 2 倍，但也有不同的意见，可能与不同的研究用于判断性格分型的方法不同有关。

5）抗氧化物：血液中抗氧化物浓度低可使 LDL 和 Lp（a）易于氧化，脂蛋白氧化被认为是巨噬细胞上的清除受体识别脂蛋白的先决条件，抗氧化物浓度降低就增加了动脉粥样硬化的危险性。

（8）不可调整的危险因素

1）家族史：是较强的独立危险因素。在控制其他危险因素后，冠心病患者的亲属患冠心病的危险性是对照组亲属的 2.0～3.9 倍。阳性家族史伴随冠心病危险增加可能是基因对其他易患因素（如肥胖、高血压病、血脂异常和糖尿病）介导而起作用的。冠心病家族史是指患者的一级亲属男性在 55 岁以前、女性在 65 岁以前患冠心病。

2）年龄：临床绝大多数冠心病发生于 40 岁以上的人，随着年龄增长患冠心病的危险性增高。致死性心肌梗死患者中约 4/5 是 65 岁以上的老年人。

3）性别：男性冠心病病死率为女性的 2 倍，60% 冠心病事件发生在男性中。男性发生有症状性冠心病比女性早 10 年，但绝经后女性的冠心病发生率迅速增加，与男性接近。女性可调节危险因素与男性相同，但糖尿病对女性产生较大的危险。HDL 胆固醇减低和 TG 增高对女性的危险也较大。

（三）病理和病理生理

1. 动脉粥样硬化的病理　动脉粥样硬化斑块是慢性进展病变，其形成需要 10～15 年的时间（图 4－2）。形成过程动脉粥样硬化病变常位于血管分支开口的内侧，或血管固定于周围组织的部位，如左冠状动脉的前降支近端，主动脉弓的弯曲部等。因为这些部位血流呈高度湍流，承受的机械应力较大，易致内皮细胞损伤。动脉粥样硬化病变可有下列 4 种情况。

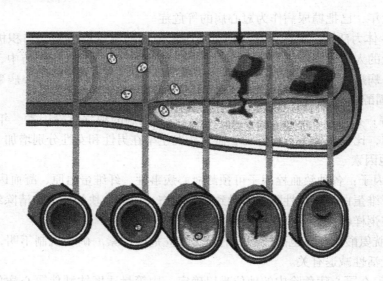

图 4 - 2 动脉粥样硬化的进展过程

斑块不稳定，破裂、血栓形成、临床各种心血管事件发生如 ACS

（1）脂质条纹：为早期病变，常在儿童和青年人中发现，局限于动脉内膜，形成数毫米大小的黄色脂点或长达数厘米的黄色脂肪条纹。其特征是内含大量泡沫细胞，是可逆的。

（2）弥漫性内膜增厚：该病变是由大量内膜平滑肌细胞，围以数量不等的结缔组织组成，尚有细胞外脂质广泛地与平滑肌、巨噬细胞、T 淋巴细胞和结缔组织混合。

（3）纤维斑块：为进行性动脉粥样硬化最具特征性的病变。外观白色，隆起并向动脉腔内突出，可引起管腔狭窄。内含大量脂质、泡沫细胞、淋巴细胞、增殖的平滑肌细胞及基质成分（如胶原、弹力蛋白、糖蛋白等）。这些细胞和细胞外基质共同形成纤维帽，覆盖着深部的粥样的黄色物质，这些物质由大量脂质和坏死崩解的细胞碎片混合而成。脂质主要是胆固醇和胆固醇酯。

（4）复合病变：是由纤维斑块出血、钙化、细胞坏死而形成。钙化是复合性病变的特征。斑块较大时表面可出现裂隙或溃疡，可继发血栓形成，如血栓形成发生在冠状动脉内，则导致急性冠状动脉综合征。

2. 冠心病的病理生理 冠状动脉有左、右两支，分别开口于左、右冠状窦。左冠状脉有 1~3cm 的总干，然后再分为前降支及回旋支。前降支供血给左心室前壁中下部、心室间隔的前 2/3 及二尖瓣前外乳头肌和左心房；回旋支供血给左心房、左心室前壁上部及外侧壁、心脏膈面的左半部或全部和二尖瓣后内乳头肌。右冠状动脉供血给右心室、室间隔的后 1/3 和心脏膈面的右侧或全部。此三支冠状动脉之间有许多细小分支互相吻合。

粥样硬化病变可累及冠状动脉的一支、二支或三支。其中以左前降支受累最为多见，病变也最重，其次是右冠状动脉、左回旋支和左冠状动脉主干。病变在血管近端较远端重，主支病变较分支重。病变可局限在冠状动脉某一段造成明显的管腔狭窄甚至急性闭塞，亦可成节段性分布造成一支或几支冠状动脉多处狭窄，常造成慢性冠状动脉供血不全。

正常情况下，冠状动脉通过神经和体液机制调节，使心肌的需血和冠状动脉的供血保持动态平衡。当管腔轻度狭窄时（＜50%），心肌的血供未受影响，患者无症状，运动负荷试验也不显示心肌缺血的表现，故虽有冠状动脉粥样硬化，还不能认为已有冠心病。当管腔狭窄加重时（>50%），心肌供血障碍，出现心肌缺血的表现，则称为冠心病。冠状动脉供血不足范围的大小，取决于病变动脉的大小和多少；严重程度取决于管腔狭窄的程度及病变发展的速度。病变发展缓慢者细小动脉吻合支由于代偿性的血流增多而逐渐增粗，促进侧支循环，改善心肌供血。此时即使病变较重，心肌损伤却不一定严重。病变发展较快者，管腔迅速堵塞，冠状动脉分支间来不及建立侧支循环，而迅速出现心肌损伤、坏死。长期冠状动脉供血不足引起心肌萎缩、变性和纤维增生，可致心肌硬化，心脏扩大。此外，粥样斑块的出血或破裂，粥样硬化冠状动脉（亦可无粥样硬化病变）发生痉挛或病变动脉内血栓形成，均可使动脉腔迅速发生严重的狭窄或堵塞，引起心肌急性缺血或坏死。现在认为粥样斑块有两种，即稳定斑块与易碎斑块。稳定斑块的脂质核心较小而纤维帽较厚，不易发生破裂，在临床上多表现为稳定性心绞痛；易碎斑块的脂质核心较大而纤维帽较薄，容易发生破裂，随之在破裂处形成血栓，如果血栓未完全堵塞血管，临床上表现为不稳定性心绞痛或非 ST 段抬高性心肌梗死，如完全堵塞血管，就引起 ST 段抬高性心肌梗死。

（四）临床分型

1. 隐匿型或无症状性冠心病　无症状，但有客观心肌缺血的证据（包括心电图、运动负荷试验等）。心肌无组织形态改变。

2. 心绞痛　有发作性胸骨后疼痛，为短时间心肌供血不足引起。心肌多无组织形态改变。临床分为 3 种。

（1）劳力性心绞痛（angina pectoris of effort）：由体力劳动或其他增加心肌耗氧量的因素（如运动、情绪激动等）所诱发的短暂胸痛发作，休息或舌下含服硝酸甘油后疼痛可迅速消失。①如心绞痛性质稳定在 1 个月以上无明显改变，诱发疼痛的劳力和情绪激动程度相同，且疼痛程度和频度相仿者，称为稳定型劳力性心绞痛（stable angina pectoris）；②如心绞痛病程在 1 个月以内者称为初发型劳力性心绞痛（initial onset angina pectoris）；③如在原来稳定型心绞痛的基础上，在 3 个月内疼痛发作次数增加、疼痛程度加剧、发作时限延长（可能超过 10 min），用硝酸甘油不能使疼痛立即或完全消除，在较轻的体力活动或情绪激动即能引起发作者，称为恶化型劳力性心绞痛（worsening angina pectoris），亦称进行性心绞痛（progressive angina pectoris）。

（2）自发性心绞痛：指胸痛发作与心肌耗氧量的增加无明显关系，在安静状态下发生心绞痛。这种心绞痛一般持续时间较长，程度较重，且不易为硝酸甘油所缓解。包括：①卧位型心绞痛（angina decubitus），指在休息时或熟睡时发生的疼痛。此疼痛持续时间较长，程度较重，患者常烦躁不安，起床走动。硝酸甘油的疗效不明显。发生机制尚有争论，可能与夜梦、夜间血压降低或发生未被发觉的左心室衰竭，以致狭窄的冠状动脉远端心肌灌注不足；或平卧时静脉回流增加，心脏工作量增加，耗氧增加有关。②变异型心绞痛（Prinzmetal's variant angina pectoris），特点是休息时胸痛，劳力不诱发心绞痛；有定时发作倾向，常在下半夜、清晨或其他固定时间发；发作时心电图某些导联 ST 段抬高，伴非缺血区导联 ST 段压低，发作缓解后 ST 段恢复正常；发作时间超过 15min。其原因主要由冠状动脉大分支痉挛引起，痉挛可发生在冠状动脉狭窄的基础上，也可发生在冠状动脉造影正常的血管。可能与 α 受体受到刺激有关。心电图 ST 段抬高系由受累区域全层心肌急性缺血所致。③中间综合征（intermediate syndrome），指心肌缺血引起的心绞痛历时较长，为 30～60min，甚至更长时间。发作常在休息或睡眠中发生，但心电图和心肌酶检查无心肌坏死。常是心肌梗死的前奏。④梗死后心绞痛（postinfraction angina），指在急性心肌梗死后 24h 至 1 个月内发生的心绞痛。

（3）混合性心绞痛（mixed type angina pectoris）：指劳力性和自发性心绞痛混合出现，由冠状动脉病变导致冠状动脉血流储备固定地减少，同时又发生短暂性的再减少所致。

3. 心肌梗死　症状严重，为冠状动脉闭塞致心肌急性缺血性坏死所引起。

4. 缺血性心肌病　长期心肌缺血所导致的心肌逐渐纤维化，过去称为心肌纤维化或心肌硬化。表现为心脏增大，心力衰竭和（或）心律失常。

5. 猝死　突发心搏骤停而死亡，多为心脏局部发生电生理紊乱或起搏、传导功能障碍引起严重心律失常所致。

目前临床上根据病理、临床表现及治疗的不同常分为：稳定型心绞痛和急性冠状动脉综合征（acute coronary syndrome）。急性冠状动脉综合征包括：①不稳定型心绞痛；②急性非 ST 段抬高型心肌梗死；③急性 ST 段抬高型心肌梗死。不稳定型心绞痛包括初发劳力性心绞痛、恶化劳力性心绞痛、自发性心绞痛、混合性心绞痛。本章以此分类进行阐述。

二、不稳定型心绞痛

（一）定义

临床上将原来的初发型心绞痛、恶化型心绞痛和各型自发性心绞痛广义地统称为不稳定型心绞痛（UAP）。其特点是疼痛发作频率增加、程度加重、持续时间延长、发作诱因改变，甚至休息时亦出现持续时间较长的心绞痛。含化硝酸甘油效果差，或无效。本型心绞痛介于稳定型心绞痛和急性心肌梗死之间，易发展为心肌梗死，但无心肌梗死的心电图及血清酶学改变。

不稳定型心绞痛是介于稳定型心绞痛和急性心肌梗死之间的一组临床心绞痛综合征。有学者认为除了稳定的劳力性心绞痛为稳定型心绞痛外，其他所有的心绞痛均属于不稳定型心绞痛，包括初发劳力型心绞痛、恶化劳力型心绞痛、卧位型心绞痛、夜间发作的心绞痛、变异型心绞痛、梗死前心绞痛、梗死后心绞痛和混合型心绞痛。如果劳力性和自发性心绞痛同时发生在一个患者身上，则称为混合型心绞痛。

不稳定型心绞痛具有独特的病理生理机制及临床预后，如果得不到恰当及时的治疗，可能发展为急性心肌梗死。

（二）病因及发病机制

目前认为有五种因素与产生不稳定型心绞痛有关，它们相互关联。

1. 冠脉粥样硬化斑块上有非阻塞性血栓　为最常见的发病原因，冠脉内粥样硬化斑块破裂诱发血小板聚集及血栓形成，血栓形成和自溶过程的动态不平衡过程，导致冠脉发生不稳定的不完全性阻塞。

2. 动力性冠脉阻塞　在冠脉器质性狭窄基础上，病变局部的冠脉发生异常收缩、痉挛导致冠脉功能性狭窄，进一步加重心肌缺血，产生不稳定型心绞痛。这种局限性痉挛与内皮细胞功能紊乱、血管收缩反应过度有关，常发生在冠脉粥样硬化的斑块部位。

3. 冠状动脉严重狭窄　冠脉以斑块导致的固定性狭窄为主，不伴有痉挛或血栓形成，见于某些冠脉斑块逐渐增大、管腔狭窄进行性加重的患者，或 PCI 术后再狭窄的患者。

4. **冠状动脉炎症** 近年来研究认为斑块发生破裂与其局部的炎症反应有十分密切的关系。在炎症反应中感染因素可能也起一定作用，其感染物可能是巨细胞病毒和肺炎衣原体。这些患者炎症递质标志物水平检测常有明显增高。

5. **全身疾病加重的不稳定型心绞痛** 在原有冠脉粥样硬化性狭窄基础上，由于外源性诱发因素影响冠脉血管导致心肌氧的供求失衡，心绞痛恶化加重。常见原因有：①心肌需氧增加，如发热、心动过速、甲亢等。②冠脉血流减少，如低血压、休克。③心肌氧释放减少，如贫血、低氧血症。

（三）临床表现

1. **症状** 临床上不稳定型心绞痛可表现为新近发生（1 个月内）的劳力型心绞痛，或原有稳定型心绞痛的主要特征近期内发生了变化，如心前区疼痛发作更频繁、程度更严重、时间也延长，轻微活动甚至在休息也发作。少数不稳定型心绞痛患者可无胸部不适表现，仅表现为颌、耳、颈、臂或上胸部发作性疼痛不适，或表现为发作性呼吸困难，其他还可表现为发作性恶心、呕吐、出汗和不能解释的疲乏症状。

2. **体格检查** 一般无特异性体征。心肌缺血发作时可发现反常的左室心尖冲动，听诊有心率增快和第一心音减弱，可闻及第三心音、第四心音或二尖瓣反流性杂音。当心绞痛发作时间较长，或心肌缺血较严重时，可发生左室功能不全的表现，如双肺底细小水泡音、甚至急性肺水肿或伴低血压。也可发生各种心律失常。

体检的主要目的是努力寻找诱发不稳定型心绞痛的原因，如难以控制的高血压、低血压、心律失常、梗阻性肥厚型心肌病、贫血、发热、甲状腺功能亢进、肺部疾病等，并确定心绞痛对患者血流动力学的影响，如对生命体征、心功能、乳头肌功能或二尖瓣功能等的影响，这些体征的存在高度提示预后不良。

体检对胸痛患者的鉴别诊断至关重要，有几种疾病状态如得不到及时准确诊断，即可能出现严重后果。如背痛、胸痛、脉搏不整，心脏听诊发现主动脉瓣关闭不全的杂音，提示主动脉夹层破裂，心包摩擦音提示急性心包炎，而奇脉提示心脏压塞，气胸表现为气管移位、急性呼吸困难、胸膜疼痛和呼吸音改变等。

3. **临床类型** 如下所述。

（1）静息心绞痛：心绞痛发生在休息时，发作时间较长，含服硝酸甘油效果欠佳，病程 1 个月以内。

（2）初发劳力型心绞痛：新近发生的严重心绞痛（发病时间在 1 个月以内），CCS（加拿大心脏病学会的劳力型心绞痛分级标准，表 4-4）分级，Ⅲ级以上的心绞痛为初发性心绞痛，尤其注意近 48h 内有无静息心绞痛发作及其发作频率变化。

表 4-4 加拿大心脏病学会的劳力型心绞痛分级标准

分级	特点
Ⅰ级	一般日常活动例如走路、登楼不引起心绞痛，心绞痛发生在剧烈、速度快或长时间的体力活动或运动后
Ⅱ级	日常活动轻度受限，心绞痛发生在快步行走、登楼、餐后行走、冷空气中行走、逆风行走或情绪波动后活动
Ⅲ级	日常活动明显受限，心绞痛发生在路一般速度行走时
Ⅳ级	轻微活动即可诱发心绞痛患者不能做任何体力活动，但休息时无心绞痛发作

（3）恶化劳力型心绞痛：既往诊断的心绞痛，最近发作次数频繁、持续时间延长或痛阈降低（CCS 分级增加 I 级以上或 CCS 分级 III 级以上）。

（4）心肌梗死后心绞痛：急性心肌梗死后 24h 以后至 1 个月内发生的心绞痛。

（5）变异型心绞痛：休息或一般活动时发生的心绞痛，发作时 ECG 显示暂时性 ST 段抬高。

（四）辅助检查

1. 心电图　不稳定型心绞痛患者中，常有伴随症状而出现的短暂的 ST 段偏移伴或不伴有 T 波倒置，但不是所有不稳定型心绞痛患者都发生这种 ECG 改变。ECG 变化随着胸痛的缓解而常完全或部分恢复。症状缓解后，ST 段抬高或降低或 T 波倒置不能完全恢复，是预后不良的标志。伴随症状产生的 ST 段、T 波改变持续超过 12h 者可能提示非 ST 段抬高心肌梗死。此外临床表现拟诊为不稳定型心绞痛的患者，胸导联 T 波呈明显对称性倒置（≥0.2mV），高度提示急性心肌缺血，可能系前降支严重狭窄所致。胸痛患者 ECG 正常也不能排除不稳定型心绞痛可能。若发作时倒置的 T 波呈伪性改变（假正常化），发作后 T 波恢复原倒置状态；或以前心电图正常者近期内出现心前区多导联 T 波深倒，在排除非 Q 波性心肌梗死后结合临床也应考虑不稳定型心绞痛的诊断。

不稳定型心绞痛患者中有 75%～88% 的一过性 ST 段改变不伴有相关症状，为无痛性心肌缺血。动态心电图检查不仅有助于检出上述心肌缺血的动态变化，还可用于不稳定型心绞痛患者常规抗心绞痛药物治疗的评估以及是否需要进行冠状动脉造影和血管重建术的参考指标。

2. 心脏生化标志物　心脏肌钙蛋白：肌钙蛋白复合物包括 3 个亚单位，即肌钙蛋白 T（TnT）、肌钙蛋白 I（TnI）和肌钙蛋白 C（TnC），目前只有 TnT 和 TnI 应用于临床。约有 35% 不稳定型心绞痛患者显示血清 TnT 水平增高，但其增高的幅度与持续的时间与 AMI 有差别。AMI 患者 TnT > 3.0ng/mL 者占 88%，非 Q 波心肌梗死中仅占 17%，不稳定型心绞痛中无 TnT > 3.0ng/mL 者。因此，TnT 升高的幅度和持续时间可作为不稳定型心绞痛与 AMI 的鉴别诊断之参考。

不稳定型心绞痛患者 TnT 和 TnI 升高者较正常者预后差。临床怀疑不稳定型心绞痛者 TnT 定性试验为阳性结果者表明有心肌损伤（相当于 TnT > 0.05μg/L），但如为阴性结果并不能排除不稳定型心绞痛的可能性。

3. 冠状动脉造影　目前仍是诊断冠心病的金标准。在长期稳定型心绞痛的基础上出现的不稳定型心绞痛常提示为多支冠脉病变，而新发的静息心绞痛可能为单支冠脉病变。冠脉造影结果正常提示可能是冠脉痉挛、冠脉内血栓自发性溶解、微循环系统异常等原因引起，或冠脉造影病变漏诊。

不稳定型心绞痛有以下情况时应视为冠脉造影强适应证：①近期内心绞痛反复发作，胸痛持续时间较长，药物治疗效果不满意者可考虑及时行冠状动脉造影，以决定是否急诊介入性治疗或急诊冠状动脉旁路移植术（CABG）。②原有劳力性心绞痛近期内突然出现休息时频繁发作者。③近期活动耐量明显减低，特别是低于 Bruce II 级或 4METs 者。④梗死后心绞痛。⑤原有陈旧性心肌梗死，近期出现由非梗死区缺血所致的劳力性心绞痛。⑥严重心律失常、LVEF < 40% 或充血性心力衰竭。

4. 螺旋 CT 血管造影（CTA）　近年来，多层螺旋 CT 尤其是 64 排螺旋 CT 冠状动脉成像（CTA）在冠心病诊断中正在推广应用。CTA 能够清晰显示冠脉主干及其分支狭窄、钙化、开口起源异常及桥血管病变。有资料显示，CTA 诊断冠状动脉病变的灵敏度 96.33%、特异度 98.16%，阳性预测值 97.22%，阴性预测值 97.56%。其中对左主干、左前降支病变及大于 75% 的病变灵敏度最高，分别达到 100% 和 94.4%。CTA 对冠状动脉狭窄病变、桥血管、开口畸形、支架管腔、斑块形态均显影良好，对钙化病变诊断率优于冠状动脉造影，阴性者不能排除冠心病，阳性者应进一步行冠状动脉造影检查。另外，CTA 也可以作为冠心病高危人群无创性筛选检查及冠脉支架术后随访手段。

5. 其他　其他非创伤性检查包括运动平板试验、运动放射性核素心肌灌注扫描、药物负荷试验、超声心动图等，也有助于诊断。通过非创伤性检查可以帮助决定冠状动脉造影单支临界性病变是否需要做介入性治疗，明确缺血相关血管，为血运重建治疗提供依据。同时可以提供有否存活心肌的证据，也可作为经皮腔内冠状动脉成形术（PTCA）后判断有否再狭窄的重要对比资料。但不稳定型心绞痛急性期应避免做任何形式的负荷试验，这些检查宜放在病情稳定后进行。

（五）诊断

1. 诊断依据　对同时具备下述情形者，应诊断不稳定型心绞痛。

（1）临床新出现或恶化的心肌缺血症状表现（心绞痛、急性左心衰竭）或心电图心肌缺血图形。

（2）无或仅有轻度的心肌酶（肌酸激酶同工酶）或 TnT、TnI 增高（未超过 2 倍正常值），且心电图无 ST 段持续抬高。应根据心绞痛发作的性质、特点、发作时体征和发作时心电图改变以及冠心病危险因素等，结合临床综合判断，以提高诊断的准确性。心绞痛发作时心电图 ST 段抬高或压低的动态变化或左束支阻滞等具有诊断价值。

2. 危险分层　不稳定型心绞痛的诊断确立后，应进一步进行危险分层，以便于对其进行预后评估和干预措施的选择。

（1）中华医学会心血管分会关于不稳定型心绞痛的危险度分层：根据心绞痛发作情况，发作时 ST 段下移程度以及发作时患者的一些特殊体征变化，将不稳定型心绞痛患者分为高、中、低危险组（表 4 - 5）。

表 4 - 5　不稳定型心绞痛临床危险度分层

组别	心绞痛类型	发作时 ST 降低幅（mm）	持续时间（min）	肌钙蛋白 T 或 I
低危险组	初发、恶化劳力型，无静息时发作	≤1	<20	正常
中危险组	1 个月内出现的静息心绞痛，但 48h 内无发作者（多数由劳力型心绞痛进展而来）或梗死后心绞痛	>1	<20	正常或轻度升高
高危险组	48h 内反复发作静息心绞痛或梗死后心绞痛	>1	>20	升高

注：①陈旧性心肌梗死患者其危险度分层上调一级，若心绞痛是由非梗死区缺血所致时，应视为高危险组。②左心室射血分数（LVEF）<40%，应视为高危险组。③若心绞痛发作时并发左心功能不全、二尖瓣反流、严重心律失常或低血压［SBP≤12.0kPa（90mmHg）］，应视为高危险组。④当横向指标不一致时，按危险度高的指标归类。例如：心绞痛类型为低危险组，但心绞痛发作时 ST 段压低 >1mm，应归入中危险组。

（2）美国 ACC/AHA 关于不稳定型心绞痛/非 ST 段抬高心肌梗死危险分层见表 4 - 6。

表 4-6　ACC/AHA 关于不稳定型心绞痛/非 ST 段抬高心肌梗死的危险分层

危险分层	高危（至少有下列特征之一）	中危（无高危特点但有以下特征之一）	低危（无高中危特点但有下列特点之一）
①病史	近48h 内加重的缺血性胸痛发作	既往 MI、外周血管或脑血管病，或 CABG，曾用过阿司匹林	近2周内发生的 CCS 分级Ⅲ级或以上伴有高、中度冠脉病变可能者
②胸痛性质	静息心绞痛 >20min	静息心绞痛 >20min，现已缓解，有高、中度冠脉病变可能性，静息心绞痛 <20min，经休息或含服硝酸甘油缓解	无自发性心绞痛 >20min持续发作
③临床体征或发现	第三心音、新的或加重的奔马律，左室功能不全（EF <40%），二尖瓣反流，严重心律失常或低血压［SBP≤12.0kPa（90mmHg）］或存在与缺血有关的肺水肿，年龄 >75 岁	年龄 >75 岁	
④ECG 变化	休息时胸痛发作伴 ST 段变化 >0.1mV；新出现 Q 波，束支传导阻滞；持续性室性心动过速	T 波倒置 >0.2mV，病理性 Q 波	胸痛期间 ECG 正常或无变化
⑤肌钙蛋白监测	明显增高（TnT 或 TnI >0.1μg/mL）	轻度升高（即 TnT >0.01，但 <0.1μg/mL）	正常

（六）鉴别诊断

在确定患者为心绞痛发作后，还应对其是否稳定做出判断。

与稳定型心绞痛相比，不稳定型心绞痛症状特点是短期内疼痛发作频率增加、无规律、程度加重、持续时间延长、发作诱因改变或不明显，甚至休息时亦出现持续时间较长的心绞痛，含化硝酸甘油效果差，或无效，或出现了新的症状如呼吸困难、头晕甚至晕厥等。不稳定型心绞痛的常见临床类型包括初发劳力型心绞痛、恶化劳力型心绞痛、卧位型心绞痛、夜间发作的心绞痛、变异型心绞痛、梗死前心绞痛、梗死后心绞痛和混合型心绞痛。

临床上，常将不稳定型心绞痛和非 ST 段抬高心肌梗死（NSTEMI）以及 ST 段抬高心肌梗死（STEMI）统称为急性冠脉综合征。

不稳定型心绞痛和非 ST 段抬高心肌梗死（NSTEMI）是在病因和临床表现上相似、但严重程度不同而又密切相关的两种临床综合征，其主要区别在于缺血是否严重到导致足够量的心肌损害，以至于能检测到心肌损害的标志物肌钙蛋白（TnI、TnT）或肌酸激酶同工酶（CK-MB）水平升高。如果反映心肌坏死的标志物在正常范围内或仅轻微增高（未超过2倍正常值），就诊断为不稳定型心绞痛，而当心肌坏死标记物超过正常值2倍时，则诊断为NSTEMI。

不稳定型心绞痛和 ST 段抬高心肌梗死（STEMI）的区别，在于后者在胸痛发作的同时出现典型的 ST 段抬高并具有相应的动态改变过程和心肌酶学改变。

（七）治疗

不稳定型心绞痛的治疗目标是控制心肌缺血发作和预防急性心肌梗死。治疗措施包括内科药物治疗、冠状动脉介入治疗（PCI）和外科冠状动脉旁路移植手术（CABG）。

1. 一般治疗　对于符合不稳定型心绞痛诊断的患者应及时收住院治疗（最好收入监护病房），急性期卧床休息 1～3d，吸氧，持续心电监测。对于低危险组患者留观期间未再发生心绞痛，心电图也无缺血改变，无左心衰竭的临床证据，留观 12～24h 期间未发现有 CK－MB 升高，TnT 或 TnI 正常者，可在留观 24～48h 后出院。对于中危或高危组的患者特别是 TnT 或 TnI 升高者，住院时间相对延长，内科治疗亦应强化。

2. 药物治疗　如下所述。

（1）控制心绞痛发作

1）硝酸酯类：硝酸甘油主要通过扩张静脉，减轻心脏前负荷来缓解心绞痛发作。心绞痛发作时应舌下含化硝酸甘油，初次含硝酸甘油的患者以先含 0.5mg 为宜。对于已有含服经验的患者，心绞痛发作时若含 0.5mg 无效，可在 3～5min 追加 1 次，若连续含硝酸甘油 1.5～2.0mg 仍不能控制疼痛症状，需应用强镇痛药以缓解疼痛，并随即采用硝酸甘油或硝酸异山梨酯静脉滴注，硝酸甘油的剂量以 5μg/min 开始，以后每 5～10min 增加 5μg/min，直至症状缓解或收缩压降低 1.3kPa（10mmHg），最高剂量一般不超过 80～100μg/min，一旦患者出现头痛或血压降低［SBP＜12.0kPa（90mmHg）］应迅速减少静脉滴注的剂量。维持静脉滴注的剂量以 10～30μg/min 为宜。对于中危和高危险组的患者，硝酸甘油持续静脉滴注 24～48h 即可，以免产生耐药性而降低疗效。

常用口服硝酸酯类药物：心绞痛缓解后可改为硝酸酯类口服药物。常用药物有硝酸异山梨酯（消心痛）和 5－单硝酸异山梨酯。硝酸异山梨酯作用的持续时间为 4～5h，故以每日 3～4 次口服为妥，对劳力性心绞痛患者应集中在白天给药。5－单硝酸异山梨酯可采用每日 2 次给药。若白天和夜间或清晨均有心绞痛发作者，硝酸异山梨酯可每 6h 给药 1 次，但宜短期治疗以避免耐药性。对于频繁发作的不稳定型心绞痛患者口服硝酸异山梨酯短效药物的疗效常优于服用 5－单硝类的长效药物。硝酸异山梨酯的使用剂量可以从 10mg/次开始，当症状控制不满意时可逐渐加大剂量，一般不超过 40mg/次，只要患者心绞痛发作时口含硝酸甘油有效，即是增加硝酸异山梨酯剂量的指征，若患者反复口含硝酸甘油不能缓解症状，常提示患者有极为严重的冠状动脉阻塞病变，此时即使加大硝酸异山梨酯剂量也不一定能取得良好效果。

2）β受体阻滞药：通过减慢心率、降低血压和抑制心肌收缩力而降低心肌耗氧量，从而缓解心绞痛症状，对改善近、远期预后有益。

对不稳定型心绞痛患者控制心绞痛症状以及改善其近、远期预后均有好处，除有禁忌证外，主张常规服用。首选具有心脏选择性的药物，如阿替洛尔、美托洛尔和比索洛尔等。除少数症状严重者可采用静脉推注 β 受体阻滞药外，一般主张直接口服给药。剂量应个体化，根据症状、心率及血压情况调整剂量。阿替洛尔常用剂量为 12.5～25mg，每日 2 次，美托洛尔常用剂量为 25～50mg，每日 2～3 次，比索洛尔常用剂量为 5～10mg 每日 1 次，不伴有劳力性心绞痛的变异性心绞痛不主张使用。

3）钙拮抗药：通过扩张外周血管和解除冠状动脉痉挛而缓解心绞痛，也能改善心室舒张功能和心室顺应性。非二氢吡啶类有减慢心率和减慢房室传导作用。常用药物有两类：①二氢吡啶类钙拮抗药：硝苯地平对缓解冠状动脉痉挛有独到的效果，故为变异性心绞痛的首选用药，一般剂量为10～20mg，每6h 1次，若仍不能有效控制变异性心绞痛的发作还可与地尔硫䓬合用，以产生更强的解除冠状动脉痉挛的作用，当病情稳定后可改为缓释和控释制剂。对合并高血压病者，应与β受体阻滞药合用。②非二氢吡啶类钙拮抗药：地尔硫䓬有减慢心率、降低心肌收缩力的作用，故较硝苯地平更常用于控制心绞痛发作。一般使用剂量为30～60mg，每日3～4次。该药可与硝酸酯类合用，亦可与β受体阻滞药合用，但与后者合用时需密切注意心率和心功能变化。

如心绞痛反复发作，静脉滴注硝酸甘油不能控制时，可试用地尔硫䓬短期静脉滴注，使用方法为5～15μg/（kg·min），可持续静脉滴注24～48h，在静脉滴注过程中需密切观察心率、血压的变化，如静息心率低于50次/分，应减少剂量或停用。

钙通道阻滞药用于控制下列患者的进行性缺血或复发性缺血症状：①已经使用足量硝酸酯类和β受体阻滞药的患者。②不能耐受硝酸酯类和β受体阻滞药的患者。③变异性心绞痛的患者。因此，对于严重不稳定型心绞痛患者常需联合应用硝酸酯类、β受体阻滞药和钙拮抗药。

（2）抗血小板治疗：阿司匹林为首选药物。急性期剂量应在150～300mg/d，可达到快速抑制血小板聚集的作用，3d后可改为小剂量即50～150mg/d维持治疗，对于存在阿司匹林禁忌证的患者，可采用氯吡格雷替代治疗，使用时应注意经常检查血象，一旦出现明显白细胞或血小板降低应立即停药。

1）阿司匹林：阿司匹林对不稳定型心绞痛治疗目的是通过抑制血小板的环氧化酶快速阻断血小板中血栓素 A_2 的形成。因小剂量阿司匹林（50～75mg）需数天才能发挥作用。故目前主张：①尽早使用，一般应在急诊室服用第一次。②为尽快达到治疗性血药浓度，第一次应采用咀嚼法，促进药物在口腔颊部黏膜吸收。③剂量300mg，每日1次，5d后改为100mg，每日1次，很可能需终身服用。

2）氯吡格雷：为第二代抗血小板聚集的药物，通过选择性地与血小板表面腺苷酸环化酶偶联的ADP受体结合而不可逆地抑制血小板的聚集，且不影响阿司匹林阻滞的环氧化酶通道，与阿司匹林合用可明显增加抗凝效果，对阿司匹林过敏者可单独使用。噻氯匹定的最严重不良反应是中性粒细胞减少，见于连续治疗2周以上的患者，易出现血小板减少和出血时间延长，亦可引起血栓性血小板减少性紫癜，而氯吡格雷则不明显，目前在临床上已基本取代噻氯匹定。目前对于不稳定型心绞痛患者和接受介入治疗的患者多主张强化血小板治疗，即二联抗血小板治疗，在常规服用阿司匹林的基础上立即给予氯吡格雷治疗至少1个月，亦可延长至9个月。

3）血小板糖蛋白Ⅱb/Ⅲa受体抑制药：为第三代血小板抑制药，主要通过占据血小板表面的糖蛋白Ⅱb/Ⅲa受体，抑制纤维蛋白原结合而防止血小板聚集。但其口服制剂疗效及安全性令人失望。静脉制剂主要有阿昔单抗和非抗体复合物替罗非班、lamifiban、xemilofiban、eptifiban、lafradafiban等，其在注射停止后数小时作用消失。目前临床常用药物有盐酸替罗非班注射液，是一种非肽类的血小板糖蛋白Ⅱb/Ⅲa受体的可逆性拮抗药，能有效地阻止纤维蛋白原与血小板表面的糖蛋白Ⅱb/Ⅲa受体结合，从而阻断血小板的交联和聚集。盐酸替罗非班对血小板功能的抑制的时间与药物的血浆浓度相平行，停药后血小板功能迅速恢复到基线水平。在不稳定型心绞痛患者盐酸替罗非班静脉输注可分两步，在肝素和阿司匹林应用条件下，可先给以负荷量 $0.4\mu g/$（$kg\cdot min$）（30min），而后以 $0.1\mu g/$（$kg\cdot min$）维持静脉点滴48h。对于高度血栓倾向的冠脉血管成形术患者盐酸替罗非班两步输注方案为负荷量 $10\mu g/kg$ 于5min内静脉推注，然后以 $0.15\mu g/$（$kg\cdot min$）维持 $16\sim24h$。

（3）抗凝血酶治疗：目前临床使用的抗凝药物有普通肝素、低分子肝素和水蛭素，其他人工合成或口服的抗凝药正在研究或临床观察中。

1）普通肝素：是常用的抗凝药，通过激活抗凝血酶而发挥抗栓作用，静脉滴注肝素会迅速产生抗凝作用，但个体差异较大，故临床需化验部分凝血活酶时间（APTT）。一般将APTT延长至 $60\sim90s$ 作为治疗窗口。多数学者认为，在ST段不抬高的急性冠状动脉综合征，治疗时间为 $3\sim5d$，具体用法为75U/kg体重，静脉滴注维持，使APTT在正常的 $1.5\sim2$ 倍。

2）低分子肝素：低分子肝素是由普通肝素裂解制成的小分子复合物，分子量在 $2\,500\sim7\,000$，具有以下特点：抗凝血酶作用弱于肝素，但保持了抗因子Ⅹa的作用，因而抗因子Ⅹa和凝血酶的作用更加均衡；抗凝效果可以预测，不需要检测APTT；与血浆和组织蛋白的亲和力弱，生物利用度高；皮下注射，给药方便；促进更多的组织因子途径抑制物生成，更好地抑制因子Ⅶ和组织因子复合物，从而增加抗凝效果等。许多研究均表明低分子肝素在不稳定型心绞痛和非ST段抬高心肌梗死的治疗中起作用至少等同或优于经静脉应用普通肝素。低分子肝素因生产厂家不同而规格各异，一般推荐量按不同厂家产品以千克体重计算皮下注射，连用一周或更长。

3）水蛭素：是从药用水蛭唾液中分离出来的第一个直接抗凝血酶制药，通过重组技术合成的是重组水蛭素。重组水蛭素理论上优点有：无须通过AT-Ⅲ激活凝血酶；不被血浆蛋白中和；能抑制凝血块黏附的凝血酶；对某一剂量有相对稳定的APTT，但主要经肾脏排泄，在肾功能不全者可导致不可预料的蓄积。多数试验证实水蛭素能有效降低死亡与非致死性心肌梗死的发生率，但出血危险有所增加。

4）抗血栓治疗的联合应用：①阿司匹林+ADP受体拮抗药：阿司匹林与ADP受体拮抗药的抗血小板作用机制不同，一般认为，联合应用可以提高疗效。CURE试验表明，与单用阿司匹林相比，氯吡格雷联合使用阿司匹林可使死亡和非致死性心肌梗死降低20%，减少冠状动脉重建需要和心绞痛复发。②阿司匹林加肝素：RISC试验结果表明，男性非ST段抬高心肌梗死患者使用阿司匹林明显降低死亡或心肌梗死的危险，单独使用肝素没有受益，阿司匹林加普通肝素联合治疗的最初5d事件发生率最低。目前资料显示，普通肝素或低分子肝素与阿司匹林联合使用疗效优于单用阿司匹林；阿司匹林加低分子肝素等同于甚至可能优于阿司匹林加普通肝素。③肝素加血小板GPⅡb/Ⅲa抑制药：PUR-SUTT试验结果显示，与单独应用血小板GPⅡb/Ⅲa抑制药相比，未联合使用肝素的患者事件发生率较高。目前多主张联合应用肝素与血小板GPⅡb/Ⅲa抑制药。由于两者连用可延长APTT，肝素剂量应小于推荐剂量。④阿司匹林加肝素加血小板GPⅡb/Ⅲa抑制药：目前，合并急性缺血的非ST段抬高心肌梗死的高危患者，主张三联抗血栓治疗，是目前最有效的抗血栓治疗方案。持续性或伴有其他高危特征的胸痛患者及准备做早期介入治疗的患者，应给予该方案。

（4）调脂治疗：血脂增高的干预治疗除调整饮食、控制体重、体育锻炼、控制精神紧张、戒烟、控制糖尿病等非药物干预手段外，调脂药物治疗是最重要的环节。近代治疗急性冠脉综合征的最大进展之一就是 3 - 羟基 - 3 甲基戊二酰辅酶 A （HMGCoA） 还原酶抑制药（他汀类）药物的开发和应用，该类药物除降低总胆固醇（TC）、低密度脂蛋白胆固醇（LDL - C）、三酰甘油（TG）和升高高密度脂蛋白胆固醇（HDL - C）外，还有缩小斑块内脂质核、加固斑块纤维帽、改善内皮细胞功能、减少斑块炎性细胞数目、防止斑块破裂等作用，从而减少冠脉事件，另外还能通过改善内皮功能减弱凝血倾向，防止血栓形成，防止脂蛋白氧化，起到了抗动脉粥样硬化和抗血栓作用。随着长期的大样本的实验结果出现，已经显示他汀类强化降脂治疗和 PTCA 加常规治疗可同样安全有效地减少缺血事件。所有他汀类药物均有相同的不良反应，即胃肠道功能紊乱、肌痛及肝损害，儿童、孕妇及哺乳期妇女不宜应用。常见他汀类降调脂药见表 4 - 7。

表 4 - 7 临床常见他汀类药物剂量

药物	常用剂量（mg）	用法
阿托伐他汀（立普妥）	10 ~ 80	每天 1 次，口服
辛伐他汀（舒将之）	10 ~ 80	每天 1 次，口服
洛伐他汀（美将之）	20 ~ 80	每天 1 次，口服
普伐他汀（普拉固）	20 ~ 40	每天 1 次，口服
氟伐他汀（来适可）	40 ~ 80	每天 1 次，口服

（5）溶血栓治疗：国际多中心大样本的临床试验（TIMI ⅢB）业已证明采用 AMI 的溶栓方法治疗不稳定型心绞痛反而有增加 AMI 发生率的倾向，故已不主张采用。至于小剂量尿激酶与充分抗血小板和抗凝血酶治疗相结合是否对不稳定型心绞痛有益，仍有待临床进一步研究。

（6）不稳定型心绞痛出院后的治疗：不稳定心绞痛患者出院后仍需定期门诊随诊。低危险组的患者 1 ~ 2 个月随访 1 次，中、高危险组的患者无论是否行介入性治疗都应 1 个月随访 1 次，如果病情无变化，随访半年即可。

UA 患者出院后仍需继续服阿司匹林、β 受体阻滞药。阿司匹林宜采用小剂量，每日50 ~ 150mg 即可，β 受体阻滞药宜逐渐增量至最大可耐受剂量。在冠心病的二级预防中阿司匹林和降胆固醇治疗是最重要的。降低胆固醇的治疗应参照国内降血脂治疗的建议，即血清胆固醇大于 4.68mmol/L（180mg/dl）或低密度脂蛋白胆固醇大于 2.60mmol/L（100mg/dl）均应服他汀类降胆固醇药物，并达到有效治疗的目标。血浆三酰甘油 > 2.26mmol/L（200mg/dl）的冠心病患者一般也需要服降低三酰甘油的药物。其他二级预防的措施包括向患者宣教戒烟、治疗高血压和糖尿病、控制危险因素、改变不良的生活方式、合理安排膳食、适度增加活动量、减少体重等。

（八）影响不稳定型心绞痛预后的因素

（1）左心室功能：为最强的独立危险因素，左心室功能越差，预后也越差，因为这些患者的心脏很难耐受进一步的缺血或梗死。

（2）冠状动脉病变的部位和范围：左主干病变和右冠开口病变最具危险性，三支冠脉病变的危险性大于双支或单支者，前降支病变危险大于右冠或回旋支病变，近段病变危险性大于远端病变。

（3）年龄：是一个独立的危险因素，主要与老年人的心脏储备功能下降和其他重要器官功能降低有关。

（4）合并其他器质性疾病或危险因素：不稳定型心绞痛患者如合并肾衰竭、慢性阻塞性肺疾患、糖尿病、高血压、高血脂、脑血管病以及恶性肿瘤等，均可影响不稳定型心绞痛患者的预后。其中肾状态还明显与 PCI 术预后有关。

三、急性心肌梗死

心肌梗死指由于长时间缺血导致心肌细胞死亡，临床上多表现为剧烈而持久的胸骨后疼痛，伴有血清心肌损伤标志物增高及进行性心电图变化，属于急性冠状动脉综合征（acute coronary syndrome，ACS）的严重类型。基本病因是冠状动脉粥样硬化及其血栓形成，造成一支或多支血管管腔狭窄、闭塞，持久的急性缺血达 20～30 min 以上，即可发生心肌梗死。根据心电图 ST 段的改变，可分为 ST 段抬高型心肌梗死（STEMI）和非 ST 段抬高型心肌梗死（NSTEMI），本节主要讨论 STEMI。

（一）临床表现

与梗死的范围、部位、侧支循环情况密切有关。

1. 症状　如下所述。

（1）先兆：患者多无明确先兆，部分患者在发病前数日有乏力，胸部不适，活动时心悸、气急、烦躁、心绞痛等前驱症状，其中以新发生心绞痛（初发型心绞痛）或原有心绞痛加重（恶化型心绞痛）最为突出。

（2）疼痛

1）最主要、最先出现的症状。多发生于清晨，疼痛部位和性质与心绞痛相同，但程度更重，持续时间较长，可达数小时或更长，休息和含用硝酸甘油片多不能缓解。诱因多不明显，且常发生于安静时。

2）部分患者疼痛位于上腹部，被误认为胃穿孔、急性胰腺炎等急腹症；部分患者疼痛放射至下颌、颈部、背部上方，被误认为骨关节痛。

3）少数患者无疼痛，一开始即表现为休克或急性心力衰竭。

（3）全身症状：除疼痛外，患者常出现烦躁不安、出汗、恐惧、胸闷或有濒死感。少部分患者在疼痛发生后 24～48h 出现发热、心动过速、白细胞增高和红细胞沉降率增快等，体温一般≤38℃，持续约一周。

（4）胃肠道症状：疼痛剧烈时常伴有频繁的恶心、呕吐和上腹胀痛，下壁心肌梗死时更为常见，与迷走神经受坏死心肌刺激和心排血量降低，组织灌注不足等有关。肠胀气亦不少见，重症者可发生呃逆。

（5）心律失常：见于 75%～95% 的患者，多发生在起病 1～2 天，以 24h 内最多见。可出现各种心律失常，如室性心律失常（期前收缩、室速、室颤）、传导阻滞（房室传导阻滞和束支传导阻滞）。

（6）低血压和休克：疼痛期常见血压下降，未必是休克。休克多在起病后数小时至数日内发生，见于约 20% 的患者，主要是心源性，表现为疼痛缓解而收缩压仍低于 80 mmHg，有烦躁不安、面色苍白、皮肤湿冷、脉细而快、大汗淋漓、尿量减少（<20 mL/h）、反应迟钝，甚至晕厥。

（7）心力衰竭：主要是急性左心衰竭，可在起病最初几天内发生，或在疼痛、休克好转阶段出现，发生率为 32% ~ 48%。出现呼吸困难、咳嗽、发绀、烦躁等症状，严重者可发生肺水肿。右心室梗死者可一开始即出现右心衰竭表现，有颈静脉怒张、肝大、水肿等右心衰竭表现伴血压下降。

2. 体征 如下所述。

（1）心脏体征：①心脏浊音界可正常也可轻度至中度增大；②心率多增快，少数也可减慢、不齐；③心尖区第一心音减弱，可出现第四心音（心房性）奔马律，少数有第三心音（心室性）奔马律；④10% ~ 20% 患者在起病第 2 ~ 3 天出现心包摩擦音，为反应性纤维性心包炎所致，常提示透壁性心肌梗死；⑤心尖区可出现粗糙的收缩期杂音或伴收缩中晚期喀喇音，为二尖瓣乳头肌功能失调或断裂所致。

（2）血压：除极早期血压可增高外，几乎所有患者都有血压降低。起病前有高血压者，血压可降至正常，且可能不再恢复到起病前的水平。

（3）其他：可有与心律失常、休克或心力衰竭相关的其他体征。

（二）辅助检查

1. 心电图 如下所述。

（1）特征性改变：STEMI 心电图表现特点为：①ST 段抬高：多呈弓背向上型；②宽而深的 Q 波（病理性 Q 波），在面向透壁心肌坏死区的导联上出现；③T 波倒置，在面向损伤区周围心肌缺血区的导联上出现，在背向心肌梗死（MI）区的导联则出现相反的改变，即 R 波增高、ST 段压低和 T 波直立并增高。

（2）动态性演变：高大两肢不对称的 T 波（数小时）→ST 段明显抬高，可与直立 T 波形成单相曲线→R 波减低，Q 波出现（数小时至数天）→抬高 ST 段回落、T 波平坦或倒置。

（3）定位和定范围：STEMI 的定位和定范围可根据出现特征性改变的导联数来判断。

2. 超声心动图 二维和 M 型超声心动图也有助于了解心室壁的运动和左心室功能，诊断室壁瘤和乳头肌功能失调、室间隔穿孔、心脏破裂等。

3. 实验室检查 如下所述。

（1）起病 24 ~ 48h 后白细胞可增至（10 ~ 20）×10^9/L，中性粒细胞增多，嗜酸性粒细胞减少或消失；红细胞沉降率（ESR）增快；C 反应蛋白（CRP）增高均可持续 1 ~ 3 周。起病数小时至 2 日内血中游离脂肪酸增高。

（2）血心肌坏死标志物动态变化：目前推荐使用的心肌损伤标志物包括肌钙蛋白 I 或 T（cTnI/cTnT）、肌红蛋白（Mb）和肌酸磷酸激酶同工酶（CK - MB），其升高水平和时间特点见表 4 - 8。

表 4 - 8 STEMI 时心肌损伤标志物变化

升高时间	血清心肌损伤标志物			
	肌红蛋白（MB）	肌钙蛋白		CK - MB
		cTnT	cTnI	
开始升高时间（b）	1 ~ 2	2 ~ 4	2 ~ 4	6
峰值时间（h）	4 ~ 8	10 ~ 24	10 ~ 24	18 ~ 24
持续时间（d）	0.5 ~ 1.0	5 ~ 14	5 ~ 10	2 ~ 4

注：cTnT：心脏肌钙蛋白 T；cTnI：心脏肌钙蛋白 I；CK - MB：肌酸激酶同工酶。

肌红蛋白（Mb）对早期诊断的初筛有较高价值，但确诊有赖于 cTnI/cTnT 或 CK－MB。Mb 和 CK－MB 对再梗死的诊断价值较大。梗死时间较长者，cTnI/cTnT 检测是唯一的有价值检查。

（三）诊断和鉴别诊断

1. 诊断标准　根据"心肌梗死全球统一定义"，存在下列任何一项时，可以诊断心肌梗死。

（1）心肌标志物（最好是肌钙蛋白）增高≥正常上限 2 倍或增高后降低，并有以下至少一项心肌缺血的证据：①心肌缺血临床症状；②心电图出现新的心肌缺血变化，即新的 ST 段改变或左束支传导阻滞；③心电图出现病理性 Q 波；④影像学证据显示新的心肌活力丧失或区域性室壁运动异常。

（2）突发、未预料的心脏性死亡，涉及心脏停搏，常伴有提示心肌缺血的症状、推测为新的 ST 段抬高或左束支传导阻滞、冠状动脉造影或尸体检验显示有新鲜血栓的证据，死亡发生在可取得血标本之前，或心脏生物标志物在血中升高之前。

（3）在基线肌钙蛋白正常，接受经皮冠状动脉介入术（PCI）的患者肌钙蛋白超过正常上限的 3 倍，定为 PCI 相关的心肌梗死。

（4）基线肌钙蛋白值正常，行冠状动脉旁路移植术（CABG）患者，肌钙蛋白升高超过正常上限的 5 倍并发生新的病理性 Q 波或新的左束支传导阻滞，或有冠状动脉造影或其他心肌活力丧失的影像学证据，定义为与 CABG 相关的心肌梗死。

（5）有 AMI 的病理学发现。

2. 鉴别诊断　临床发作胸痛，结合心电图和心肌损伤标志物，鉴别诊断并不困难。不要为了鉴别而耽搁急诊再灌注治疗的时间。

（四）并发症

1. 乳头肌功能失调或断裂　二尖瓣乳头肌因缺血、坏死出现收缩功能障碍，二尖瓣关闭不全，心尖区出现收缩中晚期喀喇音和吹风样收缩期杂音，第一心音减弱，多伴心力衰竭。严重者，可迅速发生肺水肿，在数日内死亡。

2. 心脏破裂　少见，多在起病 1 周内出现。心室游离壁破裂则造成心包积血、急性心脏压塞而猝死。室间隔破裂造成穿孔可在胸骨左缘第 3~4 肋间出现收缩期杂音，可引起心力衰竭和休克，死亡率高。

3. 心室壁瘤　或称室壁瘤，主要见于左心室，发生率为 5%~20%。体格检查可见左侧心界扩大，心脏搏动范围较广，可有收缩期杂音。瘤内发生附壁血栓时，心音减弱。心电图 ST 段持续抬高。X 线透视、摄影、超声心动图、放射性核素心脏血池显像以及左心室造影可见局部心缘突出，搏动减弱或有反常搏动。

其他并发症，如栓塞、心肌梗死后综合征等发生率较低，临床意义不大。

（五）治疗

对于 STEMI 患者，治疗原则是尽快恢复心肌的血液灌注，以挽救濒死的心肌，防止梗死扩大，保护心功能。

1. 监护和一般治疗　如下所述。

（1）休息：急性期须住院、卧床休息。

（2）心电、血压监护。

（3）吸氧：对有呼吸困难和血氧饱和度降低者，最初几日间断或持续通过鼻导管面罩吸氧。

（4）护理：建立静脉通道，保持给药途径畅通。急性期12h卧床休息，若无并发症，24h内应鼓励患者在床上进行肢体活动，若无低血压，第3天就可在病房内走动；梗死后第4~5天，逐步增加活动直至每天3次步行100~150m。

（5）解除疼痛：除舌下含服或静脉点滴硝酸甘油外，可以使用吗啡等镇痛药缓解疼痛。

2. 抗栓治疗　如下所述。

（1）抗血小板治疗：抗血小板治疗已成为急性STEMI常规治疗。

1）阿司匹林：首次300mg嚼服，以后100mg/d口服。

2）氯吡格雷：负荷量：急诊PCI前首次300~600mg顿服，静脉溶栓前150mg（≤75岁）或75mg（>75岁）；常规应用剂量：75mg/d口服。也可用替格瑞洛、普拉格雷替代。

3）替罗非班：属于静脉注射用GPⅡb/Ⅲa受体拮抗剂。主要用于①高危；②拟转运进行经皮冠状动脉介入治疗（PCI）；③出血风险低（Crusade评分<30）；④造影显示大量血栓；⑤PCI术中出现慢血流或无复流。

起始推注剂量为10μg/kg，在3分钟内推注完毕，而后以0.15μg/（kg·min）的速率维持滴注，持续36~48h。

（2）抗凝治疗：凝血酶是使纤维蛋白原转变为纤维蛋白最终形成血栓的关键环节，因此抑制凝血酶至关重要。所有STEMI患者急性期均进行抗凝治疗。非介入治疗患者，抗凝治疗要达到8天或至出院前；行急诊介入治疗的患者，抗凝治疗可在介入术后停用或根据患者情况适当延长抗凝时间。

1）普通肝素：①溶栓治疗：可先静脉注射肝素60U/kg（最大量4 000U），继以12U/（kg·h）（最大1 000U/kg），使APTT值维持在对照值1.5~2.0倍（为50~70s），至少应用48h。尿激酶和链激酶均为非选择性溶栓剂，可在溶栓后6h开始测定APTT或活化凝血时间（ACT），待其恢复到对照时间2倍以内时开始给予皮下肝素治疗。②直接PCI：与GPⅡb/Ⅲa受体拮抗剂合用者，肝素剂量应为50~70U/kg，使ACT>200s；未使用GPⅡb/Ⅲa受体拮抗剂者，肝素剂量应为60~100U/kg，使ACT达到250~350s。③对于因就诊晚、已失去溶栓治疗机会、临床未显示有自发再通情况，静脉滴注肝素治疗是否有利并无充分证据。

使用肝素期间应监测血小板计数，及时发现肝素诱导的血小板减少症。

2）低分子量肝素：使用方便，不需监测凝血时间，有条件尽量替代普通肝素。

3）磺达肝癸钠：是间接Ⅹa因子抑制剂，接受溶栓或未行再灌注治疗的患者，磺达肝癸钠有利于降低死亡和再梗死。而不增加出血并发症。无严重肾功能不全的患者，初始静脉注射2.5mg，以后每天皮下注射2.5mg，最长8天。在用于直接PCI时，应与普通肝素联合应用，以减少导管内血栓的风险。

4）比伐卢定：在直接PCI时，可以使用比伐卢定。先静脉推注0.75mg/min，再静脉滴注1.75mg/（kg·min），不需监测ACT，操作结束时停止使用。不需要同时使用替罗非班，降低出血发生率。

3. 再灌注疗法　起病3~6h，最多在12小时内，使闭塞的冠状动脉再通，心肌得到再灌注，濒临坏死的心肌可能得以存活或使坏死范围缩小，减轻梗死后心肌重塑，改善预后，是一种积极的治疗措施。

（1）介入治疗（PCI）

1）直接PCI：直接PCI适应证包括：①症状发作＜12h的STEMI或伴有新出现的左束支传导阻滞。②在发病36h内发生心源性休克，或休克发生18h以内者。③如果患者在发病12～24h内具备以下1个或多个条件时可行直接PCI治疗：a. 严重心力衰竭；b. 血流动力学或心电不稳定；c. 持续缺血的证据。

2）转运PCI：高危STEMI患者就诊于无直接PCI条件的医院，尤其是有溶栓禁忌证或虽无溶栓禁忌证但已发病＞3h的患者，可在抗栓（抗血小板，如口服阿司匹林、氯吡格雷或肝素抗凝）治疗同时，尽快转运患者至有条件实施急诊PCI的医院进行治疗。

3）溶栓后紧急PCI：接受溶栓治疗的患者无论临床判断是否再通，都应进行冠状动脉造影检查及可能的PCI治疗：①溶栓未再通者：尽早实施冠状动脉造影。②溶栓再通者：溶栓后3～24h内行冠状动脉造影检查。

（2）溶栓治疗：无条件施行介入治疗或因转送患者到可施行介入治疗的单位超过3h，如无禁忌证应在接诊患者后30min内对患者实施静脉溶栓治疗。

1）适应证：①发病12h以内STEMI患者，无溶栓禁忌证，不具备急诊PCI治疗条件，转诊行PCI的时间＞3h。②对发病12～24h仍有进行性缺血性疼痛和至少2个胸导联或肢体导联ST段抬高＞0.1mV的患者，若无急诊PCI条件，在经过选择的患者也可进行溶栓治疗。③对再梗死患者，如果不能立即（症状发作后60min内）进行冠状动脉造影和PCI，可给予溶栓治疗。

2）禁忌证：①既往任何时间脑出血病史；②脑血管结构异常（如动静脉畸形）；③颅内恶性肿瘤（原发或转移）；④6个月内缺血性卒中或短暂性脑缺血史（不包括3h内的缺血性卒中）；⑤可疑主动脉夹层；⑥活动性出血或者出血体质（不包括月经来潮）；⑦3个月内的严重头部闭合性创伤或面部创伤；⑧慢性、严重、没有得到良好控制的高血压或目前血压严重控制不良（收缩压≥180mmHg或者舒张压≥110mmHg）；⑨痴呆或已知的其他颅内病变；⑩创伤（3周内）或者持续＞10min的心肺复苏，或者3周内进行过大手术；⑪近期（4周内）内脏出血；⑫近期（2周内）不能压迫止血部位的大血管穿刺；⑬感染性心内膜炎；⑭5天至2年内曾应用过链激酶，或者既往有此类药物过敏史（不能重复使用链激酶）；⑮妊娠；⑯活动性消化性溃疡；⑰目前正在应用口服抗凝治疗［国际标准化比值（INR）水平越高，出血风险越大］。

3）溶栓药物的选择：以纤维蛋白溶酶原激活剂激活血栓中纤维蛋白溶酶原，使之转变为纤维蛋白溶酶而溶解冠状动脉内的血栓。国内常用：①尿激酶（UK）：30min内静脉滴注（150～200）万单位；②链激酶（SK）或重组链激酶（rSK）：以150万单位静脉滴注，在60min内滴完，用链激酶时，应注意寒战、发热等过敏反应；③重组组织型纤维蛋白溶酶原激活剂（rt-PA）：100mg在90min内静脉给予：先静脉注入15mg，继而30min内静脉滴注50mg，其后60min内再滴注35mg。用rt-PA前先用肝素5 000U静脉注射，用药后继续以肝素每小时700～1 000U持续静脉滴注共48h，以后改为皮下注射7 500U每12h一次，连用3～5天（也可用低分子量肝素）。

4）溶栓成功的判断：可以根据冠状动脉造影直接判断，或根据：①心电图抬高最为明显的导联的 ST 段于 2h 内回降 >50%；②胸痛 2h 内基本消失；③2h 内出现再灌注性心律失常；④血清 CK – MB 酶峰值提前出现（14h 内）等间接判断溶栓是否成功。

（六）二级预防、康复治疗与随访

STEMI 患者出院后，应继续进行科学合理的二级预防，以降低心肌梗死复发、心力衰竭以及心脏性死亡等主要不良心血管事件的危险性，并改善患者生活质量。

1. 加强宣教，促使患者改善生活方式　如下所述。

（1）戒烟。

（2）适当运动，病情稳定的患者建议每天进行 30～60min 的有氧运动，以不觉劳累为原则。有心功能不全者，活动量宜小。

（3）控制体重。

（4）清淡饮食，可少量饮酒。

（5）保持乐观心情。

2. 坚持药物治疗　如下所述。

（1）抗血小板药物：若无禁忌证，所有 STEMI 患者出院后均应长期服用阿司匹林（75～150mg/d）治疗。因存在禁忌证而不能应用阿司匹林者，可用氯吡格雷（75mg/d）替代。如接受了 PCI 治疗，则同时服用阿司匹林＋氯吡格雷至少一年，以后阿司匹林长期服用。

（2）ACEI 和 ARB 类药物：若无禁忌证，所有伴有心力衰竭（LVEF <45%）、高血压、糖尿病或慢性肾病的 STEMI 患者均应长期服用 ACEI。具有适应证但不能耐受 ACEI 治疗者，可应用 ARB 类药物。

（3）β 受体阻滞剂：若无禁忌证，所有 STEMI 患者均应长期服用 β 受体阻滞剂治疗，并根据患者耐受情况确定个体化的治疗剂量。

（4）醛固酮受体拮抗剂（螺内酯）：无明显肾功能能损害和高血钾的心肌梗死后患者，经过有效剂量的 ACEI 与 β 受体阻滞剂治疗后其 LVEF <40% 者，可考虑应用螺内酯治疗，但须密切观察高钾血症等不良反应。

3. 控制心血管危险因素　如下所述。

（1）控制血压：STEMI 患者出院后应继续进行有效的血压管理。对于一般患者，应将其血压控制于 <140/90mmHg，合并慢性肾病者应将血压控制于 <130/80mmHg。

（2）调脂治疗（同稳定型心绞痛调脂治疗）。

（3）血糖管理：对所有 STEMI 患者均应常规筛查其有无糖尿病。对于确诊糖尿病的患者，应将其糖化血红蛋白（HbAlc）控制在 7% 以下；若患者一般健康状况较差、糖尿病病史较长、年龄较大时，宜将 HbAlc 控制于 7%～8%。

四、缺血性心肌病

缺血性心肌病（ischemic cardiomyopathy，ICM）是冠心病的一种特殊类型或晚期阶段，是指由冠状动脉粥样硬化引起长期心肌缺血，导致心肌弥散性纤维化，形成与原发性扩张型心肌病类似的临床综合征，出现收缩或舒张功能失常，或两者兼有，但不能用冠状动脉病变程度和缺血来解释。1970 年 Burch 等首先将其命名为缺血性心肌病。

（一）发病机制

冠状动脉粥样硬化性心脏病、先天性冠状动脉异常、冠状动脉微血管病变（继发糖尿病时）和冠状动脉栓塞导致心肌缺血造成心肌细胞坏死、心肌顿抑或心肌冬眠，继而心肌瘢痕形成，剩余的存活心肌必须超负荷工作，最终导致心室扩张和肥厚，从而产生收缩性或舒张性心力衰竭。交感神经和肾素－血管紧张素－醛固酮系统的激活是缺血性心肌病心力衰竭的重要发病机制。近年来发现，血管内皮细胞功能不全、心肌细胞凋亡、脂肪酸 β 氧化及葡萄糖氧化的异常和线粒体膜电位的变化在缺血性心肌病心力衰竭的发生、发展过程中起着重要的作用。

（二）临床表现与辅助检查

根据 ICM 的临床表现不同，将其分为限制型 ICM 和扩张型 ICM。限制型 ICM 属于本病的早期阶段，患者心肌虽有广泛纤维化，但心肌收缩功能尚好，心脏扩大尚不明显，临床上心绞痛已近消失，常以急性左心衰竭发作为突出表现。扩张型 ICM 为病程的晚期阶段，患者心脏已明显增大，临床上以慢性充血性心力衰竭为主要表现。一般认为，扩张型 ICM 是由限制型 ICM 逐渐发展而来的。充血性心力衰竭的症状呈进行性进展，由劳力性呼吸困难发展至夜间阵发性呼吸困难及端坐呼吸，常有倦怠和乏力，周围性水肿和腹水出现较晚。部分患者开始以心绞痛为主要临床表现，以后逐渐减轻甚至消失，而以心力衰竭为主要临床表现。体征为充血性心力衰竭的表现。预后不良，存活率低。

X 线表现：全心或左心增大，肺血流重新分布，严重病例可见间质性或肺泡性肺水肿和胸膜渗出征象。

心电图：可为窦性心动过速、心房颤动、室性期前收缩、ST－T 异常及既往心肌梗死的 Q 波。

超声心动图：左室明显扩大，左室常呈不对称的几何形状改变；心肌厚薄不均，密度增高；室壁运动呈明显节段性运动障碍为主，可表现僵硬、扭曲甚至矛盾运动；房室瓣开放，心肌缺血引起乳头肌功能不全，二尖瓣关闭不全，左室增大，二尖瓣开放幅度减小。常伴有瓣膜、瓣环、腱索、乳头肌钙化，主动脉壁及心内膜钙化；左心功能以舒张功能减低为主，收缩功能异常通常晚于舒张功能异常，收缩功能障碍表现为舒张末期及收缩末期容积增多，心室射血分数明显降低。

核素心肌显像：可有心肌梗死和可逆性心肌缺血；左室收缩功能损害以局部为主，造成室壁各段之间收缩不协调甚至反向运动，射血分数下降。

冠状动脉造影：可见多支冠状动脉弥漫性严重狭窄或闭塞。

（三）诊断

1. 肯定条件　①有明确的冠心病证据，如心绞痛病史，心肌梗死 6 个月以上，冠状动脉造影结果阳性等；②心脏明显扩大；③心力衰竭反复发作。

2. 否定条件　①需要除外冠心病并发症引起的情况，如室壁瘤、室间隔穿孔、乳头肌功能不全及心律失常等；②需要除外其他心脏病或其他原因引起的心脏扩大和心力衰竭，如扩张型心肌病、风湿性心脏病、高血压性心脏病、酒精性心肌病、克山病、长期贫血、甲状腺功能亢进及心脏结节病等。

（四）鉴别诊断

临床上需与 ICM 进行鉴别的心肌病变主要有扩张型心肌病、酒精性心肌病及克山病。

1. 扩张型心肌病　是一种原因不明的心肌病，其临床特征与 ICM 非常相似，鉴别诊断也相当困难，特别是 50 岁以上的患者，若伴有心绞痛则极易误诊为 ICM。由于扩张型心肌病与 ICM 的治疗原则不同，故对二者进行正确的鉴别具有重要的临床意义。

（1）年龄及病史：扩张型心肌病发病年龄较轻，常有心肌炎病史；而 ICM 发病年龄较大，多数有心绞痛或心肌梗死病史，常伴有高血压、高脂血症及糖尿病等。

（2）心电图检查：扩张型心肌病常伴有完全性左束支传导阻滞，心电图 ST－T 改变也多为非特异性而无定位诊断价值。

（3）胸部 X 线检查：扩张型心肌病患者心影呈普大型，心胸比多在 0.6 以上，透视下见心脏搏动明显减弱，晚期常有胸腔积液、心包积液征象。ICM 患者虽有心影明显增大，但多数呈主动脉型心脏，并伴有升主动脉增宽及主动脉结钙化等。

（4）心脏形态学对比：扩张型心肌病因心肌广泛受累，常表现为 4 个心腔呈普遍性显著扩大；而 ICM 常以左心房及左心室扩大为主，并常伴有主动脉瓣及瓣环增厚、钙化。

（5）室壁厚度及运动状态比较：扩张型心肌病患者室壁厚度弥散性变薄，室壁运动弥漫性减弱；而 ICM 患者心肌缺血部位与病变冠状动脉分布走行密切相关，缺血严重部位则出现室壁变薄及运动减弱，故常见室壁厚度局限性变薄、室壁运动呈节段性减弱或消失。

（6）血流动力学变化：扩张型心肌病患者因心脏呈普遍性显著扩大，常继发各瓣膜及瓣膜支架结构改变而引起多个瓣口明显反流；而 ICM 患者因以左心房及左心室扩大为主，常伴二尖瓣口反流。

（7）扩张型心肌病患者因心肌病变弥散广泛，左心室扩大明显及心肌收缩无力，故心脏收缩功能明显降低；而 ICM 患者虽左心室射血分数及短轴缩短率均有降低，但其程度则较扩张型心肌病轻。

（8）周围动脉超声探查：扩张型心肌病仅少数患者的颈动脉与股动脉斑块呈阳性；而 ICM 患者颈动脉与股动脉斑块则多数阳性。

（9）放射性核素检查：一般认为，ICM 比扩张型心肌病患者的心肌损伤更重，纤维化程度更高。因此行 ^{99m}Tc－甲氧基异丁基异腈（MIBI）心肌灌注显像检查，扩张型心肌病多显示为不呈节段性分布的、散在的稀疏区，范围小、程度轻，表现为较多小片样缺损或花斑样改变；而 ICM 患者多呈按冠状动脉分布的节段性灌注异常，心肌血流灌注受损程度重、范围大；当灌注缺损范围大于左心室壁的 40% 时，则对 ICM 的诊断有较高价值。

（10）冠状动脉造影：扩张型心肌病患者冠状动脉造影往往正常。

2. 酒精性心肌病　是由于长期大量饮酒所致的心肌病变，主要表现为心脏扩大、心力衰竭及心律失常等，临床上与扩张型 ICM 有许多相似之处。以下特点有助于二者的鉴别：

（1）有长期、大量饮酒史。

（2）多为 30~50 岁男性，且多伴有酒精性肝硬化。

（3）停止饮酒 3~6 个月后，病情可逐渐逆转或停止恶化，增大的心脏可见缩小。

3. 克山病　是一种原因不明的地方性心肌病，其临床表现与辅助检查所见均与扩张型 ICM 有许多相似之处，但其有明显的地区性，绝大多数患者为农业人口中的生育期妇女及断奶后的学龄前儿童。而 ICM 则以老年人多见。

（五）治疗原则及进展

1. 药物治疗　在控制冠心病的易患因素的基础上，给予硝酸酯类药物、β 受体阻滞剂缓解心绞痛，改善心肌缺血症状。以心力衰竭为主要表现，应予利尿剂、血管紧张素转化酶抑制药或血管紧张素受体拮抗剂、醛固酮受体拮抗剂，必要时予正性肌力药（洋地黄）以控制心力衰竭，病情较稳定者应尽早给予 β 受体阻滞剂，从小剂量开始。

心力衰竭常并发高凝状态，易发生静脉血栓和肺栓塞，临床上主要应用华法林抗凝治疗。对并发心房颤动高危患者，ACTIVEA 研究显示氯吡格雷和阿司匹林联合应用可有效预防心房颤动的血管事件，可作为华法林安全的替代治疗。

优化能量代谢的药物曲美他嗪通过促进缺血心肌对葡萄糖的利用，减少对脂肪酸的利用来提高细胞产能的效率，从而保护冬眠心肌，促进心功能的恢复。

2. 经皮冠状动脉介入术（PCI）　冠状动脉造影发现 2 支血管病变尤其伴左前降支近端严重狭窄和左室功能损害，药物不能稳定病情，频繁的心绞痛发作，新发的或恶化的二尖瓣反流，均应行 PCI 治疗。PCI 较单纯药物治疗能更好地改善心功能，提高生活质量。

3. 冠状动脉旁路移植术（CABG）　冠状动脉造影发现左主干病变或三支弥散性病变，尤其伴 2 型糖尿病者，应首选 CABG。

4. 心脏再同步化治疗（cardiac resynchroniza – tion therapy，CRT）　心脏再同步化治疗通过改善心脏不协调运动，增加左室充盈时间，减少室间隔矛盾运动，减少二尖瓣反流，从而改善心力衰竭患者的心功能，增加运动耐量，甚至逆转左室重构。患者有中到重度心力衰竭症状（NYHA Ⅲ ~ Ⅳ级），窦性心律的心脏失同步化（完全性左束支传导阻滞，QRS 间期≥120ms），严重的左室收缩功能不全（LVEF≤35%），尤其是并发三度房室传导阻滞者，在经过合理的药物治疗后没有改善，可考虑 CRT，如果要并发恶性室性心律失常可同时行 CRT – D 治疗。CRT 虽能改善心功能，但不能改善由冠状动脉缺血导致的心肌冬眠和心室重塑。有 30% 的患者对 CRT 无应答。

5. 干细胞治疗　近年来大量研究表明，具有分化和增殖能力的干细胞移植通过直接分化为心肌细胞、血管内皮细胞，改善心肌间质成分、旁分泌功能等机制，可以修复缺血性心肌病坏死心肌组织，促进血管新生，改善心脏功能。动物实验证实以上效果后随即开展了一期和二期的临床试验，但至今干细胞治疗仍未应用于临床。FOCUS – CCTRN 临床试验并未得到理想的预期效果。目前，干细胞种类、数量、增生能力、移植途径、干细胞移植后的归巢、干细胞和基因的联合治疗等问题在干细胞治疗大规模应用于临床之前尚需进一步研究。

6. 心脏移植　完善的内科治疗及常规心脏手术均无法治愈的各种终末期心力衰竭；其他重要脏器无不可逆性病变或影响长期生存的因素；肺动脉压不高的病例即可施行心脏移植。但是供体来源和移植后排斥反应是心脏移植面临的重大问题。

总之，ICM 是冠心病终末期的一种类型，预后较差，现有的任何单一治疗手段都不能取得最令人满意的效果。临床首先应充分评价存活心肌的范围及数量，选择最佳的治疗策略，通常是几种治疗方法联合应用，才能最大程度改善预后。

（李　响　张洪蕊　范焕青　刘陵鑫　杨宪章　高　君）

第四节 原发性高血压

高血压（hypertension）是以体循环动脉收缩压和（或）舒张压的持续增高为主要表现的临床综合征。可分为原发性与继发性两大类。绝大多数患者，高血压的病因不明，称之为原发性高血压（primary hypertension），占高血压患者的95%以上。继发性高血压的病因涉及全身各个系统，血压的升高是某些疾病的临床表现之一，血压的升高有明确的病因可循，称之为继发性高血压（secondary hypertnsion），约占高血压患者的5%。原发性高血压具体病因及发病机制不明，目前倾向认为是在一定的遗传背景下由于多种后天因素的影响导致调节正常血压机制的失代偿的多因素疾病。已发现与发病有关的因素为：遗传、年龄、性别、饮食、职业与环境、吸烟、饮酒、肥胖。本病发病机制有以下几个学说：精神、神经学说；肾素-血管紧张素-醛固酮系统平衡失调学说；遗传学说；钠摄入过多学说；胰岛素抵抗；血管内皮功能异常等。

原发性高血压病理特点：早期表现为心排血量增加及全身小动脉的痉挛，随着高血压持续与进展可引起全身小动脉病变，表现为小动脉玻璃样变、中层平滑肌细胞增殖、管壁增厚、管腔狭窄，进而导致重要靶器官如心、脑、肾的损伤。同时，它可促进动脉粥样硬化的形成与发展。

原发性高血压流行病学：高血压患病率因地区、种族、性别、年龄及社会经济状况不同而不同。工业化国家较发展中国家高。我国心血管流行病学多中心合作研究，对我国部分地区十组人群进行了前瞻性研究，随访5年发现，35~59岁高血压发病率男性为3.27%，女性为2.68%。1959年、1979—1980年、1991年我国开展3次全国15岁以上人群的高血压抽样调查，高血压患病率分别为5.1%、7.7%、13.6%，相应地估计全国的患病人数则分别为3 000万、6 000万、9 000万，呈明显上升趋势，患病率城市高于农村、北方高于南方。国家卫生部的统计资料显示，我国现在有高血压患者1.6亿，而且以每年新增300万人以上的速度增长。

一、临床表现

（一）症状与体征

原发性高血压根据起病和病情进展的缓急及病程的长短可分为两型，缓进型和急进型高血压，前者又称为良性高血压，绝大部分患者属此型，后者又称为恶性高血压，仅占高血压患者的10%~50%。

1. 一般表现 原发性高血压（缓进型）多为中年后起病，有家族史者发病年龄可较轻。起病隐匿，病程长，病情发展慢。早期常无症状，偶于体格检查时发现血压升高，少数患者则在发生心、脑、肾等并发症后才被发现。高血压患者可有头痛、头晕、头胀、耳鸣、眼花、健忘、失眠、烦闷、心悸、乏力、四肢麻木等症状，但并不一定与血压水平相关。体检可听到主动脉瓣第二心音亢进、主动脉瓣区收缩期杂音或收缩早期喀喇音。长期持续高血压可有左心室肥厚并可闻及第四心音。原发性高血压（急进型）发病可较急骤，也可发病前有病程不一的缓进型高血压病史，其表现基本与缓进型高血压病相似，但症状如头痛等明显，病情严重，发展迅速，视网膜病变和肾功能很快衰竭，也可发生心力衰竭、脑血管意外。

2. 并发症 血压持久的升高可有心、脑、肾等靶器官损害。

（1）心：长期血压升高增加左心室负担，左心室因代偿而逐渐肥厚、扩张，形成高血压心脏病。高血压促进冠状动脉粥样硬化的形成及发展，部分患者可有心绞痛、心肌梗死的表现。

（2）脑：长期高血压可形成小动脉的微动脉瘤，血压骤升时可引起破裂导致脑出血。它也促进脑动脉粥样硬化发生，可引起短暂性脑缺血发作及脑动脉血栓形成。血压极度升高可发生高血压脑病，表现为严重的头痛、恶心、呕吐及不同程度的意识障碍、昏迷或惊厥。

（3）肾：长期持久的血压升高可致进行性肾硬化，并加速肾动脉粥样硬化的发生，可出现蛋白尿、肾功能损害，但肾衰竭少见。

（4）血管和瓣膜病变：除心、脑、肾血管病变外，严重高血压可促使形成主动脉夹层并破裂，并可导致主动脉瓣与二尖瓣的关闭不全。

（二）实验室检查

高血压病的实验室检查包括血压测量与动态血压监测，血、尿常规，肾功能、血尿酸、血脂、血糖、电解质、心电图、胸部 X 线、心脏彩超、眼底检查、核素心血管造影、心脏CTA 等特殊检查。

1. 血压测量与动态血压监测 高血压诊断有赖于血压的正确测定。血压的测量法可以分为两大类，即直接测量法（又称有创/侵入法）和间接测量法（又称无创/非侵入法）。

（1）直接测量法：被认为是血压测定的金标准。该方式在临床上仅限于在严重休克及大手术患者的血压监测。研究用途主要用于动物实验和某些临床研究。

（2）间接测量法：临床上常用听诊法间接测量肱动脉的收缩压和舒张压。目前仍以规范方法下水银柱血压计测量作为高血压诊断的标准方法，高血压的诊断必须以非药物状态下二次或二次以上非同日多次重复血压测定所得的平均值为依据，偶然测得一次血压增高不能诊断高血压，必须重复和进一步观察。

（3）动态血压监测（ambulatory blood pressure monitoring，ABPM）：动态血压监测一般是指通过随身携带袖珍无创性动态血压检测仪，在不影响日常活动和夜间睡眠的情况下，24小时内自动程控定时测量血压、储存数据供电脑软件采样分析统计血压参数的血压监测方法。动态血压监测是由仪器自动定时测量血压，可每隔15～30min 自动测压（时间间隔可调节），连续 24 小时或更长。

动态血压指标体系包含动态血压水平、血压变异性、血压昼夜节律。监测的指标有：各时点的血压值和 24 小时血压均值，24 小时及每小时的平均收缩压、平均舒张压、平均动脉压、基础血压、血压负荷值（blood pressure load value）指 24 小时内收缩压或舒张压超过正常范围次数的百分比、曲线下面积、血压变异性、血压昼夜节律和血压波动趋势等。动态血压测量提供的其他信息如血压标准差、谷峰比和平滑指数很有临床前景，但目前还停留在研究阶段。

动态血压监测目前尚无统一的正常标准。正常值可参照采用以下正常上限标准：24 小时平均血压值（130/80mmHg），白昼均值（135/85mmHg），夜间均值（125/75mmHg）。大于以上标准为高血压标准。

动态血压监测的临床意义和应用：诊断"白大衣性高血压（white coat hypertension）"

即诊所血压升高，而诊所外血压正常。"白大衣性高血压"约占轻型高血压的 1/5，多见于女性、年轻人、体型瘦和病程较短者；判断高血压的严重程度，了解血压的昼夜节律及血压变异性；指导降压治疗和评价降压药物疗效；分析心肌缺血或心律失常诱因；诊断发作性高血压或低血压。

（4）自测血压：可以提供日常生活状态下真实的血压信息，也可提供特殊时点的血压水平及其变化，评价"白大衣性高血压"，对临界高血压的诊断有辅助价值。在家里测得的平均血压高于 135/85mmHg 通常认为是高血压。

2. 眼底检查 眼底检查有助于了解高血压严重程度，目前采用 Keith—Wagener 眼底分级法，分级标准如下：Ⅰ级，视网膜动脉变细、反光增强；Ⅱ级，视网膜动脉狭窄、动静脉交叉压迫；Ⅲ级，上述血管病变基础上有眼底出血、棉絮状渗出；Ⅳ级，上述基础上出现视神经盘水肿。

3. 心电图检查 心电图为高血压患者的首选检查，常可见左心室肥大劳损。

4. 影像学的检查 如下所述。

（1）胸部 X 线：可见主动脉弓迂曲延长、左室增大。

（2）X 线计算机断层摄影术（computer tomography，CT）：CT 检查对于诊断急性脑血管病如高血压脑出血、蛛网膜下隙出血、脑动脉瘤、脑梗死等有很高的价值，急性出血可考虑作为首选检查。在心血管系统方面，CT 对主动脉夹层有肯定的诊断意义。CT 的血管造影可显示胸主动脉、腹主动脉、肾动脉等全身大血管病变。

（3）磁共振成像（magnetic resonance imaging，MRI）：MRI 检查对于诊断脑梗死的敏感性、特异性均明显高于 CT。但对于脑出血的早期诊断 CT 优于 MRI。

（4）数字减影血管造影（digital subtraction angiography，DSA）：可用于主动脉及其主要分支病变、心脏病变、冠状动脉病变等。

5. 核医学检查 如下所述。

（1）肾动态显像可用于肾血管性高血压的初筛与诊断。

（2）肾上腺显像可用于嗜铬细胞瘤的定性及定位诊断；异位嗜铬细胞瘤的定位诊断；恶性嗜铬细胞瘤转移灶的定位诊断。

（3）心脏显像可用于心肌梗死的诊断；冠心病心肌缺血的诊断；存活心肌的测定；冠状动脉血管重建术后疗效评价；预测心脏事件的发生。

6. 超声检查 二维超声心动图、彩色多普勒血流显像，频谱多普勒以及经食管超声心动图的结合，可探测心脏的解剖结构及直观显示血流动力学改变，并做出定量诊断，已被广泛地用于高血压病的诊断与病情的评价。

（三）诊断标准

1. 高血压诊断标准 1999 年世界卫生组织、国际高血压学会（WHO/ISH）确定了新的高血压诊断分级标准，规定收缩压（SBP）≥140mmHg 和（或）舒张压（DBP）≥90mmHg 为高血压，根据血压增高的水平，可将高血压进一步分为 1、2、3 级。中国医师协会高血压专家委员会接受 1999 年世界卫生组织的诊断标准为我国高血压诊治标准。此外还可以根据靶器官损害程度进行高血压分期。详见表 4 - 9、表 4 - 10。

表 4 – 9 1999 年 WHO/ISH 对血压水平的定义和分类

标准	收缩压（mmHg）	舒张压（mmHg）
理想血压	<120	<80
正常血压	<130	<85
正常高限血压	130 ~ 139	85 ~ 89
1 级高血压	140 ~ 159	90 ~ 99
亚组：临界高血压	140 ~ 149	90 ~ 94
2 级高血压	160 ~ 179	100 ~ 109
3 级高血压	≥180	≥110
单纯性收缩期高血压	≥140	<90
亚组：临界收缩期高血压	140 ~ 149	<90

表 4 – 10 按器官损害程度的高血压分期

分期	主要表现
Ⅰ 期	无器质性改变的客观体征
Ⅱ 期	至少存在下列器官受累体征之一
	左室肥厚（X 线、心电图、超声心动图证实）
	视网膜动脉普遍或局限性狭窄
	微量蛋白尿、蛋白尿和（或）血浆肌酐浓度轻度升高（106 ~ 177μmol/L）
	超声或 X 线检查发现动脉粥样硬化斑块的证据（主动脉、颈动脉、髂动脉或股动脉）
Ⅲ 期	器官损害的症状和体征均已经显露
	心脏：心绞痛、心肌梗死、心力衰竭
	脑：脑血管意外，高血压性脑病、血管性痴呆
	底：视网膜出血和渗出，伴或不伴视盘水肿
	肾：血浆肌酐浓度大于 177μmol/L，肾衰竭
	血管：动脉瘤破裂，症状性动脉闭塞性疾病

2. 原发性高血压危险程度的估计　原发性高血压的严重程度不仅与血压升高的水平有关，还与患者总的心血管疾病危险因素、心血管疾病及相关疾病、所合并的靶器官损害（TOD）有关。临床上必须对上述因素做出全面评价。详见表 4 – 11 至表 4 – 15。

表 4 – 11 影响预后即用于危险性分层的心血管疾病危险因素

收缩压和舒张压的水平（1 ~ 3 级）
男性 >55 岁
女性 >65 岁
吸烟
血脂异常
　　[TC > 6.24mmol/L（240mg/dl）或 LDL – C > 4.16mmol/L（160mg/dl）；或 HDL – C 男性 < 1.04mmol/L（40mg/dl）；女性 < 1.17mmol/L（45mg/dl）]
早发心血管疾病家族史

（男性＜55 岁，女性＜65 岁）

腹部肥胖

　　（腰围：男性≥102cm，女性≥88cm）

缺少锻炼

表 4 - 12　靶器官损害（TOD）

左室肥厚

　　心电图或超声心动图（LVMI：男性≥125g/m2，女性≥110g/m^2）

广泛动脉粥样硬化斑块

肾功能受损，血清肌酐轻度升高

　　男性 115～133μmol/L，女性 107～124μmol/L

　　（男性 1.3～1.5mg/dl，女性 1.2～1.4mg/dl）

微量白蛋白尿（20～300mg/d）

表 4 - 13　心血管疾病及相关疾病

糖尿病

　　［空腹血糖＞7.0mmol/L（126mg/dl）和（或）餐后血糖＞11.0mmol/L（198mg/dl）］

脑血管病

　　缺血性卒中

　　脑出血

　　短暂性脑缺血发作

心脏病

　　心肌梗死；心绞痛；冠状动脉血运重建；充血性心力衰竭

肾脏疾病

　　糖尿病肾病

　　肾功能不全（血清肌酐：男性＞133μmol/L，女性＞124μmol/L；即男性＞1.5mg/dl，女性＞1.4mg/dl）

　　蛋白尿（＞300mg/24h）

外周血管病

晚期视网膜病变

出血或渗出；视盘水肿

表 4 - 14　高血压患者危险度分层

其他危险因素和相关病史	血压（mmHg）				
	正常血压	正常高值血压	1 级高血压	2 级高血压	3 级高血压
无其他危险因素	平均危险	平均危险	危险低度增加	危险中度增加	危险高度增加
1～2 个危险因素	危险低度增加	危险低度增加	危险中度增加	危险中度增加	危险极度增加
≥3 个危险因素	危险中度	危险高度	危险高度	危险高度	危险极度

续 表

其他危险因素 和相关病史	血压 （mmHg）				
	正常血压	正常高值血压	1 级高血压	2 级高血压	3 级高血压
或靶器官损害	增加	增加	增加	增加	增加
或糖尿病	危险高度	危险极度	危险极度	危险极度	危险极度
或心血管疾病	增加	增加	增加	增加	增加

表 4 – 15 不同患者的危险度与降压治疗的效益

危险性分层	10 年内心血管事件的 绝对危险	降压治疗绝对效益	
		（每治疗 1 000 例患者预防心血管事件数）	
		降 10/5mmHg	降 20/10mmHg
低危	<15%	<5	<8
中危	15% ~ 20%	5 ~ 7	8 ~ 11
高危	20% ~ 30%	7 ~ 10	11 ~ 17
极高危	>30%	>10	>17

二、康复评定

（一）生理功能评定

高血压生理功能评定主要是运动试验，常用的运动试验有 6 ~ 12 分钟的步行试验、踏车和固定跑台运动试验。

1. 运动试验指征 运动试验应有心电图、血压监测，其指征为：①≥40 岁的男性；②≥50 岁的女性；③伴有冠心病主要危险的所有人（不限年龄、性别）；④有提示心、肺、代谢疾病的症状、体征，或被确认为这些疾病的患者。无高血压危险因素、轻度高血压患者参加步行运动程序以前不需进行运动试验。对于参加阻力训练者，还需要进行肌肉等长收缩的运动试验。通常是采用 50% 最大握力的握力试验，时间 90 秒，在对侧肢体每隔 30 秒进行血压测定。血压 >180/120mmHg 为高血压反应。

2. 运动试验诊断高血压的标准 如下所述。

（1）下肢动态运动试验（活动平板等）

1）50% VO_{2max} 运动强度： >180/80mmHg 为轻度高血压；收缩压 >190 或 （和）舒张压 ≥90mmHg 为中度高血压。

2）极量运动：≥210/80mmHg 为轻度高血压；收缩压 >220 或 （和）舒张压 ≥90mmHg 为中度高血压。

（2）握力试验：50% 最大握力的运动强度， ≥180/120mmHg 为轻度高血压；收缩压 >190 或 （和）舒张压 ≥130mmHg 为中度高血压。

（二）生活活动能力评定

ADL 侧重于自我照顾、日常活动、家庭劳动及购物等。ADL 评定采用改良巴氏指数评定表。

（三）社会参与能力评定

主要进行生活质量评定、劳动力评定和职业评定。

三、功能障碍

（一）生理功能障碍

高血压可产生多种症状，如头晕、头痛、耳鸣、记忆力下降、胸闷、心悸、气短、失眠、多梦、易醒、活动能力下降、工作效率低下等。病情发展，患者出现靶器官损害时，还可出现相应症状。如高血压性心脏病左心衰竭时可出现呼吸困难；发生急性脑血管病时可出现肢体偏瘫；发生肾功能不全时可出现尿少、肢体浮肿。

（二）心理功能障碍

研究表明 A 型性格为高血压的危险因素，A 型性格表现为急躁、易怒、情绪不稳、行动较快、做事效率较高，由此促进高血压形成与发展。反过来，高血压病本身又可进一步造成心理障碍。高血压病心理障碍主要表现为急躁、抑郁、情绪沮丧等。

（三）日常生活活动能力受限

高血压可出现活动能力下降，出现靶器官损害时，其相应症状可影响患者的进食、穿衣、行走、个人卫生及购物等日常生活能力。

（四）社会参与能力受限

高血压可出现工作效率低下，出现靶器官损害时，其相应症状最终会影响患者的生活质量、劳动、就业和社会交往等能力。

四、康复治疗

高血压的康复治疗原则是高血压的处理不仅要控制血压水平，而且还应改善诸多紊乱因素，以预防或逆转脏器的损害。康复治疗目标是对高血压人群、高危人群和健康人群进行分级管理与健康教育；有效控制血压，降低高血压的病死率、致残率，提高高血压患者的生活质量。在综合治疗的基础上，以药物治疗为主，积极实施康复治疗。康复治疗方法包括物理治疗、心理治疗及健康教育等。

（一）物理治疗

适用于各级高血压患者，构成高血压防治及预防心、脑血管疾病的基础。1 级高血压如无糖尿病、靶器官损害即以此为主要治疗方式。2 级、3 级高血压患者需先将血压控制达标。

1. 超短波疗法　患者取坐位或卧位，用小功率超短波治疗仪，选取 2 个圆形中号电极，置于颈动脉窦的部位，斜对置，间隔 2～3cm，剂量 Ⅰ 级～Ⅱ 级，时间 10～12 分钟，每日治疗 1 次，15～20 次为 1 个疗程。

2. 直流电离子导入疗法　患者取卧位，用直流电疗仪，选取 1×（300～400）cm^2 电极，置于颈肩部，导入镁离子；2 个 150cm^2 电极，置于双小腿腓肠肌部位，导入碘离子，电量 15～25mA，时间 20～30 分钟，每日 1 次，15～20 次为 1 个疗程。此法适于 Ⅱ～Ⅲ 期原发性高血压的治疗。

3. 超声波疗法　患者取坐位，应用超声波治疗仪，于颈区（C$_2$～T$_4$ 椎旁及肩上部）涂抹接触剂，声头与皮肤紧密接触，连续输出，移动法，剂量 $0.2 \sim 0.4 W/cm^2$，时间 $6 \sim 12$ 分钟，每日 1 次，$12 \sim 20$ 次为 1 个疗程。此法适于 Ⅱ 期原发性高血压的治疗。

4. 运动治疗　高血压患者在节律性运动后，血管顺应性增加，休息时血压通常下降。建议缓慢增加体育锻炼。虽然等长运动使收缩压及舒张压都急剧升高，但反复的负重训练也降低血压。以往认为高血压患者禁忌做阻力训练，因为阻力训练（肌肉的等长收缩）可引起过度的血压反应。近年研究表明对于轻度高血压患者，包括循环重量训练在内的阻力训练应该是安全的。

（1）医学评价及康复评定：包括病史、体格检查、辅助检查、高血压危险度的分层、动态血压测定、各个相关脏器的功能评定、生活质量评定、运动试验，尤其是运动试验。

（2）适应证：低度危险组高血压患者且对运动无过分血压反应者可参与非药物治疗的运动。对于中、高度危险组，极高危组且无运动禁忌证的高血压患者，应进行包括降压药、运动治疗在内的综合康复治疗。

（3）禁忌证

1）安静状态：①安静血压没有控制（$> 180/110 mmHg$，或 $> 200/100 mmHg$），收缩压或舒张压超过上述标准，均不宜参加运动训练；②有靶器官损害，特别是视网膜、肾脏改变，或左心室明显肥厚；③并发不稳定心绞痛、脑缺血或未控制的充血性心力衰竭。

2）运动状态及恢复期：①血压 $> 225/100 mmHg$，或 $> 220/110 mmHg$；②运动引起心绞痛或脑缺血；③出现降压药的不良反应，如低血压、心动过缓、肌肉无力、痉挛、支气管哮喘。

（4）运动处方

1）运动类型：可以采取走步、慢跑、踏车、划船器运动、游泳、登梯运动等运动形式。运动类型的选择取决于病情、体力、运动习惯、环境、监护条件及康复目标。

2）运动强度：运动强度应维持在中等程度以下，以运动后不出现过度疲劳或明显不适为宜。高血压患者运动中应注意的是运动的目标是达到靶心率，即：$220 -$ 年龄 $=$ 最大心率。最大心率乘以 70% 为靶心率。若并发其他疾病，难以达到靶心率，不应强求。运动强度指标也可采用自感劳累程度（RPE），通常 RPE $12 \sim 14$ 级为宜。

3）运动持续时间：热身时间 $5 \sim 10$ 分钟。它可促进肌肉血管扩张。达到处方运动强度的锻炼期应持续 $30 \sim 40$ 分钟，最多可逐渐增至 60 分钟。恢复期时间为 10 分钟。

4）运动频率：运动训练应 $3 \sim 4$ 天/周。

（5）运动锻炼的监护：高血压患者运动锻炼应在监护及指导下进行，应当进行运动的安全教育，特别对于有冠心病、脑梗死并发症的患者。

5. 生物反馈疗法（BFT）　患者进入安静、避光、舒适的房间后，休息 $5 \sim 10$ 分钟，听医生介绍生物反馈仪所显示的声、光的意义及生物反馈疗法控制血压的机制。然后嘱其坐在显示屏前，正负电极分别置于患者双侧额部眉弓上 2cm 处，参考电极置于正负电极中点。治疗师利用暗示性语言及生动的情景描述来增加患者的想象，身体松弛后测定基础肌电值，根据基础值来预设一个比基础值稍低的指标。当被试肌肉放松达到预置肌电值时，反馈的音乐将持续不断，显示屏出现优美柔和的图片。让患者反复想象和体会，直到能随意达到预设目标为止。治疗完毕，关闭电源，从患者身上取下电极。每次生物反馈治疗持续 30 分钟左右，每日治疗 $1 \sim 2$ 次，$20 \sim 30$ 次为一疗程。

（二）心理治疗

长期精神压力和心情抑郁是引起高血压的重要原因之一。可能与大脑皮质的兴奋、抑制平衡失调，导致交感神经活动增强，儿茶酚胺类介质的释放使小动脉收缩并继发引起血管平滑肌增殖肥大，交感神经的兴奋还可促进肾素释放增多，这些均促使高血压的形成并维持高血压状态。因此，对高血压患者采用疏导心理治疗，不但可提高抗高血压治疗的效果，还有助于降低其并发症。

（三）其他疗法

（1）内科药物治疗：利尿剂；β受体阻断药；钙通道阻滞药；血管紧张素转换酶抑制药（ACEI）；血管紧张素Ⅱ受体拮抗药（ARB）；醛固酮受体拮抗药及α受体阻断药等均可选择使用。

（2）中药治疗：根据中医辨证施治的原则，选择合适的方剂或单方、验方治疗。

（3）针灸治疗：取三阴交、阴陵泉、太冲、照海、曲池、合谷、内关等穴。每次选用数穴，交替使用，7～10天一疗程。也可使用耳针治疗，主穴为降压穴、心、神门，配穴为皮质下、肾上腺、交感等，每次2～3穴，每天1次，7～10天1个疗程。

（4）全身松脂浴、穴位磁场疗法、He－Ne激光穴位照射、穴位共鸣火花电疗法、高压静电疗法等，均有一定疗效，可根据患者的病情及设备条件酌情选用。

（四）康复护理

对高血压患进行科学、合理的膳食指导，适当限制钠盐，增加钾盐摄入，每天食盐量应降至6g或6g以下。嘱患者按时服药，让患者明白平稳降压、减少血压波动的重要性，并建议患者根据其经济情况选用疗效长、疗效稳定、服用方便、不良反应少、效果好的药物，以提高其治疗的顺应性。对高血压患者进行必要的心理疏导和护理，教育患者应保持情绪轻松、稳定，尽量减少影响情绪激动的因素。也可通过解释、说服、鼓励、听音乐等手段消除患者的紧张和压抑心理。注意休息，劳逸结合，保证充足的睡眠。教会患者及其家属正确测量血压，让其学会自己观察血压变化。

五、功能结局

（一）生理功能方面

大多数高血压患者随血压控制，临床症状可改善。

（二）心理功能方面

大多数高血压患者终身有不同程度的急躁、忧郁、沮丧等心理障碍。

（三）日常生活活动能力及职业能力方面

大多数高血压患者日常生活活动及职业能力无明显或仅轻度受限。伴有心、脑、肾等重要器官损害的高血压病如脑血管意外、心力衰竭、肾衰竭等，可使ADL能力及其相关活动明显受限、劳动力完全减退或丧失。康复治疗可能改善高血压患者的生理功能、心理功能、社会功能，缓解病情以及提高高血压患者的生活质量，应早期介入。

六、康复教育

（一）健康教育的分类

高血压病的健康教育包括公众教育、医护人员教育和患者教育三个方面。

1. 公众教育　可利用新闻、媒体等，内容力求通俗易懂、科学。

2. 专业医护人员教育　可及时更新医护人员高血压病的相关知识。

3. 患者教育　让患者了解什么是高血压，了解高血压的发病与临床特点、高血压病的转归等，让患者消除对疾病的无所谓或对疾病过度关注的态度。

（二）合理的膳食

1. 低盐　高盐地区可以先减少到 8g/d，然后再降至 6g/d 以下。

2. 减少膳食脂肪，增加优质蛋白质的摄入　多选用鱼类、禽类及适量瘦肉，少吃动物油、肥肉及动物内脏。

3. 多吃蔬菜、水果　新鲜的蔬菜、水果尤其是深绿色和红黄色果蔬富含钾、钙、抗氧化维生素和食物纤维，对血压控制和心血管有保护作用。

4. 戒烟、限酒　高血压患者应戒烟，最好不要饮酒。

（三）控制体重

体重增高与高血压密切相关，可采用饮食控制及增加体力活动的方式。

（四）劳逸结合，加强运动锻炼

充足良好的睡眠及一定的体育锻炼如气功、太极拳等有助于血压恢复正常。

（范焕青　高　君　张德君）

第五章

呼吸系统疾病的康复

第一节 呼吸系统疾病康复概述

呼吸系统疾病是临床最常见的疾病之一，尤其是其中的慢性阻塞性肺疾病、肺心病、支气管哮喘及肺纤维化等疾病，由于长期患病、反复发作和进行性加重，不仅给患者的呼吸功能、心理功能、日常生活活动、学习和工作带来严重影响，而且给家庭、单位和社会带来沉重的负担。

（张洪蕊）

第二节 慢性阻塞性肺疾病

慢性阻塞性肺疾病（chronic obstructive pulmonary disease，COPD）是指一组呼吸道病症，包括具有气流阻塞特征的慢性支气管炎及并发的肺气肿。气流受限不完全可逆，呈进行性发展。传统的COPD包括了慢性支气管炎、阻塞性肺气肿和部分气道阻塞不可逆的支气管哮喘患者，是三种慢性呼吸系统疾病的综合与重叠。由美国国立心肺血液研究所、美国胸科学会、欧洲呼吸病学会和世界卫生组织共同制定的"全球关于COPD的诊断和防治策略"（GOLD）2004年版的COPD新概念将COPD定义为是一种可以预防、可以治疗的疾病，以不完全可逆的气流受限为特点。气流受限常呈进行性加重，且多与肺部对有害颗粒或气体、主要是吸烟的异常炎症反应有关。虽然COPD累及肺，但也可以引起显著的全身效应。不再强调，甚至不再沿用"慢性支气管炎和阻塞性肺气肿"的病名。可以看出，新定义在GOLD的基础上强调了COPD可以预防、可以治疗，并提出COPD不仅是呼吸系统疾病，还有全身效应。

气道狭窄、阻塞，肺泡膨胀、失去弹性，肺血管增生、纤维化及肺动脉高压是COPD的主要病理改变。吸烟和吸入有害气体及颗粒引起肺部炎症反应，导致了COPD典型的病理过程。除炎症外，蛋白酶/抗蛋白酶失衡和氧化应激在COPD的发病中也起重要作用 COPD特征性的病理学改变存在于中央气道、外周气道、肺实质和肺的血管系统 COPD的生理学异常表现为黏液过度分泌和纤毛功能障碍、气流受限和过度充气、气体交换障碍、肺动脉高压以及系统性效应。呼气气流受限，是COPD病理生理改变的标志，是疾病诊断的关键，主要是由气道固定性阻塞及随之发生的气道阻力增加所致 COPD 晚期出现的肺动脉高压是 COPD 重要的心血管并发症,并进而产生慢性肺源性心脏病及右心衰竭,提示预后不良。

由于其患病人数众多,病死率高,社会经济负担重,已成为一个重要的公共卫生问题。在全球范围内,COPD 居当前死亡原因的第四位。根据世界银行/世界卫生组织发表的研究表明,至 2020 年,COPD 将上升为世界经济负担第 5 位的疾病。在我国,COPD 同样是严重危害人民健康的重要慢性呼吸系统疾病,近年来对我国北部及中部地区农村 102 230 名成年人群调查,COPD 约占 15 岁以上人口的 3.17%,据此估计全国有 2 500 万人患有此病,45 岁以后随年龄增加而增加。每年由 COPD 造成的死亡可达 100 万,致残人数达 500 万~1 000 万。

一、临床表现

(一)症状和体征

1. 临床症状 如下所述。

(1)慢性咳嗽:通常为首发症状。初起咳嗽呈间歇性,早晨较重,以后早晚或整日均有咳嗽,但夜间咳嗽并不显著。少数病例咳嗽不伴咳痰,也有少数病例虽有明显气流受限但无咳嗽症状。

(2)咳痰:咳嗽后通常咳少量黏液性痰,部分患者在清晨较多;并发感染时痰量增多,常有脓性痰。

(3)呼吸困难:这是 COPD 的标志性症状。主要表现为气短或气促,是使患者焦虑不安的主要原因,早期仅于劳力时出现,后逐渐加重,以致日常活动甚至休息时也感气短。

(4)喘息和胸闷:不是 COPD 的特异性症状。部分患者特别是重度患者有喘息;胸部紧闷感通常于劳力后发生与呼吸费力、肋间肌等容性收缩有关。

(5)其他症状:晚期患者常有体重下降、食欲减退、精神抑郁和(或)焦虑等,并发感染时可咳血痰或咯血。

2. 病史 COPD 患病过程多有以下特征。

(1)吸烟史:多有长期较大量吸烟史。

(2)职业性或环境有害物质接触:如较长期粉尘、烟雾、有害颗粒或有害气体接触史。

(3)家族史:COPD 有家族聚集倾向。

(4)发病年龄及好发季节:多于中年以后发病,症状好发于秋冬寒冷季节,常有反复呼吸道感染及急性加重史。随病情进展,急性加重愈渐频繁。

(5)慢性肺源性心脏病史:COPD 后期出现低氧血症和(或)高碳酸血症,可并发慢性肺源性心脏病和右心衰竭。

3. 体征 COPD 早期体征可不明显。随疾病进展,常有以下体征。

(1)视诊及触诊:胸廓形态异常,包括胸部过度膨胀、前后径增大、剑突下胸骨下角(腹上角)增宽及腹部膨凸等;常见呼吸变浅,频率增快,辅助呼吸肌如斜角肌及胸锁乳突肌参加呼吸运动,重症可见胸腹矛盾运动;患者不时采用缩唇呼吸以增加呼出气量;呼吸困难加重时常采取前倾坐位;低氧血症者可出现黏膜及皮肤发绀,伴右心衰者可见下肢水肿、肝脏增大。

(2)叩诊:由于肺过度充气使心浊音界缩小,肺肝界降低,肺叩诊可呈过度清音。

（3）听诊：两肺呼吸音可减低，呼气延长，平静呼吸时可闻干性啰音，两肺底或其他肺野可闻湿啰音；心音遥远，剑突部心音较清晰响亮。

（二）实验室检查

1. 肺功功能检查　肺功能检查对诊断 COPD、评价其严重程度、了解疾病进展、评估预后及治疗反应等有重要意义。检查指标包括静态肺功能、动态肺功能、弥散功能等检测。具体指标及意义详见康复评定。

2. 血气检查　并发呼吸衰竭或右心衰的 COPD 患者应做血气检查。早期血气异常可表现为低氧血症。随着病情逐渐加重，可出现呼吸衰竭，并出现高碳酸血症。

3. 其他实验室检查　并发感染时血常规可见白细胞增加，中性粒细胞增加，痰涂片可查见大量中性粒细胞，痰涂片及培养可检出相应的病原菌。长期低氧血症患者，血红蛋白及红细胞可增高。

（三）影像学检查

COPD 患者胸部 X 线检查早期可无明显变化，后期可出现肺纹理增多、紊乱等非特征性改变；出现肺过度充气征：肺野透亮度增高，肋骨走向变平，横膈位置低平，心脏悬垂狭长，肺门血管纹理呈残根状，肺野外周血管纹理纤细稀少等，有时可见肺大疱形成。对 COPD 患者 CT 检查一般不作为常规检查。

二、康复评定

（一）生理功能评定

一般评定包括职业史、个人生活史、吸烟史、营养状况、生活习惯、活动及工作能力、家族史、既往的用药治疗情况、现病史、症状、体征、实验室检查，如血常规、生化检查、动脉血气分析、痰培养、药物敏感实验、胸部 X 线检查及 CT 等。

1. 呼吸功能评定　如下所述。

（1）肺功能检查：肺功能检查是判断气流受限增高且重复性好的客观指标，对 COPD 的诊断、严重度评价、疾病进展、预后及治疗反应等均有重要意义。通常采用动态肺容量进行评定。动态肺容量是以用力呼出肺活量为基础，来测定单位时间的呼气流速，能较好地反映气道阻力。

气流受限是用时间肺活量 1 秒率降低进行判定的。即以第 1 秒用力呼气量（FEV_1）与用力肺活量（FVC）之比（FEV_1/FVC）降低来确定的 FEV/FVC 是 COPD 的一项敏感指标，可检出轻度气流受限。FEV_1 占预计值的百分比是中、重度气流受限的良好指标，它变异性小，易于操作，应作为 COPD 肺功能检查的基本项目。吸入支气管舒张剂后 $FEV_1 < 80\%$ 预计值且 $FEV_1/FVC < 7\%$ 者，可确定为不完全可逆的气流受限。呼气峰流速（PEF）及最大呼气流量/容积曲线（MEFV）也可作为气流受限的参考指标，但 COPD 时 PEF 与 FEV_1 的相关性不够强，PEF 有可能低估气流阻塞的程度。气流受限可导致肺过度充气，使肺总量（TLC）、功能残气量（FRC）和残气容积（RV）增高，肺活量（Vc）减低。TLC 增加不及 RV 增加的程度大，故 RV/TLC 增高。肺泡隔破坏及肺毛细血管床丧失可使弥散功能受损，一氧化碳弥散量（DLCO）降低，DLCO 与肺泡通气量（VA）之比（DLCO/VA）比单纯 DLCO 更敏感。

支气管舒张试验作为辅助检查有一定价值。该检查有利于鉴别 COPD 与支气管哮喘，可预测患者对支气管舒张剂和吸入皮质激素的治疗反应，获知患者能达到的最佳肺功能状态，与预后有更好的相关性。肺功能检查的特征性表现为进行性的用力呼气量的减少，另外还有残气量的增加。

做肺功能检查均应在患者处于坐位或站立位时进行，为了使结果重复性好，要求患者应最大限度地给予配合。

（2）呼吸困难评定：呼吸困难是 COPD 患者呼吸功能障碍最主要的表现，也是影响患者工作、生活质量的最重要因素。因此，对呼吸困难程度评定是评价患者呼吸功能的基本方法。康复医学中的呼吸功能测定方法包括主观呼吸功能障碍感受分级和客观检查，从简单的呼吸量测定至比较高级的呼吸生理试验均有。这里主要介绍南京医科大学根据 Borg's 量表计分法改进的呼吸困难评分法，该方法根据患者完成一般性活动后，主观劳累程度，即呼吸时气短、气急症状的程度进行评定，共分 5 级。

Ⅰ级：无气短、气急。

Ⅱ级：稍感气短、气急。

Ⅲ级：轻度气短、气急。

Ⅳ级：明显气短、气急。

Ⅴ级：气短、气急严重，不能耐受。

（3）呼吸功能改善程度评定

2 - 5：明显改善。

Ⅴ - 3：中等改善。

Z - 1：轻度改善。

（4）呼吸功能恶化程度评定：0：不变；1：加重；3：中等加重；5：明显加重。

（5）夜间呼吸评定：COPD 患者常引起低通气，睡眠时呼吸更困难。可采用睡眠研究的方法对其睡眠深度、气流、胸壁运动频率和深度等进行评定。睡眠研究方法可判断病变性质及严重程度，还可鉴别阻塞性或中枢性抑制性病变。

（6）支气管分泌物清除能力的评定：坐位或卧位，要求患者咳嗽或辅助（腹部加压等）咳嗽，测定其最大呼气压，如 $\geq 0.88kPa$（90mmH$_2$O）表示具有咳嗽排痰能力。

2. 运动功能评定　通过运动试验，可评估 COPD 患者的心肺功能和运动能力，掌握患者运动能力的大小，了解其在运动时是否需要氧疗，为 COPD 患者制订安全、适量、个体化的运动治疗方案。试验中逐渐增加运动强度，直至患者的耐受极限，为确保安全，试验过程中应严密监测患者的生命体征。

（1）活动平板或功率自行车运动试验：通过活动平板或功率自行车运动试验，进行运动试验获得最大吸氧量、最大心率、最大 METs 值、运动时间等相关量化指标评定患者运动能力。也通过活动平板或功率自行车运动试验、患者主观劳累程度分级等半定量指标来评定患者运动能力。

（2）6 分钟行走距离测定：对不能进行活动平板运动试验的患者，可以进行 6 分钟行走距离（中途可休息）测定，即让患者以尽可能快的速度步行 6 分钟，然后记录其在规定时间内所能行走的最长距离。同时可监测心电图、血氧饱和度，以判断患者的运动能力及运动中发生低氧血症的可能性。

评定方法：在平坦的地面划出一段长达30.5m（100ft）的直线距离，两端各置一椅作为标志。患者在其间往返走动，步速缓急由患者根据自己的体能决定。在旁监测的人员每2分钟报时一次，并记录患者可能发生的气促、胸痛等不适。如患者体力难支可暂时休息或中止试验。6分钟后试验结束，监护人员统计患者步行距离进行结果评估。

分级方法：美国较早进行这项试验的专家将患者步行的距离划为4个等级，级别越低心肺功能越差，达到3级与4级者，心肺功能接近或已达到正常。

1级：患者步行的距离少于300m。

2级：患者步行的距离为300～374.9m。

3级：患者步行的距离为375～449.5m。

4级：患者步行的距离超过450m。

美国心血管健康研究显示，68岁以上的老年人6分钟步行距离为344m±88m。

（3）呼吸肌力测定（tests of respiratory muscle strength）：呼吸肌是肺通气功能的动力泵，主要由膈肌、肋间肌和腹肌组成。呼吸肌力测定是呼吸肌功能评定3项指标中最重要的一项，包括最大吸气压（MIIP或PIMAX），最大呼气压（MEP或PEMAX）以及跨膈压的测量。它反映吸气和呼气期间可产生的最大能力，代表全部吸气肌和呼气肌的最大功能，也可作为咳嗽和排痰能力的一个指标。

（二）日常生活活动能力评定

根据自我照顾、日常活动、家庭劳动及购物等活动，将呼吸功能障碍患者的日常生活活动能力分为六级：

0级：虽存在不同程度的肺气肿，但是活动如常人，对日常生活无影响、无气短。

1级：一般劳动时出现气短。

2级：平地步行无气短，速度较快或上楼、上坡时，同行的同龄健康人不觉气短而自己感觉气短。

3级：慢走不到百步即有气短。

4级：讲话或穿衣等轻微活动时亦有气短。

5级：安静时出现气短，无法平卧。

（三）社会参与能力评定

主要进行生活质量评定和职业评定。方法参见第二章：康复医学的临床评定。性生活常是生活质量的一个重要方面，但是它又是一个极其敏感的问题。几个因素可以决定性功能受COPD疾病本身带来的影响，如患者/配偶间关系，交流和配偶的满意度。虽然，一般的物理治疗可以通过小组形式对患者进行指导，但是像性生活这样特殊的问题还是应该在一对一的形式下给予指导。对于有明显的人与人之间或者家庭冲突的患者，提供社会工作者、心理医生、性专科物理治疗师或者其他的家庭/人际关系的顾问都是必要的。

三、功能障碍

患者主观上希望通过限制活动来减轻症状，造成患者体力和适应能力的进一步下降，日常生活不能自理。活动减少使疾病加重，疾病加重又使活动进一步受限，导致恶性循环。使低氧血症、红细胞增多症、肺心病和充血性心力衰竭等并发症相继发生。因此，认识COPD

对功能的影响十分重要。

（一）生理功能障碍

1. 呼吸功能障碍 主要表现为呼吸困难（气短、气促，或以呼气困难为特征的异常呼吸模式），和（或）病理性呼吸模式形成，和（或）呼吸肌无力，和（或）能耗增加。最严重的呼吸功能障碍是呼吸衰竭。

呼吸困难主要是由于肺通气量与换气量下降、有效呼吸减少所致。COPD 患者气道狭窄、肺泡弹性及肺循环障碍使患者在呼吸过程中的有效通气量与换气量降低；长期慢性炎症，呼吸道分泌物的引流不畅，呼气末残留在肺部的气体增加，影响了气体的吸入和肺部充分的气体交换；不少慢性支气管炎患者年龄偏大，有不同程度的驼背，支撑胸廓的肌肉、韧带松弛导致胸廓塌陷，加之肋软骨有不同程度的钙化，都会限制胸廓的活动，影响肺通气和有效呼吸；临床上患者表现为劳力性气短、气促、呼吸困难或出现缺氧症状等，典型者表现为以呼气困难为特征的异常呼吸模式，给患者带来极大的痛苦。

病理性呼吸模式：由于肺气肿的病理变化，限制了膈肌的活动范围，影响了患者平静呼吸过程中膈肌的上下移动，减少了肺通气量。患者为了弥补呼吸量的不足，往往在安静状态以胸式呼吸为主，甚至动用辅助呼吸肌，即形成了病理性呼吸模式，这种病理性呼吸模式不仅造成正常的腹式呼吸模式无法建立，而且使气道更加狭窄，肺泡通气量进一步下降、解剖无效腔和呼吸耗能增加、肺通气与换气功能障碍加重和患者的有效呼吸的降低，进而加重缺氧和二氧化碳潴留进一步增加，最终导致呼吸衰竭。

呼吸肌无力：肺通气量下降、有效呼吸减少、呼吸困难及病理性呼吸模式的产生导致活动量减少、运动能力降低，进而影响膈肌、肋间肌、腹肌等呼吸肌的运动功能，使呼吸肌的运动功能减退，产生呼吸肌无力。

能耗增加：由于患者病理性呼吸模式和呼吸肌无力，使许多不该参与呼吸的肌群参与活动，气喘、气短、气促、咳嗽常使患者精神和颈背部乃至全身肌群紧张，增加体能消耗，呼吸本身所需耗氧量占机体总耗氧量从正常的 20% 增加到近 50%，有效通气量减少的同时伴随体内耗氧量增加，进一步造成患者的缺氧状态。

2. 循环功能障碍 主要表现在肺循环障碍和全身循环障碍。肺循环障碍以肺泡换气功能障碍或换气功能障碍加右心衰为特征性表现；全身循环障碍表现为末梢循环差、肢冷、发绀和杵状指等。

3. 运动功能障碍 主要表现为肌力、肌耐力减退，肢体运动功能下降、运动减少，而运动减少又使心肺功能适应性下降，进一步加重运动障碍，形成恶性循环。同时，COPD 患者常常继发骨质疏松和骨关节退行性改变，也是引起运动障碍的原因之一。

（二）心理功能障碍

沮丧和焦虑是 COPD 患者最常见的心理障碍，沮丧常出现在中度到重度的 COPD 患者中。挫败感在健康不良和无能去参加活动的患者中表现为异常的激惹性，使患者变得更悲观并且改变对他人的态度。绝望和自卑常出现在 COPD 的后期，并且呈进行性增加。但最棘手的 COPD 患者是成年人，多伴随个性障碍，或有酒精或药物滥用史，使其心理问题更加复杂和顽固。

不少 COPD 患者因呼吸困难等症状的困扰，对疾病产生恐惧、焦虑、抑郁，精神负担加重。患者因心理因素惧怕出现劳力性气短，不愿意参与体能活动。由于长期处于供氧不足状态，精神紧张、烦躁不安，咯血、胸闷、气短、气促等症状，严重干扰患者的休息、睡眠，反过来又增加了患者体能消耗，造成一种恶性循环，给患者带来极大的心理压力和精神负担。甚至由于长期患病，反复入院，导致抑郁、绝望等不良心理。

（三）日常生活活动能力受限

由于呼吸困难和体能下降，多数患者日常生活受到程度不同的限制。表现为 ADL 活动能力减退。同时，患者因心理因素惧怕出现劳力性气短，限制了患者的活动能力，迫使一些患者长期卧床，丧失了日常生活能力。此外，患者在呼吸急促、气短时，会动用辅助呼吸肌参与呼吸，而一些辅助呼吸肌是上肢肩带肌的一部分，参与上肢的功能活动，患者活动上肢时就影响了辅助呼吸肌协助呼吸运动，易引起患者气短、气急，造成患者害怕进行上肢活动，使日常活动受到明显限制。

（四）社会参与能力受限

COPD 患者的社会参与能力常常表现为不同程度的受限。如社会交往、社区活动及休闲活动的参与常常受到部分或全部限制，大多数 COPD 患者职业能力受到不同程度限制，许多患者甚至完全不能参加工作。

四、康复治疗

COPD 的整体治疗不能仅限于急性发作期的成功抢救和对症治疗，而应通过循序渐进的康复治疗来减轻病痛和改善功能。康复治疗原则包括个体化原则（以 COPD 的不同阶段、不同合并症和全身情况为依据）、整体化原则（不仅针对呼吸功能，而且要结合心脏功能、全身体能、心理功能和环境因素）、严密观察原则（注意运动强度、运动时及运动后反应，严防呼吸性酸中毒和呼吸衰竭）和循序渐进、持之以恒的原则，方可有效而安全。制订康复方案最重要的原则是必须根据患者的具体情况和个体化原则，应充分考虑患者肺疾病类型、严重程度、其他伴随疾病、社会背景、家庭情况、职业情况和教育水平等因素，同时还要注意患者是否有参加康复的积极要求、必要的经济条件以及家庭其他成员的支持。因为患者是康复治疗的中心和关键，决定康复方案成败的是患者对疾病的了解、态度和个人需要达到的目标，康复过程自始至终都需要患者积极参与。COPD 患者康复治疗最重要的目标是改善患者的呼吸功能，尽可能建立生理性呼吸模式，恢复有效的呼吸；清除气道内分泌物，减少引起支气管炎症或刺激的因素，保持呼吸道通畅、卫生；进行积极的呼吸训练和运动训练，充分发掘呼吸功能的潜力，提高 COPD 患者运动和活动耐力。其次是消除呼吸困难对心理功能的影响；通过各种措施，预防和治疗并发症；提高免疫力、预防感冒、减少复发。同时尽可能恢复 COPD 患者的日常生活活动及自理能力；改善其社会交往和社会活动的参与能力；促进回归社会，提高生活质量。康复治疗方法主要包括物理治疗、作业治疗、心理治疗、营养支持及健康教育等。适应证是病情稳定的 COPD 患者。禁忌证：合并严重肺动脉高压；不稳定型心绞痛及近期心梗；充血性心力衰竭；明显肝功能异常；癌症转移；脊柱及胸背部创伤等。

（一）物理治疗

物理治疗具有减轻患者临床症状、提高呼吸功能、改善机体运动能力及减轻心肺负担的作用。主要技术包括物理因子治疗、气道廓清技术、排痰技术、呼吸训练及运动训练技术。

1. 物理因子治疗　具有改善循环、消除炎症和化痰的作用。一般在 COPD 发作期合并感染时使用。

（1）超短波疗法：超短波治疗仪输出功率一般在 200～300W，两个中号电极，并置于两侧肺部，无热量，12～15 分钟，每日 1 次，15 次为一疗程。痰液黏稠不易略出时，不宜使用此疗法。

（2）短波疗法：两个电容电极，胸背部对置，脉冲 2：2，无热量～微热量，10～15 分钟，每日 1 次，5～10 次为一疗程。

（3）分米波疗法：患者坐位或仰卧位，凹槽形辐射器，横置于前胸，上界齐喉结，离体表 5～10cm，80～120W，10～15 分钟，每日 1 次，5～10 次为一疗程。

（4）紫外线疗法：右前胸（前正中线右侧），自颈下界至右侧肋缘之间。左前胸，方法同右侧，注意正中线紧密相接。右背，后正中线右侧，自颈下界与右侧第十二胸椎水平线。左背，同右背。胸 3～4MED，背 4～5MED，10～15 分钟，每日 1 次，5～10 次为一疗程。

（5）直流电离子导入疗法：电极面积按感染面积决定，一般用 200～300cm^2，患处对置，局部加抗菌药物（青霉素由阴极导入，链霉素、庆大霉素、红霉素由阳极导入。抗菌药物在导入之前一定要做皮试，阴性才能做药物导入。）

（6）超声雾化吸入：超声雾化吸入器，1MHz 左右的高频超声震荡，超声雾化药物可以使用抗菌药物和化痰剂。抗菌药物如青霉素、链霉素、庆大霉素、红霉素等，每次剂量按肌内注射量的 1/4～1/8（抗菌药物在雾化之前一定要做皮试，阴性才能做药物雾化吸入）。化痰剂可用 3％盐水或 4％碳酸氢钠溶液加溴己新每次 4～8mg，每次吸入 10～15 分钟，每日 1～2 次，7～10 次为一疗程。

2. 气道廓清技术（airway clearance techniques）　具有训练有效咳嗽反射、促进分泌物排出、减少反复感染、缓解呼吸困难和支气管痉挛及维持呼吸道通畅的作用。咳嗽是一种防御性反射，当呼吸道黏膜上的感受器受到微生物性、物理性、化学性刺激时，可引起咳嗽反射。COPD 患者咳嗽机制受到损害，最大呼气流速下降，纤毛活动受损，痰液本身比较黏稠。因此更应该教会患者正确的咳嗽方法。但无效的咳嗽只会增加患者痛苦和消耗体力，加重呼吸困难和支气管痉挛。并不能真正地维持呼吸道通畅。方法：

（1）标准程序：评估患者自主和反射性咳嗽的能力；将患者安置于舒适和放松的位置，然后深吸气和咳嗽。坐位身体向前倾是最佳的咳嗽位置。患者轻微的弯曲颈部更容易咳嗽；教会患者控制性的膈式呼吸，建立深吸气；示范急剧的、深的、连续两声咳嗽；示范运用适当的肌肉产生咳嗽（腹肌收缩）。使患者将手放在腹部然后连续呵气 3 次，感觉腹肌收缩。使患者联系发"K"的音，绷紧声带，关闭声门，并且收紧腹肌；当患者联合做这些动作的时候，指导患者深吸气，但是放松，然后发出急剧的两声咳嗽；假如吸气和腹部肌肉很弱的话，如果有需要可以使用腹带或者舌咽反射训练。据研究，此时排出的气流速度可达 112km/h，如此高速的气流，有利于将气管内的分泌物带出体外。在直立坐位时，咳嗽产生的气流速度最高，因而最有效。

（2）辅助咳嗽技术（assisted cough techniques）：主要适用于腹部肌肉无力，不能引起有效咳嗽的患者。操作程序：让患者仰卧于硬板床上或仰靠于有靠背的轮椅上，面对治疗师，治疗师的手置于患者的肋骨下角处，嘱患者深吸气，并尽量屏住呼吸，当其准备咳嗽时，治疗师的手向上向里用力推，帮助患者快速吸气，引起咳嗽。如痰液过多可配合吸痰器吸引。

（3）哈咳技术（huffing techniques）：深吸气，快速度强力收缩腹肌并使劲将气呼出，呼气时配合发出"哈""哈"的声音。此技术可以减轻疲劳，减少诱发支气管痉挛，提高咳嗽、咳痰的有效性。

3. 排痰技术　排痰技术亦称气道分泌物去除技术（secretion removal techniques），具有促进呼吸道分泌物排出、维持呼吸道通畅、减少反复感染的作用。方法：

（1）体位引流（postural drainage）：所谓体位引流，是指通过适当的体位摆放，使患者受累肺段内的支气管尽可能地垂直于地面，利用重力的作用使支气管内的分泌物流向气管，然后通过咳嗽等技术排出体外的方法。合理的体位引流可以控制感染，减轻呼吸道阻塞，保持呼吸道通畅。其原则是病变的部位放在高处，引流支气管开口于低处。体位引流的适应证：痰量每天大于30mL，或痰量中等但其他方法不能排出痰液者。禁忌证：心肌梗死、心功能不全、肺水肿、肺栓塞、胸膜渗出、急性胸部外伤、出血性疾病。体位引流不是适用于所有的患者，在决定采用体位引流治疗之前一定要注意相关的禁忌证。尤其是病情不稳定的患者，一定要慎重。我们可以适当地调节体位，避免头部过多地朝下而引起危险，见表5－1。

表5－1　体位引流部位与体位

	引流部位	患者体位
上叶	肺尖（段）支气管	直立坐位
	后面支气管	
	右面	左侧卧位，与床面水平呈45°夹角，背后和头部分别垫一个枕头
	左面	右侧卧位，与床面水平呈45°夹角，用三个枕头将肩部抬高约30cm
	前面支气管	屈膝仰卧位
	上段支气管	仰卧位将身体向右侧稍稍倾斜，在左侧从肩到髋部垫一个枕头支持
中叶	尖（段）支气管	俯卧位在腹下垫一个枕头
	内侧基底支气管	右侧卧位，胸部朝下与地面呈20°夹角
	前面基底支气管	屈膝仰卧位，胸部朝下与地面呈20°夹角
下叶	外侧基底支气管	向对侧侧卧，胸部朝下与地面呈20°夹角
	后面基底支气管	俯卧位在腹下垫一个枕头，胸部朝下与地面呈20°夹角

体位引流的时间选择：不允许饭后立即进行体位引流；大量治疗师的体会是，雾化吸入之后进行体位引流是非常合适的，并且能够带来最大的治疗效果；选择在患者休息之前进行体位引流是合适的，因为他可以帮助患者休息和带来良好的睡眠。

治疗的频率：治疗的频率完全根据患者的病理情况和临床症状。如果患者有大量的稠痰，1天2~4次都是可以的，直到肺部保持清洁。如果患者的情况得到改善，那么相应地就应该减少次数。

不需要继续做体位引流的标准：胸部X线显示相对的清晰；患者24~48小时内不再发热；听诊时呼吸音正常或者接近正常。

除了用体位引流，深呼吸，或者有效的咳嗽能够促进气道的清洁，在体位引流时联合用不同的徒手操作技术能最有效地清洁气道。包括敲打、震颤、振动。

（2）敲打（percussion）：敲打通常使用杯状手，将其放在被引流肺叶的上面。治疗师的杯状手交替地有节律地叩击患者的胸壁。治疗师应该保持肩、肘和腕部松弛和灵活的操作。敲打应该持续一段时间或者直到患者需要改变位置想要咳嗽。这种操作不应该引起疼痛或者不舒适。应该防止刺激敏感的皮肤，可以让患者穿着一件薄的柔软舒适的衣服，或者在裸露的身体上放一条舒适轻薄的毛巾。应该避免在女士的乳房或者是骨凸部位做敲打。

敲打禁忌证：已经发生了骨折，脊椎融合，或者是骨质疏松；在肿瘤的区域；患者患有肺栓塞；假如患者存在很明显的出血倾向；假如患者有不稳定性心绞痛；假如患者有很严重的胸壁疼痛。

（3）振动（vibration）：振动是将两只手直接放在患者胸壁的皮肤上，当患者在呼气的时候给予轻微的压力快速振动。良好的振动操作的获得来自于治疗师从肩到手等长收缩上肢的肌肉。

（4）震颤（shaking）：震颤是在患者呼气时比振动更有力的断断续续的跳动的操作，治疗师的手成对的大幅度的活动。治疗师拇指扣在一起，将其余手指打开直接放在患者的皮肤上面，手指缠住胸壁。治疗师同时给压力和震颤。

4. 呼吸训练（breathing training） 具有促进膈肌呼吸、减少呼吸频率、提高呼吸效率、协调呼吸肌运动、减少呼吸肌及辅助呼吸肌耗氧量、改善气促症状的作用。进行呼吸训练的目的是使患者建立生理性呼吸模式，恢复有效的腹式呼吸。全身性的有氧训练无疑可改善呼吸肌的力量和耐力，但针对性的专项训练更为有效。呼吸肌的训练原理与其他骨骼肌相似，主要通过施加一定的负荷来使其收缩力增强。方法：

（1）体位的摆放：很多 COPD 的患者都曾经或者正在遭遇呼吸困难（气短或气促）的困扰，尤其是患者在运动之后或者精神紧张的情况下尤其明显。当患者正常的呼吸模式受到干扰，那么气短也就随之发生。教会患者自我进行呼吸控制和体位的摆放将有利于改善患者这一症状。可以在患者坐、走、上下楼梯或者完成工作的时候进行。大部分患者能够清楚地意识到在活动中发生呼吸困难的前期症状。在轻微的出现呼吸困难的时候就要告诉患者立即停止目前正在执行的动作，并且使用呼吸控制和缩唇呼吸来防止呼吸困难的进一步加重。使患者处于轻松的位置，通常是将身体前倾。如果有必要，应该使用支气管扩张剂。使患者使用呼吸控制技术来降低呼吸频率，并使用缩唇呼吸来避免呼气时候的过度用力。在使用缩唇呼吸之后，应该建立有效的腹式呼吸模式，避免使用辅助呼吸肌。然后使患者继续保持在这个姿势继续放松和控制呼吸，恢复良好的呼吸模式。

（2）膈肌呼吸训练（diaphragmatic breathing）：又称为腹式呼吸训练（abdominal breathing）或呼吸控制（controlled breathing）训练，是正常的也是最有效的呼吸方式。腹式呼吸训练，就是通过增加膈肌活动范围以提高肺的伸缩性来增加通气量，膈肌每增加 1cm，可增加肺通气量 250～300mL，同时使浅快呼吸逐渐变为深慢呼吸。膈肌较薄，活动时耗氧不多，又减少了辅助呼吸肌不必要的使用，因而呼吸效率提高，呼吸困难缓解。COPD 患者由于其病理变化，横膈被明显压低，活动受到严重限制。此时患者代偿性地使用胸式呼吸来代替，甚至动用辅助呼吸肌进行呼吸，形成浅而快的异常的呼吸模式。因此应教会患者自觉地使用膈肌呼吸这种更为有效的呼吸方式。提高其呼吸效率，降低耗氧量。

标准化操作程序：①将患者安置于舒适和放松的位置，使患者可利用重力帮助膈肌的运动，比如 Semi - Flower's position；②如果在治疗之初，发现患者最初的呼吸模式在吸气的时候运用了附属吸气肌，要教会患者如何放松这些肌肉（比如可以采用肩部的环转运动和耸肩动作来放松）；③治疗师将手放在患者的前肋角下缘的腹直肌上，要求患者用鼻缓慢地深吸气，保持肩部的放松和上胸的平静，允许腹抬高，然后告诉患者通过控制性的缓慢呼气排尽气体；④要求患者练习3~4次上述动作，然后休息。不允许患者过度通气；⑤假如患者在吸气时运用膈式呼吸非常困难，通过用鼻嗅的动作成功地完成吸气。这个动作也能易化膈肌；⑥学会怎么样进行自我管理这套程序，让患者将他（她）的手放在前肋角下缘，感受腹部的运动。患者的手将在吸气时抬起，呼气时下降。通过放在腹部的手，患者也能感受到腹肌的收缩，这样也有利于患者控制性的呼气和咳嗽；⑦当患者理解和掌握了运用膈式呼吸来控制呼吸，保持肩部的放松，然后练习在不同位置（仰卧位、坐位、站位）以及在活动中（走和爬楼梯）的膈式呼吸。

（3）缩唇呼吸练习（pursedlip breathing）：所谓缩唇呼吸，是指在呼气时缩紧嘴唇，如同吹笛时一样，使气体缓慢均匀地从两唇之间缓缓吹出。这种方法可增加呼气时支气管内的阻力，防止小气道过早塌陷，有利于肺泡内气体的排出。减慢呼吸速率，增加潮气量。缩唇呼吸应在自然呼气时而非用力呼吸的情况使用。该方法可延缓或防止气道的塌陷，改善肺部换气功能。其方法是：将患者安置于舒适放松的位置。向患者解释在呼吸的时候应该放松，不要引起腹部肌肉的收缩。将治疗师的手放在患者的腹部上面，感觉患者的腹部肌肉是否收缩。要求患者深而慢地吸气，然后缩唇将气体缓慢地呼出。用鼻吸气，用口呼气。吸与呼之间比为1：2。

（4）深慢呼吸训练：这一呼吸有助于减少解剖无效腔的影响而提高肺泡的通气量，因此对 COPD 患者康复是有利的。具体方法是：吸气和呼气的时间比例是1：2。每次训练前，先设置呼吸节律，可用节拍器帮助。随着训练次数增加，所设置的节律逐渐减慢，适当延长呼气过程，使呼气更加完善，减少肺泡内的残气量。

5. 运动训练　具有改善呼吸肌和辅助呼吸肌功能、改善心肺功能和整体体能、减轻呼吸困难症状和改善精神状态的作用。运动训练是肺部康复的基础。大量的临床研究证明：运动训练是提高 COPD 患者日常生活能力最有效的物理治疗手段。在执行运动训练之前和整个运动训练中，一定要反复地评估患者的情况，一定要与临床呼吸专科医师合作建立完美的临床治疗，包括使用支气管扩张治疗、长期氧疗及对并发疾病的治疗。还应强调的是 COPD 患者的评估中包括最大心肺功能训练的测试，其目的是评估运动训练的安全性，评估限制运动训练的因素及制订合理的运动训练处方。

运动训练应有一份完整、合理、有效和安全的 COPD 患者的运动训练处方，应该包括运动训练周期（times/duration）、频率（frequency）、强度（intensity）和种类（type）四个方面：

周期和频率：最小的肺部康复训练周期还没有被广泛地接受。有研究指出出院患者一周两三次持续4周的运动训练比相同频率持续7周的训练优点少。同时普遍认为患者每周进行至少3次运动训练，并在物理治疗师有规律的指导下将获得最佳的运动训练效果。但是基于 COPD 患者的运动耐受能力和实际情况，一周两次有指导的训练和一次以上在家没有指导的运动训练方案是可接受的，但是一周一次的指导性训练表明是明显不够的。

强度：虽然低强度运动训练能够改善症状、HRQA 和日常生活活动能力的某些方面，但是高强度的训练才会获得更多的有效的运动训练好处。一般来说，运动训练的目的应该是试图获得最佳的训练效果。但因为疾病的严重程度、症状的限制和训练动机的不同，运动训练计划应该是可调节的。另外，虽然高强度的运动训练对改善患者的身体情况有优势，但是低强度的运动训练对长期坚持和广泛人群的健康利益更重要。对正常人，高强度训练被认为是可以增加血乳酸水平。不过，在肺功能康复的人群中，因为获得身体情况改善之前的肺功能受损的种种限制，高强度训练方案还没有普遍被接受。虽然高百分比看起来有更多的好处，超过最大锻炼能力 60% 的锻炼强度从经验上讲被认为可以足够带来运动训练的利益。临床上，症状分数可以被用于判断训练负荷。常采用 Borg 评分中的 4 到 6 分作为运动训练强度。

COPD 运动训练种类包括下肢训练、上肢锻炼、腹肌训练、呼吸抗阻练习、耐力和力量训练和间断训练等六种。

（1）下肢训练：可以增加 COPD 患者的活动耐力、减轻呼吸困难症状、改善整体体能和精神状态。肺功能康复锻炼过程传统上集中在下肢训练，常用活动平台 treadmill，或者步行、骑车、登山等方法。在肺功能康复中以骑自行车和行走锻炼方式训练耐力，是最常见的训练方法。最佳的运动处方概括为高强度（>60% 最大功率）相对长期的锻炼。

（2）上肢锻炼：上肢锻炼能够锻炼辅助呼吸肌群，如胸大肌、胸小肌和背阔肌等。可以采用手摇车和提重物训练。其他上肢锻炼方法包括上肢循环测力器（arm cycle ergometer）、免负荷训练（free weights）和弹力带训练（elastic bands）。许多日常生活活动涉及上肢，所以上肢锻炼也应该合并在运动训练计划中。

（3）腹肌训练：腹肌是主要的呼气肌。COPD 患者常有腹肌无力，使腹腔失去有效的压力，从而减少膈肌的支托及减少外展下胸廓的能力。

方法 1：卧位腹式呼吸抗阻训练。患者卧位，将 1kg 重的沙袋放在脐与耻骨间的下腹部，每 2 日增加 1 次重量，渐加至 5～10kg，每次 5～20 分钟，每日训练 2 次。

方法 2：吹蜡烛训练。患者坐位，将距离口腔 10cm 处、与口同高点燃的蜡烛的火苗吹向偏斜，逐渐增加吹蜡烛的距离直到 80～90cm。

方法 3：吹瓶训练。用两个有刻度的玻璃瓶，瓶的容积 2 000mL，各装入 1 000mL 水。将两个瓶用胶管或玻璃管连接，在其中的一个瓶插入吹气用的玻璃管或胶管，另一个瓶再插入一个排气管。训练时用吸气管吹气，使另一个瓶的液面提高 30mm 左右。休息片刻可反复进行。通过液面提高的程度作为呼气阻力的标志。每天可逐渐增加训练时的呼气阻力，直到达到满意的程度为止。

（4）呼吸抗阻练习（respiratory resistance training，RRT）：RRT 能够提高呼吸肌的强度和耐力，预防和解除呼吸困难。虽然在训练的时候呼气肌也会被涉及，但呼吸抗阻练习更多关注吸气肌的训练。呼吸抗阻练习通常有两种方式，一种是吸气抗阻训练，另外一种是使用重量的膈肌训练。

吸气抗阻训练：国外有人应用吸气肌训练器（inspiratory muscle trainers，IMT）专门训练吸气肌功能。其原理是让患者经由不同口径的管道吸气，对吸气肌施加不同程度的负荷，而对呼气过程则不加限制，这样便可以达到对吸气肌肌力和耐力的增强作用。开始练习时 3～5 分钟/次，每天 3～5 次，以后练习时间可增加至 20～30 分钟/次，以增加吸气肌耐力。

膈肌抗阻训练：膈肌抗阻训练标准操作程序：使用很小的重量，比如小的沙袋，或者盐包来增强膈肌的强度和耐力；将患者安置在头部稍微抬高的位置，如果可能，最好将患者安置于仰卧位；将一个 1.4～2.3kg（3～5 磅）的沙袋或者盐包置于患者的剑突下缘的上腹部；要求患者深吸气但是保持上胸部平静；逐渐增加患者对抗阻力的时间；如果患者能在不使用辅助呼吸肌肉参与的情况下对抗阻力 15 分钟不感到费力，就可以再增加阻力。

（5）耐力和力量训练：对 COPD 患者的力量（或者阻力）训练也是值得做的。这种训练对提高肌肉的质量和力量比耐力训练有更大的潜力。力量训练一般包括 2~4 组强度范围是从 50%~85% 的 1RM 的 6~12 个重复动作。耐力和力量训练的结合在 COPD 患者运动训练中可能是最好的策略，因为可以联合提高肌肉力量和整个身体的耐力，而不会延长不必要的训练时间。

（6）间断训练：对于一些患者，要达到高强度或长时间的连续性训练可能比较困难，甚至需要近距离的监护。在这种情况下，可以选择间断训练。间断训练是把长时间的锻炼分割为休息期和低强度锻炼期几个短的部分。

（7）训练不耐受：训练的不耐受性是限制 COPD 患者日常生活能力的主要因素之一。在 COPD 患者中导致运动受限的主要症状是呼吸困难和（或）疲劳，原因是通气限制、肺气体交换异常、外周肌肉和心功能不全，或者是以上几种因素的联合。焦虑和消极的动机也与训练的不耐受有关。

（二）作业治疗

作业治疗以减轻患者临床症状，改善机体运动能力，减轻心肺负担，提高呼吸功能，减轻精神压力，改善日常生活自理能力及恢复工作能力为目标。通过日常活动能力训练、适合患者能力的职业训练、有效的能量保护技术及适当环境改建等来实现使患者减少住院天数，最终摆脱病痛的折磨，提高生活质量，早日重返家庭和社会，并延长患者寿命和降低病死率。

1. 提高运动能力的作业治疗　有针对性地选择能提高全身耐力和肌肉耐力的作业活动，改善心肺功能，恢复活动能力。这是作业治疗和物理治疗都必须涉及的部分。

2. 提高日常生活活动能力的作业治疗　患者往往因呼吸问题和精神紧张，而不能独立完成日常生活自理。日常生活活动能力的训练正是为此而设计。

（1）有效呼吸作业：学会日常活动中的有效呼吸，练习主要是教会患者如何将正常呼吸模式即腹式呼吸与日常生活协调起来，如何正确运用呼吸，增强呼吸信心，避免生活中的呼吸困难。

练习要求：身体屈曲时呼气，伸展时吸气；用力时呼气而放松时吸气；上下楼梯或爬坡时，先吸气再迈步，以"吸–呼–呼"对应"停–走–走"；如果要将物品放在较高的地方，则先拿好物体同时吸气，然后边呼气边将物体放在所需位置。一些一次呼吸无法完成的活动，则可分多次进行，必须牢记吸气时肢体相对静止，边呼气边活动。例如，让患者模拟开/关门动作，要求患者站在门边，先吸气并握住门把，然后边呼气将门拉/推上，练习多次至自然为止。

（2）自我放松作业：学会日常活动中的自我放松。多数患者由于长期呼吸功能障碍和精神紧张导致全身肌肉紧张。放松训练有助于阻断精神紧张和肌肉紧张所致的呼吸短促的恶性循环，减少机体能量的消耗，改善缺氧状态，抬高呼吸效率。放松治疗有两个含义：一个是指导患者学会在进行各项日常活动时，身体无关肌群的放松；另一个是选择可以让患者全身肌肉放松、调节精神紧张、转移注意力的作业治疗活动。

常用的方法有：缓慢、深长地呼吸；坐位或行进中双上肢前后自然摆动，有利于上肢和躯干肌肉放松；园艺治疗中的养殖花草；在树林、草地上悠闲的散步；养鱼、养鸟活动及音乐疗法都可以达到调整情绪、放松肌肉的作用；传统医学静松功，坐位或立位放松法。

学会在各种活动中的放松，教会患者日常活动、教务活动、职业劳动、社交活动中的放松方法，注意选择合适、舒适的体位，让患者头、颈、肩、背和肢体位置适当、有依托，减少这些肌肉长时间紧张。在日常生活活动中可以一边听音乐一边进行活动，活动安排有计划，保证充裕的时间。在完成某项作业活动时，要充分放松那些不用的肌肉，以保存自己的体力和能力。

对于不容易掌握松弛的患者，可先教会其充分收缩待放松的肌肉，然后，让紧张的肌肉松弛，以达到放松的目的。头颈、躯干、肢体的缓慢摆动，轻缓地按摩、牵拉也有助于肌肉的放松。

3. 环境改造 为了增强患者生活独立的信心，减少对他人的依赖，治疗师应该提供有患者功能状况的信息，必要时通过家庭、周围环境的改造，使患者可以发挥更大的潜能，完成生活的独立。

4. 职业前作业治疗 康复治疗的最终目的，是让患者回归家庭，重返社会。职业治疗就是患者重返工作岗位的前期准备。可以模拟患者从前的工作岗位和工作环境，在治疗师的指导下进行工作操作。如果患者已经不适合以前的职业，治疗师可以根据患者的兴趣，选择一些患者可以胜任的工作加以练习熟悉，并向有关部门提出建议。

（三）心理治疗

COPD 患者普遍存在焦虑、沮丧和其他心理健康障碍。流行病学的报道有接近 45% COPD 患者存在心理障碍。而从临床现状看，对老年 COPD 患者的心理治疗普遍不被重视。同时，因为害怕不良反应、上瘾及出于花费的考虑或者服用太多药物的挫折感，许多年老患者拒绝服用抗焦虑药或抗沮丧药物。

实践表明，通过积极的心理干预能够有效地缩短物理治疗的疗程和提高物理治疗的效果，帮助患者减少不良的情绪和促进适应社会环境。

1. 心理治疗的意义 临床证实，呼吸困难的发作频率和程度与 COPD 患者的心理状态有密切的关系。不良心理刺激能加剧 COPD 患者的呼吸困难并导致全身残疾。有积极的社会支持的 COPD 患者比没有社会支持的患者较少存在沮丧和焦虑。

2. 心理评价 心理评价应包括在对患者起始的物理治疗评估中。在治疗之始就应该表现出对他们的疾病的关心和重视及提一些友善的问题。这些问题包括：对生活质量的理解、对疾病的调节能力的认识、自信、治疗动机、坚持的毅力和是否存在神经心理缺陷（例如，记忆力、注意力、解决问题的能力）。评定的内容中应涉及内疚、神气、愤怒、放弃、害怕、压力、睡眠障碍、焦虑、无助、孤立、忧伤、遗憾、悲伤、不良的婚姻关系和照看配偶的健康问题。如果可能，约见主要的看护者（经患者同意）可以帮助探讨患者回答问题的可信度和患者真实的心理情况。

3. 心理支持与治疗 适当的支持系统的发展是肺疾病康复的最重要的内容。COPD 患者应该从支持系统中得到帮助去解决他们关心的问题，不管是个体的或者组织的形式。治疗消极的心理可以给患者的生活质量带来明显的改善。虽然中等水平的焦虑和消极存在于肺疾病康复过程中，但是有明显的心理社会障碍的患者，应该在开始物理治疗的时候就应该寻找一个适当的心理健康从业者的帮助。

物理治疗师应该给患者提供一些认知压力症状和解决压力的方法。通过肌肉放松、冥想、瑜伽及中医气功等技术来完成放松训练。选择一些放松精神和心灵的磁带给患者在家里舒缓焦虑的情绪。放松训练应该整合到患者的生活中去，以控制呼吸困难和疼痛，包括镇定练习，预想即将到来的压力，预演需要解决的问题等。下面介绍一种放松功法：

放松功法一般分为三线放松、分段放松、局部放松、整体放松、倒行放松5种方法。5种方法中，三线放松是最基本的方法。

（1）三线放松：先将身体分成两侧、前面和后面三条线，然后自上而下依次分部放松。

第一条线：头部两侧－颈部两侧－肩部－两上臂－肘关节－前臂－腕关节－两手掌－十指尖；

第二条线：面部－颈部－胸腹部－两大腿前面－膝关节－两小腿－两足－十趾端；

第三条线：后脑部－后颈部－背部－腰部－两大腿后面－两膝窝－两小腿－两足跟－两足底。

练功时，依上述路线，先注意一个部位，然后默念"松"字，使该部位放松，接着注意下一个部位，再默念"松"字。先从第一条线开始，再接第二条线，最后接第三条线。每放松完毕一条线，可在该线的终端部位静守1~2分钟。三线放松完后，可在脐部静守3~4分钟，如此为一个循环，一般一次练两三个循环，本法更适合于初学者。

（2）分段放松：将全身分为若干段，自上而下进行放松。

从头部－两肩两手－胸部－腹部－两腿两足循序渐进分段放松。

从头部－颈部－两上肢、胸腹背腰－两大腿－两小腿分段放松。

练功时先注意一段，默念"松"字两三次，使该段放松，再注意下一段，默念"松"字。如此依次进行，周而复始。每次练功可放松两三个循环。本法宜于初练功对三线放松诸多部位记忆有困难者。

（3）局部放松：在三线放松的基础上，单独放松身体某一病变部位。或针对身体某一紧张点，默念"松"字20~30次。该法能缓解或消除局部的气滞血瘀之疼痛或不适感。

（4）整体放松：将整个身体作为一个部位，进行默念放松。从头到足流水般地向下默想放松。就整个身体中心笼统地向外周远端默想放松。就三线放松的三条线，依顺序流水般地向下默念放松。此法适合于阴虚火旺，肝阳偏亢之上实下虚患者。

（5）倒行放松：将身体分为前后两条线，自下而上地进行放松。此法宜于气血两亏、中气下陷、头晕目眩之虚损明显的患者。

前面线：足底－足背－小腿－两膝－大腿－腹部－胸部－颈部－面部－头顶；

后背线：足跟－小腿后面－两腿弯－大腿后面－尾骶部－腰部－后背－后颈－后脑－头顶。

（四）营养支持

COPD患者的身体成分异常的治疗基于以下几方面：发病率和病死率的高度流行和相关性；肺功能康复中运动训练时高热量需求，可能加重失常；增加运动训练的益处。虽然在COPD中导致体重丢失和肌肉萎缩的病因复杂而且现在并没有统一的解释，但是不同的生理和药理的干预已经用于治疗脂肪组织和非脂肪量（FFM）的消耗。大部分介入治疗的周期是2~3个月。

身体成分异常是COPD患者普遍存在的情况。Zanotti（2003）的一项研究报告中指出约有 32%～63% 的 COPD 患者存在体重减轻。肌肉无力在体重不足的 COPD 患者中比较常见。身体组成的物理治疗评估通过计算身体指数（BMI）最容易完成。BMI 定义是体重（kg）数除以身高（米，m）的平方。以 BMI 为基础，COPD 患者可分为体重不足（<21）、正常体重（21～25）、体重过重（25～30）和肥胖（>30）。近期体重丢失（过去的 6 个月里丢失大于 10% 或者过去的一个月里丢失大于 5%）能够很好地预测慢性肺疾病的发病率和病死率。然而，体重或者 BMI 的测量，不能准确地反映这些患者身体组成的变化。体重可以分为脂肪量和 FFM。FFM 由身体细胞质量（器官、肌肉、骨骼）和水组成。FFM 的测量可以估计身体细胞质量。FFM 的丢失是 COPD 患者相关的恶病质的特征性表现。确定 FFM 的方法有：皮肤厚度、人体测量学、生物阻抗分析、双能 X 线吸光测定法（DEXA）等。虽然 FFM 的减少常与体重丢失联系在一起，但是 FFM 的丢失也可以出现在体重稳定的患者中。FFM 的丢失常表明肌纤维选择性萎缩，特别是 Ⅱ 型纤维。在过去的 20 年中，几个研究已经定义和量化 FFM 的损耗。物理治疗评估中可以基于 FFM 指数（$FFM/体重^2$）来考虑损耗，男性低于 16，女性低于 15 是有意义的。在欧洲的研究中，使用这些参数发现 35% 的来自肺部康复的 COPD 患者和 15% 出院的 COPD 患者出现了 FFM 指数的降低，证明了其在慢性肺疾病中的高流行性。用 12 分钟行走测试或者 VO_2max 测试 COPD 患者，发现 FFM 减少的患者比 FFM 正常的患者的运动耐力要低。另外，周围肌肉力量也是降低的，因为肌力直接与肌肉的横截面积成正比。在研究中发现每千克肢体 FFM 产生的力在 COPD 患者和对照组中是相近的，支持了肌肉质量的丢失是肢体无力的主要决定因素。虽然一部分肌肉无力的出现毫无疑问地归于胸廓形状和过度充气的变化导致的生物力学缺陷，但 COPD 患者中肌力的削弱与 FFM 的减少也有联系。体重不足的 COPD 患者比正常体重的患者有明显的 HRQL（health-relatedquality of life，HRQL）的减弱。因为正常体重的 COPD 患者和低 FFM 的患者比正常 FFM 的低体重患者有更多的 HRQL 的削弱，身体组成失常是 HRQL 的重要预测指标，而不是体重减少。

1. 热量的补充 热量的补充对 COPD 的患者是特别重要的。因为一些患者可能存在不自觉的体重丢失和（或）在运动中机械性功效的减少。适当的蛋白摄入可刺激蛋白合成以保持和储存去脂体重（FFM）。在以下几种情况应该给予热量的补充：BMI<21，最近 6 个月内不自觉的体重丢失 10% 或者 1 个月内丢失 5%，或者 FFM 的损耗。营养补充应该包括对患者饮食习惯和能量浓度补充的管理。口服液体饮食补充能保持能量平衡和增加体重不足的 COPD 患者的体重。但是这些早期的研究没有计算脂肪组织和 FFM 的比率，而且大多数出院患者单独的营养补充并没有明显地增加体重。这样的结果可能受以下几个因素影响：自动的食物摄入，日常饮食中和活动模式中的营养补充没有得到最好的执行，营养补充中蛋白的大小和营养素的成分，以及全身性的炎症消耗。把这些因素考虑进去，通过整合的营养干涉策略应用到全面的康复过程中去，可能有更大的促进。Gosselink R（2000）的研究报告显示：营养补充结合指导下的运动训练可以增加体重不足的 COPD 患者的体重和 FFM。这份研究明确指出联合的干涉可以导致 FFM 和脂肪组织的增加比率是 2：1。

2. 生理性介入 力量训练可以通过胰岛素生长因子 Ⅰ（IGF-1）或者 IGF-1 信号的靶器官来刺激蛋白质合成以选择性地增加 FFM。在正常身体成分 COPD 的患者，8 周的整个身体的运动训练适当地增加了 FFM 从而导致体重增加，而脂肪趋向减少。对正常体重的 COPD 患者，经过 12 周的有氧训练结合力量训练，通过计算机 X 断层扫描仪测量，两侧大腿中段肌肉横截面有所增加。然而，BMI 并没有变化。BIM 的不同反应与不同组间的饮食摄入不同有关系。

3. 药物的介入　几种药物性康复策略已经应用到对 COPD 患者的干预，药物干预的好处在于可以减少体重，增加 FFM。合成的类固醇已经被广泛研究，可以作为单独治疗，也可以结合其他肺功能康复。一般来说，治疗周期是 2~6 个月，合成类固醇可以提高肺功能康复的结果有以下几个机制：

直接或间接地作用于 IGF-1 系统刺激蛋白质合成；筒箭毒碱基因的调节；抗糖皮质激素作用和红细胞生成作用。

低剂量合成类固醇的干预方式可以采用肌内注射或者口服，一般没有明显的不良反应。低睾丸激素水平的男性患者，服用睾丸激素导致肌肉块的增加。是否合成类固醇的治疗将改善运动能力或健康状态还不是很清楚，特别是这些治疗的适应证还没有被定义。生长激素是系统的 IGF-1 有效的刺激剂，可以提高在参与肺功能康复过程中的一小部分体重不足的 COPD 患者的瘦的身体成分。身体成分的适当增加和运动性能的提高有相关性。然而，这个治疗比较昂贵并且有一定的不良反应，比如水盐潴留、糖代谢减弱。最近，有研究正在调查生长激素释放因子提高 COPD 患者的身体成分和功能性能力的安全性和效果。促孕剂醋酸甲地黄酮已经表明可以增加食欲、体重和刺激慢性虚弱条件下的通气量，比如艾滋病和癌症。给体重不足的 COPD 患者使用 8 周，和安慰剂治疗比较后发现有 2.5kg 的体重差别，但是这个体重的改变主要是脂肪组织。基于最近的研究，几种生理性和药理性介入能够调节 COPD 患者的脂肪组织和 FFM。然而这些介入表明是相对安全和短期的，还需要更多的研究去证明长期效果。还需要更多的研究去发展对慢性肺疾病的肌肉消耗时药物介入的最佳策略。这些包括运动训练和药物治疗的结合，给特殊人群（疾病的严重性和软组织耗损模式）设定目标，和确定身体成分的改善是否转化成功能性好处和延长生存。

4. 对肥胖患者的特殊考虑　与肥胖有关的呼吸系统问题可能引起做功的增加和呼吸时氧耗的增加，以及运动耐力的消耗、残疾和生活质量的缺失。呼吸性功能的明显异常可单独因为肥胖引起，甚至在潜在的肺实质疾病和限制性胸廓疾病的不足中存在。与肥胖有关的呼吸问题包括低肺容量的呼吸性机制，呼吸系统顺应性的降低，增加下气道阻力，以及呼吸模式和呼吸驱动的改变。"轻度肥胖"的人也比同年龄预期的血氧水平不足，是由于肺底的扩张不足。

肺功能康复是致力于与肥胖有关的呼吸性疾病和肥胖导致功能受限的患者的需求。特殊的治疗包括营养指导，限制热量的饮食计划，鼓励减肥和身体支持。虽然没有确定关于肺功能康复后获得大量体重减少的目标，但是肥胖患者的全面康复可以导致体重减少和提高功能状态和生活质量。

五、功能结局

（一）生理功能方面

COPD 患者以呼吸困难、进行性加重为结局，绝大多数最终死于呼吸衰竭、循环衰竭和并发症。

（二）心理功能方面

大多数 COPD 患者终身有不同程度的忧郁、沮丧、焦虑和绝望等心理障碍。

（三）社会参与能力方面

ADL 能力及其相关活动受限、社会交往受限、职业受限及生活质量下降通常将伴随

COPD 患者终身。

康康治疗能改善 COPD 患者的生理功能、心理功能、社会功能、减少 COPD 感染发作频率、阻止病情进展速度以及提高 COPD 患者的生活质量，应及时介入并持之以恒。

六、健康教育

在治疗的同时让患者了解有关疾病的知识，是控制疾病、延缓疾病发展的重要手段。患者应该了解所患疾病的基本知识，包括药物的治疗作用、用法及不良反应，以便患者自我照顾。花粉、飞沫、灰尘、清洁剂、烟雾、寒冷等，都是不良刺激因素，会影响病情。指导患者掌握正常的呼吸方式和养成良好的呼吸习惯，管理好自己的呼吸道。呼吸系统疾患的患者由于呼吸道抵抗力很弱，极易患感冒，而继发感染会导致支气管症状加重，可采用防感冒按摩、冷才洗脸、食醋熏蒸、体质训练等方法预防感冒，减少发病的可能。保持所处环境的空气清新和通畅，每天开窗、开门，保持空气流通，减少呼吸道感染的机会，另外强调戒烟和避免被动吸烟，也有助于减少呼吸道分泌物，降低感染的危险性。积极治疗呼吸系统疾病，控制炎症，减少疾病的反复发作。在健康教育中，患者需要掌握以下基本知识，这是预防和控制这类疾病的重要环节。包括认识正常呼吸道的解剖结构和呼吸肌的功能；认识呼吸在人体中的重要作用；掌握正常的呼吸方式和呼吸节律，注意保持呼吸道清洁卫生；认识吸烟的危害。

（一）能量保存技术

学会日常活动中的能量保存，强调节能技术的运用，可以减少日常生活活动中的能量消耗，使体能运用更有效，增强患者生活独立性，减少对他人的依赖。先对活动进行计划安排，包括活动节奏的快慢程度，活动强度的轻重交替，活动中间的休息等，这些都是节省体力、避免不必要氧耗的有效手段。像坐着比站着省力，经常用的东西放在随手可拿到的地方，避免不必要的弯腰、转身、举臂、前伸，如果有必要可借助棍子、叉子等辅助用具拿取物品，提较重的东西尽量用推车，而推比拉省力，活动时动作要连贯缓慢，有一定的休息间隙。教会患者如何保存体能，用最省力的方法独立完成日常生活活动。指导患者养成良好的姿势习惯，运用适当的躯体力学原理完成诸如举、搬、接、推、拉、梳头、洗澡等基本生活动作；必要时学会利用各种辅助设备完成生活活动。合理安排活动的时间、频率及程序，保证既完成活动又不过分疲劳。具体原则如下：

活动或做事前先将准备工作做好，所需物品和资料放在开始就要用的地方，如有可能尽量选择左右活动，避免前后活动。

坐位比站位省力，尽量选择坐位处理事情。

日常生活用品应放在随手可及的地方，避免不必要的弯腰、伸手。

移动物品时用双手且靠近身体，搬动笨重物体用推车，用手推比拉省力。

活动要连贯并缓慢进行，活动要经常休息，轻重事情交替进行。

动作过程中缩唇并缓慢呼气。如坐位穿鞋，应先将鞋拿起，再把同侧的脚放在另侧大腿上，穿鞋系带；另一只脚同对侧。而不要弯腰低头在地上穿鞋。

（二）纠正不良姿势

注意日常活动中的身体姿势，长期的呼吸肌以及辅助呼吸肌的紧张及胸廓钙化不仅使患者含胸驼背，姿势不良，且影响正常呼吸。纠正不良姿势的练习如下：

增加胸廓活动：患者坐位，双手叉腰，吸气，躯干向一侧屈，同时呼气，还原吸气，躯干再向另一侧屈并呼气，再还原，如躯干向一侧屈时另侧的上肢能同时上举，则效果更好。

挺胸、牵张胸大肌：吸气挺胸，呼气含胸耸肩。

肩带活动：坐位或立位，吸气并两臂上举，呼气同时弯腰屈髋双手下伸触地。

纠正驼背：立于墙角，面向墙壁，两臂外展90°屈肘90°，双手分别置于两侧墙上，双脚静止而身体向前移动并挺胸。也可双手持体操棒置于颈后部，双手与肩同宽以牵伸胸大肌、挺胸。以上练习每个持续5~10秒或更长些，每组5~10个，每天2~3次。

（三）家庭氧疗

氧疗可以改善患者症状，提高工作效率，增加运动强度，扩大活动范围。有研究证实每天坚持15小时吸氧效果比间断吸氧为好。长期低流量吸氧（<5L/min），可提高患者生活质量，使COPD患者的存活率提高2倍。教会患者氧气的正确和安全使用。在氧气使用过程中主要应防止火灾及爆炸，在吸氧过程中禁止吸烟。

适应证：经过临床抗感染、祛痰和支气管扩张剂等治疗，如缓解期动脉血氧分压（PaO_2）仍在7.33kPa以下者，应进行家庭氧疗。而对于那些伴有继发性红细胞增多症或顽固性右心衰的COPD患者可适当放宽氧疗指征。

为防止高浓度吸氧对通气的抑制作用，应采用低流量吸氧。持续给氧气，流量<1L/min；夜间给氧，流量小于3L/min；运动时给氧气，流量小于5L/min。氧浓缩器可以将空气中氧气浓缩，使用方便。液氧贮器将氧气在超低温下以液态保存，故体积小，重量也轻，可以随身携带，为其优点。

（四）防感冒按摩操

已经得到较普遍的应用，基本方法是：

1. 按揉迎香穴　迎香穴属于手阳明大肠经，位于鼻翼外缘沟。用两手中指指腹紧按迎香穴，做顺、反时针方向按摩各16~32次。

2. 擦鼻两侧　两手拇指根部掌面的大鱼际肌或两侧拇指近节互相对搓摩擦致热，自鼻根部印堂穴开始沿鼻两侧下擦至迎香穴。可两手同时，也可一上一下进行。各擦16~32次。

3. 按太渊穴　太渊穴属于手太阴肺经，位于腕桡侧横纹头即桡侧腕屈肌腱的外侧、拇长展肌腱的内侧。用拇指指腹紧按穴位做顺、反时针方向按摩各16次，左、右侧交替进行。

4. 浴面拉耳　主要为摩擦脸面和耳部。两手掌互搓致热，两手掌紧贴前额前发际，自上向下擦至下颌部，然后沿下颌分擦至两耳，用拇、示指夹住耳垂部，轻轻向外拉（也称双凤展翅），2~3次，再沿耳向上擦至两侧颞部，回至前额部，重复16次。最后两手掌窝成环状，掩盖鼻孔，呼吸10次。

5. 捏风池穴　风池属少阳胆经，位于枕骨下发际，胸锁乳突肌和斜方肌止点之间的凹陷处。用两拇指指腹紧按该穴，其他各指分别置于头顶部，做顺、逆时针方向按摩各16次，或用一手的拇、示指分别按两侧的风池穴，按捏16次。得气感为局部酸、胀、热明显，并向下方和向内放散。然后，用手掌在颈项部做左右按摩16次。

（张洪蕊　杨宪章　季庆洁　张德君）

第三节 慢性支气管炎

一、概述

1. 治疗原理　控制感染、消炎、改善痰液性状，促进排痰。
2. 基本原则　作为临床治疗的辅助治疗措施。

二、康复方案

1. 物理治疗　如下所述。

（1）超短波疗法：电容电极胸背部前后对置，微热量。

（2）微波疗法：辐射器对准体表支气管投影区，距离 7~10cm，微热量。

（3）共鸣火花：在咽喉部、气管、支气管相应区及第 4~6 颈椎处用移动火花法治疗。强刺激 3~4 分钟/次，每日 1 次，5 次/疗程。对刺激性干咳有镇咳作用。

（4）紫外线照射：采用胸背局部照射，分两区颈前及胸上半部、颈后及肩胛间区。

（5）直流电离子导入疗法：选用 3%~10% 溴化钾溶液置于阴极作为作用极，作用极面积为 $100cm^2$ 共两个分别放置两上臂外侧，非作用极（阳极），面积为 $200cm^2$ 放置肩胛间区。

（6）氦 - 氖激光照射：可采用穴位照射。

（7）脉冲磁疗法。

2. 教育与宣教　主要是戒烟指导、流感疫苗接种知识、慢性支气管炎急性加重的识别与预防。

3. 注意事项　康复治疗必须与临床治疗结合进行。

（高　君）

第四节 支气管哮喘

支气管哮喘（bronchial asthma）简称哮喘，是由多种细胞，包括气道的炎性细胞、结构细胞（如嗜酸性粒细胞、肥大细胞、T淋巴细胞、中性粒细胞、平滑肌细胞、气道上皮细胞等）和细胞组分参与的气道慢性炎症性疾病。这种慢性炎症导致气道高反应性，通常出现广泛多变的可逆性气流受限，并引起反复发作性的喘息、气急、胸闷或咳嗽等症状，常在夜间和（或）清晨发作、加剧，多数患者可自行缓解或经治疗缓解。

哮喘发病的危险因素包括宿主因素（遗传因素）和环境因素两个方面。本病病因不十分清楚，大多认为是一种多基因遗传病，受遗传因素和环境因素的双重影响。哮喘的发病机制不完全清楚。多数人认为哮喘与变态反应、气道炎症、气道高反应性及神经等因素相互作用有关。目前，哮喘发病机制的观点是一种涉及气道壁的特定性的慢性炎症过程，它可引起气流受限和反应性增高，从而当对不同的刺激物反应时气道更加狭窄。气道炎症的典型特点是呼吸道黏膜及管腔中活性的嗜酸性粒细胞、肥大细胞、T淋巴细胞数目增加和基膜网质层增厚、上皮下纤维增生。这种变化甚至在没有哮喘症状时仍然存在。

支气管哮喘的流行病学：全球约有1.6亿患者，各国患病率为1%～13%，我国的患病率1%～4%本病可发生于任何年龄，但半数以上在12岁前起病。在哮喘患儿中，约有70%起病于3岁前。一般认为儿童发病率高于成人，成人男女患病率大致相同，约40%的患者有家族史，发达国家高于发展中国家，城市高于农村。

一、临床表现

（一）症状与体征

（1）典型的支气管哮喘发作前有先兆症状如打喷嚏、流涕、咳嗽、胸闷等，病情发展，可因支气管阻塞加重而出现哮喘。患者被迫采取坐位或呈端坐呼吸，咳嗽多痰或干咳，严重时出现发绀等，一般可自行或用平喘药物后缓解。某些患者在缓解数小时后可再次发作，甚至导致哮喘持续状态。发作时，胸部呈过度充气状，有广泛的哮鸣音，呼气音延长。但在轻度哮喘或非常严重的哮喘发作，哮鸣音可不出现。心率增快、奇脉、胸腹反常运动和发绀常出现在严重哮喘患者中。

（2）哮喘缓解期或非典型的哮喘患者：可无明显的体征。

（二）实验室检查

1. 血液检查　发作时可有嗜酸性粒细胞增高，但多不明显，如并发感染可有白细胞数增高，分类中性粒细胞比例增高。

2. 痰液检查　涂片在显微镜下可见较多嗜酸性粒细胞，可见嗜酸性粒细胞退化形成的尖棱结晶、黏液栓和透明的哮喘珠。如合并呼吸道细菌感染，痰涂片革兰染色、细菌培养及药物敏感试验有助于病原菌诊断及指导治疗。

3. 呼吸功能检查　哮喘发作时，有关呼气流速的各项指标均显著下降，第一秒用力呼气容量（$FEV_{1.0}$）、$FEV_{1.0}$/用力肺活量（FVC）%、最大呼气中期流速（MMER）、25%与50%肺活量时的最大呼气流量（$MEF_{25\%}$与$MEF_{50\%}$）以及呼气流量峰值（PEF）等均减少。缓解期可逐渐恢复。

4. 动脉血气分析　哮喘严重发作时可有缺氧，PaO_2降低，由于过度通气可使$PaCO_2$降低，pH上升，表现呼吸性碱中毒。重症哮喘，病情进一步发展，气道阻塞严重，可有缺氧及CO_2潴留，$PaCO_2$上升，表现呼吸性酸中毒。如缺氧明显可合并代谢性酸中毒。

5. 胸部X线检查　早期在哮喘发作时可见两肺透亮度增加，呈过度充气状态；在缓解期多无明显异常。如并发呼吸道感染，可见肺纹理增加及炎性浸润阴影。

6. 特异性变应原的检测　可用放射性变应原吸附试验（RAST）测定特异性IgE，过敏性哮喘患者血清IgE可较正常人高2～6倍。在缓解期检查可判断变应原，但应防止发生过敏反应。

（三）支气管哮喘的诊断标准、临床分期和严重程度分级

根据中华医学会呼吸病学分会哮喘学组2008年提出的诊断标准、临床分期和严重程度分级如下。

1. 诊断标准　如下所述。

（1）反复发作喘息、气急、胸闷或咳嗽，多与接触变应原、冷空气，物理、化学性刺激，病毒性上呼吸道感染、运动等有关。

（2）发作时在双肺可闻及散在或弥漫性，以呼气相为主的哮鸣音，呼气相延长。

（3）上述症状可经治疗缓解或自行缓解。

（4）除外其他疾病所引起的喘息、气急、胸闷和咳嗽。

（5）临床表现不典型者（如无明显喘息或体征）应至少具备以下 1 项试验阳性：①支气管激发试验或运动试验阳性；②支气管舒张试验阳性 ［一秒钟用力呼气容积（FEVi）增加 15% 以上，且 FEV，增加绝对值 200mL］；③最大呼气流量（PEF）日内变异率或昼夜波动率≥20%。符合 1~4 条或 4、5 条者，可以诊断为支气管哮喘。

2. 分期 根据临床表现哮喘可分为急性发作期（exacerbation）、慢性持续期（persistent）和缓解期。慢性持续期是指在相当长的时间内，每周均不同频率和（或）不同程度地出现喘息、气急、胸闷、咳嗽等症状；缓解期系指经过治疗或未经治疗症状、体征消失，肺功能恢复到急性发作前水平，并维持 3 个月以上。

3. 病情严重程度分级 哮喘患者的病情严重程度分级应分为治疗前、治疗期间和急性发作时 3 个部分。其中哮喘急性发作时分级情况见表 5-2。

表 5-2 哮喘急性发作时病情严重程度的分级

临床特点	轻度	中度	重度	危重
气短	步行、上楼时	稍事活动	休息时	
体位	可平卧	喜坐位	端坐呼吸	
讲话方式	连续成句	单词	单字	不能讲话
精神状态	可有焦虑，尚安静	时有焦虑或烦躁	常有焦虑、烦躁	嗜睡或意识模糊
出汗	无	有	大汗淋漓	
呼吸频率	轻度增加	增加	常 >30 次/分	
辅助呼吸肌活动及三四征	常无	可有	常有	胸腹矛盾运动
哮鸣音	散在，呼吸末期	响亮、弥漫	响亮、弥漫	减弱，乃至无
脉率（次/分）	<100	100~120	>120	脉率变慢或不规则
奇脉	无，<10mmHg	可有，10~25mmHg	常有，>25mmHg	无，提示呼吸肌疲劳
使用 β_2 受体激动剂后 PEF 预计值或个人最佳值百分比	>80%	60%~80%	<60%	或 <100L/min，或作用时间 <2h
PaO_2（吸空气，mmHg）	正常	≥60	<60	
$PaCO_2$（mmHg）	<45	≤45	>45	
SaO_2（吸空气，%）	>95	91~95	≤90	
pH 降低				

二、康复评定

康复评定包括病史采集和体检，血液及痰液检查、肺功能测定、动脉血气分析、胸部 X

线检查、特异性变应原的检测、肺活量与用力肺活量检查、运动功能评定、呼吸肌力测定、日常生活活动能力评定、心理功能评定。

（一）生理功能评定

1. 肺活量与用力肺活量检查　如下所述。

（1）肺活量：肺活量（vital capacity，VC）是在深吸气后，缓慢而完全地呼出的最大空气量。可利用肺活量计测定。其正常变异较大（可超过 ±20%），但由于简便易行，且其数值随限制性呼吸系统疾病严重程度而下降，所以仍是最有价值的测定方法之一。

（2）用力肺活量：用力肺活量（forced vital capacity，FVC）是在深吸气后利用最快速度强力呼气的一种试验。通常用一简单的呼吸计测定呼气流量。对于气道阻塞患者 VC 会明显高于 FVC。

2. 肺功能检查肺功能检查（pulmonary functional test）　包括哮喘发作时，有关呼气流速的各项指标均显著下降，第一秒用力呼气容量（$FEV_{1.0}$）、$FEV_{1.0}$/用力肺活量（FVC）%、最大呼气中期流速（MMER）、25% 与 50% 肺活量时的最大呼气流量（$MEF_{25\%}$ 与 $MEF_{50\%}$）以及呼气流量峰值（PEF）等均减少。由于气体阻滞和肺泡过度膨胀，结果残气量（RV）、功能残气量（FRC）及 RV/TLC 比值增大。中度与重度哮喘，吸入气体在肺内分布严重不均，通气/血流比率失调，生理无效腔和生理静 – 动脉分流增加，导致 PaO_2 降低，但 $PaCO_2$ 正常或稍减低。在临床缓解期的部分哮喘患者中，可有闭合容量（CV）/肺活量（VC）%、闭合气量（VC）/TLC%、中期流速（MMEF）和 Vmax50% 的异常。有效的支气管舒张药可使上述指标好转。

3. 运动功能评定　运动试验（evaluation of exercise ability）可评估支气管哮喘患者的心肺功能和运动能力，掌握患者运动能力的大小，了解其在运动时是否需要氧疗，为患者制订安全、适量、个体化的运动治疗方案。

（1）恒定运动负荷法：本法是指在恒定代谢状态下测定受试者的心肺功能。在 6 分钟或 12 分钟步行时间内监测心率、摄氧量，是呼吸疾患康复中最常用的评定运动功能的方法。

（2）运动负荷递增法：按一定的运动方案，每间隔一定时间增加一定负荷量，根据终止条件结束运动。终止条件有极限运动试验和次极限运动试验，常规监测心率、呼吸率、血压、ECG、VO_2、PaO_2、$PaCO_2$、SaO_2、呼吸商等，从肺功能数据中评估最大运动时耐受能力。

（3）耐力运动试验：其对康复计划更重要，应分别于训练计划开始前和完成时，用运动耐力的标准测量进行评估，如在步行器或固定自行车上用次最大负荷（由开始的渐进练习试验测得）测定耐力。常选用最大负荷的 75% ~ 80% 作为固定负荷，并记录其速度与时间。

运动功能评定测试中，停止试验的指征：重度气短；血氧分压下降超过 2.67kPa 或血氧分压小于 7.33kPa；二氧化碳分压上升超过 1.33kPa 或二氧化碳分压分压大于 8.66kPa；出现心肌缺血或心律失常的症状与体征；疲劳；收缩压上升超过 2.67kPa 或收缩压大于 33.3kPa. 或在增加负荷时血压反而下降；达到最大通气量。

4. 呼吸肌力测定　呼吸肌力测定（tests of respiratory muscle strength）包括最大呼气压力（MEP 或 PEMAX），最大吸气压力（MIP 或 PIMAX）以及跨膈压的测量。它反映呼气与吸气期间可产生的最大能力，代表全部吸气肌和呼气肌的最大功能，也可作为咳嗽与排痰能力的一个指标。

（二）心理功能评定

哮喘可影响儿童的心理发育，包括自尊心。对成人而言，由于哮喘影响他们的工作、生活、学习，也产生心理问题。对哮喘患者进行心理功能评定，了解其心理状态，有利于哮喘患者的康复治疗。

（三）日常生活活动能力评定

日常生活活动能力（ADL）反映了人们在家庭和在社区的最基本的能力，哮喘的患者往往有日常生活活动方面的障碍。评定的范围包括运动、自理、交流、家务活动等方面。

（四）社会参与能力评定

主要进行生活质量评定、劳动力评定和职业评定。参见第二章：康复医学的临床评定。

三、功能障碍

（一）生理功能障碍

表现为肺功能改变、气流受限。哮喘发作时，有关呼气流速的各项指标均显著下降，在临床缓解期的部分哮喘患者中，可有闭合容量（CV）/肺活量（VC)%、闭合气量（CC）/TLC%、中期流速（MMEF）和Vmax50%的异常。

（二）心理功能障碍

主要表现为忧郁、沮丧甚者绝望。哮喘可影响儿童的心理发育，包括自尊心。孩子感到自卑、缺乏主见并和他们的同伴关系不好。

（三）日常生活活动能力受限

哮喘反复发作将影响患者的购物、家务劳动等日常生活能力。

（四）社会参与能力受限

哮喘反复发作最终会影响患者的生活质量、劳动生产能力、就业和社会交往等能力。

四、康复治疗

哮喘康复治疗原则是综合治疗为基础，药物治疗为主，积极实施康复治疗。康复治疗目标是以改善心肺功能，提高其对运动和活动的耐力，增加ADL能力，提高劳动力，提高生活质量为目标。康复治疗方法主要包括物理治疗、作业治疗、心理治疗、健康教育等。

（一）物理治疗

1. 急性发作期的物理治疗 如下所述。

（1）穴位感应电疗法：患者取舒适体位，使用感应电疗仪，手柄电极，取穴大椎、肺俞、膈俞，配穴天突、太渊、丰隆或足三里，中等强度刺激，以引起向下传导感为宜，治疗时间每穴2~10分钟，但一次总治疗时间不宜超过15~20分钟。

（2）直流电离子导入疗法：①穴位离子倒入：用直流电疗仪，4X 点状电极，于太渊、曲池穴导入 1/1 000 肾上腺素，另极 150cm² 置于肩胛间，电量 2~6mA，时间 15~20 分钟，15~20 次为一疗程。对于高血压患者，宜改用 2% 氨茶碱导入；②气管部位离子导入：用直流电疗仪，患者取卧位，2×300cm² 电极，一极置于颈部导入 10% 氯化钙；另极置于胸前部，电量 15~20mA，时间 10~20 分钟，15~20 次为一疗程；③节段反射治疗：用直流电疗仪，取 2cm×15cm 电极，置于双上臂外侧，导入 Br⁻，连接阴极；另极 300cm² 置于肩胛间，导入 10% 奴佛卡因（Novocaine），接阳极，电量 15~20mA，时间 10~20 分钟，15~20 次为一疗程。

（3）超短波、短波疗法：超短波或短波的板状电极，对置于胸背部，微热量，每次 15~20 分钟，每天 1 次，15~20 次为一疗程。

（4）激光疗法：主要采用激光疗法，He-Ne 或半导体激光穴位照射。取穴：大椎、天突、尺泽、丰隆等，每穴 2~3 分钟，每天 1 次，12~15 次为一疗程。

2. 缓解期的物理治疗　如下所述。

（1）超声波疗法

1）超声雾化吸入疗法：用超声物化吸入治疗仪，吸入支气管扩张剂药液，每次吸入 15~30 分钟，每日 1~2 次。痰液黏稠，不易咳出者，可加用 α-糜蛋白酶。

2）颈动脉窦疗法：用超声波治疗仪，频率 800~1 000KHz，声头面积约 10cm²，作用于颈动脉窦表面投影区，采用羊毛脂为基质的 Novocaine 药膏做接触剂，连续输出，声强 0.2~0.5W/cm²，每侧 3 分钟，每日治疗一次，10~12 次为一疗程。

3）穴位治疗：采用适于穴位治疗的超声波治疗仪，声头面积约 5cm²，涂抹液石蜡接触剂，取穴大椎、肺俞、中府、天突、膻中、合谷，分两组交替治疗，固定法，声强 0.5~0.75W/cm²，治疗时间每穴 5 分钟，每日 1 次，10~15 次为一疗程。

（2）超短波疗法

1）肾上腺部位治疗：双肾区并置，无热量，15~20 分钟，每天 1 次，10~15 次为一疗程。

2）气管部位治疗：前后对置，无热量或微热量，15~20 分钟，每天 1 次，10~15 次为一疗程。

（3）紫外线疗法

1）全身紫外线照射：先测量生物计量，患者取卧位，裸露全身后，分 2 野或 4 野，按缓慢或基本图表进行照射，隔日一次，每年进行 2 个疗程。

2）胸廓紫外线照射：将胸廓部分为前胸、后背、左右侧区，每次照射 1 区，从 2~3MED 开始，每次递增 1/2MED，各区轮流照射，每区照射 5~6 次。

3）穴位紫外线照射：用白布制的洞巾，或将白纸剪成直径 1.5~2cm 小孔，按中医辨证论治理论取穴，如：大椎、肺俞、膈俞、膻中、膏肓、天突、定喘等。剂量从 1.5~2MED 开始，照射 1 次，每次增加 1MED，以引起穴区适度红斑反映为宜。

4）足底部紫外线照射：患者取俯卧位，裸露足底，用紫外线治疗灯直接照射，剂量从 20~50MED，每日照射 1 次，1~3 次即效。

3. 运动治疗 如下所述。

（1）呼吸练习：腹式呼吸训练与缩唇呼气训练相结合以控制呼吸频率，增加潮气量，减少功能残气量，提高肺泡通气，降低呼吸功耗，协调呼吸，缓解呼气性呼吸困难。呼吸电刺激训练的使用可以取得更好的呼吸训练效果。体位引流、翻身拍背、排痰、气道廓清技术等，均有助于患者呼吸功能的改善。

（2）全身性锻炼：适当的运动训练可增强体质，改善呼吸困难，增强呼吸困难的耐受力。锻炼方法有户外步行、慢跑、游泳、踏车、爬山、上下楼梯、做呼吸操、太极拳、气功等。运动试验可提供运动强度的指导。一般采用中等强度即 60% ~ 80% 最大运动能力（最大摄氧量）或 60% ~ 80% 最大心率，每次运动持续 15 ~ 60 分钟，每周训练 3 次以上，运动方式多为四肢肌群（上、下肢大肌群）、周期性（即肢体往返式运动，如走、跑等）的动力性运动。

4. 控制体重 可以采用有氧训练、饮食控制等方法

5. 控制环境诱发因素 如避免摄入引起过敏的食物和药物；避免强烈的精神刺激和剧烈运动；避免持续喊叫等过度换气动作；不养宠物；避免接触刺激性气体及预防呼吸道感染；外出戴口罩等。

（二）作业治疗

通过作业治疗可改善患者的心肺功能及心理状态，提高患者的自理能力及劳动能力。方法：根据病情，主要选择 ADL 作业（如家务劳动训练）、职业技能训练等。每日 1 次，每次每设计项目 20 ~ 40 分钟，每周 5 次，连续 4 周。

（三）心理治疗

心理治疗有利于患者克服自卑、沮丧、焦虑的心理。通常可采用支持性心理治疗及认知疗法，通过对患者的鼓励、安慰与疏导，使患者正视其所患的疾病，渡过心理危机。

（四）其他治疗

1. 脱离变应 原部分患者能找到引起哮喘发作的变应原或其他非特异刺激因素，应立即使患者脱离变应原的接触。这是治疗哮喘最有效的方法。

2. 内科药物治疗 如下所述。

（1）支气管舒张药

1）β_2 肾上腺素受体激动药：可分为短效 β_2 受体激动药：有沙丁胺醇、特布他林、非诺特罗。长效 β_2 受体激动药：有丙卡特罗、沙美特罗、班布特罗。

2）茶碱类：氨茶碱可分为口服及静脉用药两种。

3）抗胆碱药：吸入抗胆碱药有异丙托溴铵。

（2）抗炎药：包括糖皮质激素、色苷酸钠。

1）糖皮质激素：可分为吸入、口服、静脉用药。吸入剂：吸入剂有两种，倍氯米松和布地奈德。口服剂：有泼尼松、泼尼松龙。静脉用药：有琥珀酸氢化可的松、地塞米松、甲泼尼龙。

2）色苷酸钠：色苷酸二钠。

（3）白三烯调节剂：有扎鲁司特和孟鲁司特。

（4）其他药物：如酮替酚、阿司咪唑、氯雷他定。

（五）康复护理

教会患者进行呼吸肌功能锻炼，如缩唇呼吸、腹式呼吸、呼吸操、有效咳嗽等，进一步改善肺功能。针对患者的个体情况，指导患者控制诱发哮喘的各种因素。例如避免摄入引起过敏的食物和药物；避免强烈的精神刺激和剧烈运动；避免持续喊叫等过度换气动作；不养宠物；避免接触刺激性气体及预防呼吸道感染；外出戴口罩等。由于哮喘患者大多易反复发作，尤其夜间发作加重，故患者多伴有精神紧张、焦虑、恐惧等消极情绪，护理人员应主动与患者及家属多接触、勤疏导。指导患者正确使用吸入治疗方法。

五、功能结局

（一）生理功能方面

个体差异及治疗方案的正确与否影响支气管哮喘患者的预后。轻症易恢复，儿童哮喘通过积极而规范的治疗，临床控制率可达95%；病情重，气道反应性增高明显，或伴有其他过敏性疾病不易控制。本病可发展为 COPD、肺源性心脏病。

（二）心理功能方面

控制不良的支气管哮喘患者有不同程度的忧郁、沮丧和自卑等心理障碍。

（三）社会参与能力方面

本病发展为 COPD、肺源性心脏病患者，ADL 能力及其相关活动明显受限，心理障碍和心肺功能障碍等，使患者社会交往受限；劳动能力下降或丧失，就业能力受限。

康复治疗可能改善支气管哮喘患者的生理功能、心理功能、社会功能、缓解病情以及提高支气管哮喘患者的生活质量，应早期介入。

六、康复教育

（一）卫生保健专业人员教育

卫生保健专业人员应了解与掌握：该地区的哮喘状况如何；如何安排医护协同的工作；将社区的卫生条件和教育与医疗护理密切联系；了解并找出各自的哮喘的促/诱发因素；注意哮喘和它的治疗受哪些文化因素的影响；当前使用的是什么治疗；还有哪些合适的治疗可供选择；能使用吸入装置和药物标准化；谁将给予急诊治疗；哪组人群处于特殊危险状态；谁是我们可以列出的能帮助教育工作的人；谁负责保健专业人员的教育；谁负责患者的教育；如何将哮喘的教育和治疗纳入其他项目中去。

（二）患者教育

患者教育的目标是给哮喘患者及其家属提供适宜的信息和训练，使患者能够保持良好的状态并和卫生保健专业人员一起制订医疗计划。教育内容包括：

（1）通过长期规范治疗能够有效控制哮喘；避免触发、诱发因素的方法；哮喘的本质、发病机制。

（2）哮喘长期治疗方法；药物吸入装置及使用方法。

（3）如何测定、记录、解释哮喘日记内容、症状评分、应用药物、PEF、哮喘控制测试（ACT）变化。

（4）哮喘先兆、哮喘发作征象和相应自我处理方法，如何、何时就医。

（5）哮喘防治药物知识；如何根据自我监测结果判定控制水平，选择治疗心理因素在哮喘发病中的作用。

（鹿传娇　刘陵鑫　季庆洁）

第六章

五官科疾病的康复治疗

第一节 五官科疾病康复概述

　　眼、耳、鼻、咽喉和口腔是人体头面部重要的器官，它们不仅是人体丰富表情和内在心理体验表达的重要载体，同时还是视觉、听觉、嗅觉和味觉等重要的感觉器官，并担负着呼吸、咀嚼和吞咽等维持个体生存的重要职能。五官的整体结构和功能健全，是个体生命活动和社会职能完整体现的物质基础。使康复专业人员能比较全面地掌握五官科常见疾病的康复治疗技术。

（李文豪）

第二节 面瘫

　　颜面肌可分为表情肌和咀嚼肌两部分，分别由面神经和三叉神经运动支支配。而面瘫是因面神经麻痹以面部表情肌群运动功能障碍为主要特征。

　　面神经主要为运动神经，也包括少数来源于外耳道的一般感觉和面肌的深感觉纤维，支配泪腺、颌下腺和舌下腺的分泌纤维，还有来源于舌前2/3的味觉纤维。面神经核位于脑桥被盖部的腹侧部分，其纤维绕过展神经核后向下向前在脑桥小脑角处发出，伴听神经进入内听道，通过面神经管于茎乳突孔处穿出，支配除了咀嚼肌及提上睑肌以外的所有面肌、镫骨肌、耳部肌、枕肌、颈阔肌、茎突舌骨肌和二腹肌的后腹等。味觉纤维起自面神经管内膝神经节，周围支在离开面神经前形成鼓索神经参加到舌神经中，终止于舌前2/3的味蕾。中枢支与舌咽神经的味觉纤维一起终止于孤束核，由此发生纤维经丘脑至中央后回下部。自脑桥上涎核发出的副交感纤维经中间神经、舌神经至颌下神经节，节后纤维支配舌下腺和颌下腺的分泌，大岩浅神经则支配泪腺的分泌。

　　临床上，根据神经受损部位的不同，分为周围性和中枢性两种。中枢性面瘫是指脑桥内面神经核以上的一侧的皮质脑干束受损时引起的面瘫。由于面神经核上部支配颜面上部各肌（额肌、皱眉肌及眼轮匝肌）的神经元接受双侧皮质脑干束的控制，而面神经核下部支配颜面下部各肌（颊肌、笑肌等）的神经元只接受对侧皮质脑干束的控制，因此中枢性面瘫时表现为病变对侧眼裂以下的颜面表情肌瘫痪，常伴有与面瘫同侧的肢体瘫痪，无味觉和唾液分泌障碍等临床特点。多见于脑血管病变、脑肿瘤和脑炎等。而周围性为面神经核或面神经受损时引起，出现病灶同侧全部面肌瘫痪，从上到下表现为不能皱额、皱眉、闭目、角膜反射消失、鼻唇沟变浅，不能露齿、鼓腮、吹口哨，口角下垂（或称口角歪向病灶对侧，即瘫痪面肌对侧），还可出现舌前 2/3 味觉障碍，说话不清晰等。多见于受寒、耳部或脑膜感染、神经纤维瘤引起的周围性面神经麻痹。其中周围性面瘫发病率很高，而最常见者为面神经炎。由于中枢性面瘫是疾病的一个伴随症状且症状相对较轻，而面瘫是周围性面瘫的主要临床症状，所以本节重点讨论面神经炎所致的周围性面瘫的康复。

一、临床表现

周围性面瘫绝大多数为一侧性，主要表现为急性起病，一侧面部突然瘫痪，出现前额皱纹消失、眼裂扩大、鼻唇沟平坦、口角下垂，露齿时口角向健侧偏歪。病侧不能作皱额、蹙眉、闭目、鼓气和噘嘴等动作。闭目时，患侧眼球转向上内方，露出角膜下缘的白色巩膜（称为贝尔现象）。鼓腮和吹口哨时，因患侧口唇不能闭合而漏气。进食时，食物残渣常滞留于病侧的齿颊间隙内，并常有口水自该侧淌下。由于泪点随下睑外翻，使泪液不能按正常引流而外溢。如病变侵及鼓室神经时，会出现舌前 2/3 味觉障碍，若病变在支配镫骨肌分支以上时，除味觉缺失外还有听觉过敏。膝状神经节病变除表现有面神经麻痹、听觉过敏和舌前 2/3 味觉，耳郭和外耳道感觉迟钝、外耳道和鼓膜上出现疱疹，称亨特（Hunt）综合征，系带状疱疹病毒感染所致。

二、病因病机

目前，现代医学关于面瘫的确切病因尚未明确。长期以来认为本病与嗜神经病毒感染有关，受凉或上呼吸道感染后易发生。茎乳孔内的面神经急性病毒感染和水肿受压而致。因骨性面神经管仅能容纳面神经通过，面神经一旦发生缺血、水肿，必然导致面神经受压。多数人认为，本病亦属一种自身免疫反应，部分患者可由带状疱疹病毒引起膝状神经节炎。病理主要为面神经水肿、脱髓鞘，严重者出现轴突变性，以在茎乳突孔和面神经管内的部分最为显著。

三、康复评定

面瘫的康复评定是针对患者的临床特点进行相应的功能评定，以全面了解其功能受损的情况，为康复治疗计划的制订和修订提供依据。面瘫患者的口面部肌肉运动不协调常有一定程度的口角喝斜、言语不清等表现，评定的内容主要包括以下几个方面：

（1）美国耳鼻喉头颈外科学确立的 House – Brakmann 面神经功能分级标准（H – B 分级）（表 6 – 1）。

表 6 – 1　House – Brakmann 面神经功能分级标准

分级	病情程度	病情特点
Ⅰ 级	正常	面神经支配区域内所有功能正常
Ⅱ 级	轻度功能障碍	总体：可见轻度功能障碍或连带运动；脸部静止时双侧对称；脸部运动时：①前额运动功能良好；②用很小的力量即可闭合眼；③口角左右轻度不对称

分级	病情程度	病情特点
Ⅲ级	中度功能障碍	总体：双侧面部可见明显区别，但无严重外形损伤；可察觉到并不严重的连带运动、挛缩和（或）半面痉挛。脸部静止时双侧对称；脸部运动时：①前额轻到中度运动；②用力可完全闭合眼；③口角有轻度下垂
Ⅳ级	中重度功能障碍	有明显可见的面肌瘫痪，外形有损伤；脸部静止时双侧对称；脸部运动时：①前额无运动；②眼完全不能闭合；③口角双侧完全不对称
Ⅴ级	重度损害	总体：面神经支配区仅有轻微可见的运动；脸部静止时双侧不对称；脸部运动时：①前额无运动；②眼完全不能闭合；③口角轻度运动
Ⅵ级	完全麻痹	面神经支配区域无明显运动

（2）面部残疾指数（FDI）调查问卷（表6-2）请您回答下列与您面部肌内功能有关的问题，根据您最近一个月内的感受，对每一个问题选择一个最适合于您的答案。

表6-2 面部残疾指数（FDI）调查问卷

问题	分级
1. 您在吃东西时，嘴里含住食物、移动食物、将食物固定于一侧颊内的困难程度？	通常情况下：5 没困难 4 稍有困难 3 有些困难 2 非常困难 通常不吃东西是因为：1 健康原因 0 其他原因
2. 您用杯子喝饮料时的困难程度？	通常情况下：5 没困难 4 稍有困难 3 有些困难 2 非常困难 通常不喝饮料是因为：1 健康原因 0 其他原因
3. 您在讲话时进行特殊发音的困难程度？	通常情况下：5 没困难 4 稍有困难 3 有些困难 2 非常困难 通常不进行特殊发音是因为：1 健康原因 0 其他原因
4. 您有一侧眼睛流泪过多或发干的问题及 其程度	通常情况下：5 没有 4 稍有 3 有些 2 非常严重 通常不流泪是因为：1 健康原因 0 其他原因
5. 您刷牙或漱口的困难程度？	通常情况下：5 没困难 4 稍有困难 3 有些困难 2 非常困难 通常无刷牙漱口的困难是因为：1 健康原因 0 其他原因
6. 您感到平静的时间长短？	6 所有时间 5 大部分时间 4 相当部分时间 3 有时 2 少许时间 1 没有
7. 您将自己与周围的人隔绝的时间长短？	6 所有时间 5 大部分时间 4 相当部分时间 3 有时 2 少许时间 1 没有
8. 您对周围的人发脾气的时间长短？	6 所有时间 5 大部分时间 4 相当部分时间 3 有时 2 少许时间 1 没有
9. 早醒或夜间睡眠中多次醒来的频繁程度？	6 每晚 5 大多数晚上 4 相当多数晚上 3 有些晚上 2 少数晚上 1 没有
10. 您因面部功能问题而放弃外出吃饭、逛 商店、参加家庭或社会活动的次数？	6 每次 5 大多数 4 相当多次数 3 有些 2 少许 1 没有

（3）临床诊断方面，需注意鉴别诊断

1）脑桥损害：脑桥面神经核及其纤维损害可出现周围性面瘫，但常伴有脑桥内部邻近结构，见于该部肿瘤、炎症、血管病变等。

2）急性感染性多发性神经根神经炎：可有周围性面神经麻痹，但常为双侧性，绝大多数伴有其他颅神经及肢体对称性现象。

3）面神经管邻近的结构病变：见于中耳炎、乳突炎、中耳乳突部手术及颅底骨折等，可有相应的病史及临床症状。

4）茎乳孔以外的病变：见于腮腺炎、腮腺肿瘤、颌颈部及腮腺区手术等。除仅有周围性面瘫外，尚有相应疾病的病史及临床表现。

5）小脑脑桥角损害：同时损害三叉神经、位听神经、同侧小脑及延髓，故除周围性面瘫外，还可有同侧面部痛觉障碍等症状，称小脑脑桥角综合征，多见于该部肿瘤、炎症等。

6）中枢性面瘫与周围性面瘫的主要鉴别点：额纹是否消失，消失者为周围性。

四、现代康复治疗

面瘫的康复治疗原则是早期采取有效措施改善局部的血液循环，消除局部的炎症、水肿，减少面神经的进一步受损，促进面神经功能的改善和恢复。同时注意保护患侧暴露的角膜。其康复治疗的主要内容有：

（一）药物治疗

1. 急性期尽早应用皮质类固醇 如下所述。

（1）泼尼松：第一周30mg/d，第二周减至20mg/d，均晨起顿服，共2周。

（2）必要时可用地塞米松5~10mg/d静脉注射，5~7天后改口服泼尼松20mg/d，疗程共2周。注意：应用激素时应注意胃黏膜保护，必要时给予胃黏膜保护剂。

2. 神经营养药 如下所述。

（1）给予维生素B_1 100mg + 维生素B_6 50mg + 维生素B_{12} 500μg肌内注射，1次/天，1~2周后改口服维生素B_1 20mg，每日3次，维生素B_6 20mg，每日3次，甲钴胺500μg，每日3次，同时口服地巴唑10mg，每日3次至病愈（一般需1个月左右）。

（2）亦可肌内注射或静脉滴注神经生长因子（NCF）、神经节苷脂GM1修复受损细胞，促进神经再生等。

3. 其他 如下所述。

（1）抗病毒药：有Hunt综合征时可口服阿昔洛韦片、伐昔洛韦片等抗病毒。

（2）肌松剂：对面瘫迁延不愈，出现面肌痉挛者，可给巴氯芬或乙哌立松降低肌张力，改善局部循环。用法从小剂量开始。原则是用能控制痉挛的最小剂量。

（3）氯霉素或左氧氟沙星眼药水预防患侧眼因闭合不全所致的感染。

（二）物理因子治疗

在急性期于茎乳突孔附近给予：

1. 温热疗法 红外线、TDP照射面部和乳突部，或局部热敷。

2. 高频电疗 超短波疗法：置患侧乳突区与耳前区（或对侧面部），间隙1~2cm，无热量一微热量，每次10~20分钟。五官超短波电极放在眼部和茎乳孔，无热量，6~10分钟，10次为一疗程。

3. 激光 偏正红外线（超激光）或半导体激光照射面神经行经面部穴位，以改善局部血液循环，消除水肿，减轻局部的疼痛。

恢复期可给予温热疗法、高频电疗、神经肌肉电刺激疗法、直流电碘离子导入等治疗有助于消炎镇痛，以及局部冰刺激、刷擦、叩击或拍打和低中频脉冲电刺激治疗有助于瘫痪侧面部肌肉的主动收缩功能的改善。

4. 神经肌肉低频电刺激　选用 Vitalstim 型低频电治疗仪，该仪器输出双向方波电流，波宽 700 毫秒，固定频率范围 30～80Hz，峰值输出电流 0～25mA，采用双通道，表面电极放于面神经主干出颅处（耳屏前）。刺激时间每次 20 分钟，10 次为一个疗程。刺激强度使患者感到明显肌肉收缩但无痛感为宜，一般大小为 6～17mA，临床均以患者感觉为准。

（三）康复训练

口面部肌肉的主动运动主要包括与咀嚼和吞咽有关的日常生活活动内容。具体训练方法如下：

1. 抬眉训练　抬眉动作的完成主要依靠枕额肌额腹的运动。嘱患者上提健侧与患侧的眉目，有助于抬眉运动功能的恢复。

2. 闭眼训练　闭眼的功能主要依靠眼轮匝肌的运动收缩完成。训练闭眼时，患者开始时轻轻地闭眼，如不能完全闭合眼睑，露白时可用示指的指腹沿着眶下缘轻轻地按摩一下，有助于眼睑闭合功能的恢复。

3. 示齿训练　示齿动作主要靠颧大、小肌、提口角肌及笑肌的收缩来完成。嘱患者口角向两侧同时运动，避免只向一侧用力而练成一种习惯性的口角偏斜运动。

4. 鼓腮训练　鼓腮训练有助于口轮匝肌及颊肌运动功能的恢复。鼓腮漏气时，用手上下捏住患侧口轮匝肌进行鼓腮训练。此方法有助于防治上唇方肌挛缩。同时，嘱患者平时常对着镜子进行皱额、闭眼、吹口哨、示齿等运动，每个动作做 20～30 次，每天进行 2～3 次；用温湿毛巾热敷面部，以改善血液循环，每天可进行 2～3 次。

（四）患者的自主运动

（1）鼓腮，维持数秒；鼓腮漏气者可用手辅助将患侧口角闭合。

（2）嘟嘴，做吹口哨动作。

（3）咂唇，用嘴唇用力发"叭"的声音。

（4）交替发"i"和"u"的音，动作越夸张越好。

（5）皱眉，抬眉，耸鼻，紧闭患眼 3 秒。

（6）做微笑的动作牵拉口角，对于口角力量差的患者可让患者做吸纽扣训练。

（五）手术治疗

面神经炎保守治疗无效时，可以考虑行手术治疗，通常采用的是神经移植术。此外，保护暴露的角膜，防止发生结、角膜炎，可采用眼罩，滴眼药水，涂眼药膏等方法。病愈后增强体质，寒冷季节注意颜面及耳后部位保暖、避免头朝风口久坐或睡眠，以防发病或复发。

（李文豪）

第三节　面肌痉挛

面肌痉挛（Hemifacial Spasm，HFS），又称面肌抽搐，表现为一侧面部不自主抽搐。抽搐呈阵发性且不规则，程度不等，可因疲倦、精神紧张及自主运动等而加重。起病多从眼轮匝肌开始，然后涉及整个面部。

一、临床表现

原发性面肌痉挛多数在中年以后发病，女性较多。病程初期多为一侧眼轮匝肌阵发性不自主的抽搐，逐渐缓慢扩展至一侧面部的其他面肌，口角肌肉的抽搐最易为人注意，严重者甚至可累及同侧的颈阔肌，但额肌较少累及。抽搐的程度轻重不等，为阵发性、快速、不规律的抽搐。初起抽搐较轻，持续仅几秒，以后逐渐延长可灰数分钟或更长，而间歇时间逐渐缩短，抽搐逐渐频繁加重。严重者呈强直性，致同侧眼不能睁开，口角向同侧歪斜，无法说话，常因疲倦、精神紧张、自主运动而加剧，但不能自行模仿或控制其发作。一次抽搐短则数秒，长至十余分钟，间歇期长短不定，患者感到心烦意乱，无法工作或学习，严重影响着患者的身心健康。入眠后多数抽搐停止。双侧面肌痉挛者甚少见。若有，往往是两侧先后起病，多一侧抽搐停止后，另一侧再发作，而且抽搐一侧轻另一侧轻重，双侧同时发病、同时抽搐者未见报道。少数患者于抽搐时伴有面部轻度疼痛，个别病例可伴有同侧头痛、耳鸣。

按 Cohen 等制定的痉挛强度分级。

0 级：无痉挛。

1 级：外部刺激引起瞬目增多或面肌轻度颤动。

2 级：眼睑、面肌自发轻微颤动，无功能障碍。

3 级：痉挛明显，有轻微功能障碍。

4 级：严重痉挛和功能障碍，如患者因不能持续睁眼而无法看书，独自行走困难。神经系统检查除面部肌肉阵发性的抽搐外，无其他阳性体征。少数患者于病程晚期可伴有患侧面肌轻度瘫痪。

二、治疗方法

（一）药物治疗

除苯妥英钠或卡马西平等药对一些轻型患者可能有效外，一般中枢镇静药、抑制剂和激素等均无显著疗效。

（二）中医针灸

面肌痉挛最好不要针灸，因为此病本身就怕刺激，有时针灸反而会加重病情，有的人当时见效，日后复发起来反而会厉害。另外服用卡马西平或苯妥英钠这些抗镇定抗癫痫药物只控制，而且长期服用不良反应也很大，依赖性也比较强。可以服些 B_1、B_{12} 但收效甚微。

（三）注射肉毒毒素

在一定程度上可控制面肌痉挛，一般打一针最长能控制一年，长时间注射会产生抗药性，而且因 A 型肉毒毒素可麻痹面部的神经造成人为的面瘫，所以当时打完面肌痉挛会控制。但长时间注射的患者或多或少都会有面瘫的症状。

（四）手术治疗

1. 面神经干压榨和分支切断术　在局麻下，于茎乳孔下切口，找出神经主干，用血管钳压榨神经干，压榨力量应适当控制，轻则将于短期内复发，重则遗留永久性面瘫。如将远侧分支找出，在电刺激下找出主要产生痉挛的责任神经支，进行选择性切断，效果虽较压榨术好，但术后仍要发生轻度面瘫，1～2年后亦有复发，现已很少采用。

2. 面神经减压术　即将面神经出颅之骨管磨开减压，系1953年首先由 Proud 所采用。在局麻下凿开乳突，用电钻将面神经的水平垂直段骨管完全磨去，纵行切开神经鞘膜，使神经纤维得以减压。1972年 Pulec 认为，单纯乳突内减压范围太小，应同时将内听道顶部和迷路段全部磨开减压。手术中也曾发现神经有病理改变如神经水肿、弥漫性肥厚和神经鞘纤维性收缩等与病因相矛盾的现象，但手术后确实有些患者得到治愈。1965年 Cawthorne 曾报告13例手术并未发现任何异常。减压术较复杂，尤其全段减压术不仅难度大，而且有一定危险。所谓疗效是否因手术中创伤面神所致，并非减压之效，也值得商榷。

3. 面神经垂直段梳理术　Scoville（1965年）采用，将垂直段面神经骨管磨开后，用纤刀将垂直段纵行剖开1cm，并在其间隔以硅胶薄膜，其目的是切断交叉的神经纤维，以减少异常冲动传导，缺点是很难确切地达到既不明显面瘫又不出现痉挛的程度。

4. 微血管减压术　1967年，美国 Jennatta 教授首创微血管减压术治疗面肌痉挛。是目前国际上神经外科常用的根治 HFS 的方法。具体方法是：全身麻醉下，采用耳后发际内直切口，术中在显微镜下观察桥小脑角区面听神经与周围血管的解剖关系，仔细寻找压迫面神经的血管祥，确认责任血管（即压迫面神经致临床症状的血管）后松解此处的蛛网膜小梁与神经、血管的粘连，确认血管与面神经根部之间充分游离后插入合适大小的 Teflon 垫片。如果术中发现明确责任血管，则对可能压迫神经的血管进行处理，实行减压术。

三、康复治疗

1. 自我按摩　沿着肌肉方向按摩的方法如下所述。

（1）枕额肌额腹：患者或他人用拇指或示指指腹沿着枕额肌额腹的方向从眉弓向头顶及从头顶向眉弓方向轻轻地按摩。按摩时可以轻轻地从眉弓处向头顶发际处推拉，或缓慢地揉搓。

（2）眼轮匝肌：大部分患者表现为闭眼功能障碍及流泪。主要原因是眼轮匝肌不能有效地收缩，将眼轮匝肌从凸出的眼球上方拉下闭合。先让患者闭眼后，再用指腹沿着上下眼睑或眶下缘间的凹陷处按摩。在上、下眼睑上从内向外，再从外向内轻轻地推拉，有助于上眼睑功能恢复。这种方法亦有助于闭眼。一般周围性面瘫主要表现为上眼睑闭合障碍。重度病变型面瘫，可以出现下眼睑上提障碍。个别患者出现下眼睑轻度外翻，主要由于面瘫后下眼睑松弛所致。亦可采用上述手指推拉的方法治疗。嘱患者闭眼，用拇指及示指的指腹，分别沿着下眼睑皮肤从内向外，再从外向内轻轻地推拉。个别的患者在面部表情肌大部分恢复后，遗留上眼睑闭合不全，采用此方法按摩治疗，可避免或减轻恢复后的眼睑挛缩。

（3）提上唇肌：提上唇肌又称上唇方肌，起源于眶下孔上方、眶下缘的上颌部，此处位于眼轮匝肌的深部。提上唇肌的一部分肌纤维向下进入上唇外侧皮肤，其他纤维与口轮匝肌纤维交织。因此，按摩时应在患侧的上口轮匝肌向鼻翼旁及颧部按摩，然后沿着鼻唇沟或口角上向颧部按摩。用拇指或示指和中指指腹按揉颧部或沿着肌肉方向推拉按摩治疗。

（4）颧肌：颧肌分为颧大、小肌，起于颧骨止于口角。主要上提及向外拉口角，可沿着肌纤维，由口角旁向颧骨方向推拉或按揉。

（5）口轮匝肌：上口轮匝肌：用示指及拇指的指腹，沿着患侧口角向人中沟方向，然后沿着人中沟向口角方向按摩。下口轮匝肌：用示指及拇指指腹，沿着患侧口角向中心方向，然后再向患侧口角方向按摩。

（6）下唇方肌：用拇指指腹从口角下方向内侧及向下轻轻按摩、推拉，有助于下唇方肌、颏肌、三角肌功能的恢复。

2. 表情肌康复训练　患侧面部表情肌出现运动后，进行有效的表情肌康复训练可明显地提高疗效。面瘫时主要累及的表情肌为枕额肌额腹、眼轮匝肌、提上唇肌、颧肌、提口角肌、口轮匝肌和下唇方肌。进行这些主要肌肉的功能训练，可促进整个面部表情肌运动功能恢复正常。在训练时应根据患者的不同症状选择下述的治疗方法，每日训练 2～3 次，每个动作训练 10～20 次。具体训练方法如下：

（1）抬眉训练：抬眉动作的完成主要依靠枕额肌额腹的运动。在失用型、轻、中度病变型面瘫中，枕额肌额腹的运动功能最容易恢复。可嘱患者上提健侧与患侧的眉目，有助于抬眉运动功能的恢复。

（2）闭眼训练：闭眼的功能主要依靠眼轮匝肌的运动收缩完成。训练闭眼时，嘱患者开始时轻轻地闭眼，两眼同时闭合 10～20 次，如不能完全闭合眼睑，露白时可用示指的指腹沿着眶下缘轻轻地按摩一下，然后再用力闭眼 10 次，有助于眼睑闭合功能的恢复。

（3）耸鼻训练：耸鼻运动主要靠提上唇肌及压鼻肌的运动收缩来完成。耸鼻训练可促进压鼻肌、提上唇肌的运动功能恢复。有少数患者不会耸鼻运动，在训练时应注意往鼻子方向用力。

（4）示齿训练　示齿动作主要靠颧大、小肌、提口角肌及笑肌的收缩来完成。而这四块肌肉的运动功能障碍是引起口角歪斜的主要原因。嘱患者口角向两侧同时运动，避免只向一侧用力练成一种习惯性的口角偏斜运动。

（5）努嘴训练　努嘴主要靠口轮匝肌收缩来完成。进行努嘴训练时，用力收缩口唇并向前努嘴，努嘴时要用力。口轮匝肌恢复后，患者能够鼓腮，刷牙漏水或进食流口水的症状随之消失。训练努嘴时同时训练了提上唇肌、下唇方肌及颏肌的运动功能。

（6）鼓腮训练　鼓腮训练有助于口轮匝肌及颊肌运动功能的恢复。鼓腮漏气时，用手上下捏住患侧口轮匝肌进行鼓腮训练。患者能够进行鼓腮运动，说明口轮匝肌及颊肌的运动功能可恢复正常，刷牙漏水、流口水及食滞症状消失。此方法有助于防治上唇方肌挛缩。上述每个动作的训练是针对不同肌群的运动障碍设计的，因此在观察患者面部表情肌的运动障碍时，应针对受累的肌群进行训练，如果不能有效的判断受累肌群时，可按上述程序进行运动功能训练，也能获得良好的康复效果。

（鹿传娇）

第四节 过敏性鼻炎

变应性鼻炎即过敏性鼻炎，是发生在鼻黏膜的变态反应性疾病，以鼻痒、喷嚏、鼻分泌亢进、鼻黏膜肿胀为主要特点。变应性鼻炎分为常年性和季节性。常年性变应原包括尘螨、真菌、动物皮屑以及蟑螂，季节性变应原主要为草木类的风媒花粉。本病的发病与遗传及环境密切相关。

一、过敏性鼻炎的临床表现

临床特征为鼻痒、阵发性喷嚏、大量清水样鼻涕、鼻塞，伴嗅觉减退，可有眼痒、结膜充血的眼部表现。检查可见鼻黏膜苍白、充血或浅蓝色。

二、康复评定

（一）生理功能评定

1. 疼痛评定　采用视觉模拟评分法（visual analogue scales，VAS）或简式 MPQ 疼痛问卷量表（SF – MPQ）进行疼痛评定。

2. 嗅觉评定　嗅觉功能检查有主观检查法和客观检测法。主观检查法包括五味试嗅液检测法，主观测试方法可以部分判断嗅觉障碍的性质和大致程度，但不能客观定性和准确定量，也不能确定病变的部位；客观检查法包括嗅觉诱发电位。

（二）心理功能评定

常使用汉密尔顿焦虑、抑郁量表进行评定。

（三）日常生活活动能力评定

可采用改良 Barthel 指数评定表和功能独立测量量表（FIM）。

（四）社会参与能力评定

常使用 WHO 提供的《社会功能缺陷筛选表》进行社会生活能力的评定。生活质量的评定常使用中文版健康状况调查问卷（SF –36）。

三、功能障碍

（一）生理功能障碍

1. 疼痛　可分为鼻部局部疼痛和鼻源性头痛。鼻部局部疼痛可见于鼻部局限性炎症，比如鼻前庭炎和鼻疖等。鼻源性头痛是由鼻病引起的疼痛，分为感染性和非感染性。感染性鼻源性头痛常伴有鼻或鼻窦的急性感染，非感染性鼻源性疼痛常见于变应性鼻炎、萎缩性鼻炎等。

2. 嗅觉障碍　以嗅觉减退和嗅觉丧失常见，多数属暂时性，少数为永久性，为鼻黏膜肿胀、肥厚或嗅器变性所致。

3. 视功能障碍　是本病的并发症之一。主要表现为视力减退或失明（球后神经炎所致），也有表现为其他视功能障碍如眼球移位、复视和眶尖综合征等。多与后组筛窦炎和蝶窦炎有关，是累及管段视神经和眶内所致。

4. 结构异常　鼻内镜检查显示：慢性鼻炎鼻腔黏膜增生肥厚，下鼻甲肿大，阻塞鼻腔，有时可见黏性分泌物；萎缩性鼻炎可见鼻腔增大，鼻甲萎缩；急性鼻窦炎可见鼻甲肿胀，鼻黏膜充血肿胀，中鼻道变窄，可见脓性分泌物积聚。

影像学检查：萎缩性鼻炎患者可有鼻腔外侧壁增厚，鼻中隔软骨骨化等；慢性鼻窦炎者鼻窦 X 线检查可见窦腔形态变化及窦内黏膜不同程度的增厚，窦腔密度增高，或息肉影，如窦内积聚脓性分泌物，则可见液平。

（二）心理功能障碍

鼻部疾病如萎缩性鼻炎的病程长，久治不愈，加之女性较多发等均加重患者的心理负担。慢性炎症迁延不愈以及鼻塞、头痛等影响睡眠，长期流涕可能对患者的公共形象产生影响等多种因素可不同程度地造成患者的心理功能受限。

（三）日常生活活动能力受限

可采用改良 Barthel 指数评定表和功能独立测量量表（FIM）。

（四）社会参与能力受限

部分鼻科疾患可能会引起头痛，并伴有流涕、鼻塞等，可能会引起患者工作效率的低下，对外界失去兴趣和关心，从而影响其社会生活能力。某些工作及工种对嗅觉有要求，因此嗅觉减退或丧失的患者工作范围将减小，在一定程度上降低了其就业能力。相应地，患者的生活质量也会有所降低。

四、康复治疗

鼻科疾病的治疗目的是控制感染，促进炎症吸收，减少分泌物，恢复鼻腔通气通畅，消除疼痛及改善其他症状，防止继发性感染及严重并发症。

（一）物理治疗

1. 超短波疗法　采用小功率治疗仪，小号电极鼻翼两侧对置或鼻窦部并置，急性无热量或微热量，每次 10～15 分钟，每天 1 次，5～10 次。用于各种鼻部炎症性疾病的治疗。

2. 微波疗法　用 1% 麻黄碱收缩鼻甲后，将微波治疗机的针状辐射器插入一侧鼻腔的下鼻道，对准下鼻甲，接触法，温热量，8～10W，每侧治疗 3 分钟，每周 1～2 次，治疗 4～6 次。常用于慢性鼻炎和慢性鼻窦炎，可以帮助清洁鼻腔，排净鼻腔内分泌物。

3. 直流电离子导入法　多用以治疗变态反应性鼻炎、萎缩性鼻炎和鼻窦炎。治疗变态反应性鼻炎用浸有肾上腺或麻黄碱导入以减轻鼻塞和减少分泌物，此外可用硫酸锌液导入；萎缩性鼻炎采用碘化钾溶液或硫酸锌溶液；鼻窦炎用抗菌药物离子导入，急性鼻炎分泌物较多或鼻塞症状严重者，可选用 0.1% 肾上腺素导入。治疗前清洗干净鼻腔，将电极液浸湿棉条充填鼻腔内，电流量 1～3mA，每次 15～20 分钟，每日 1 次，10 次为一个疗程。

4. 紫外线疗法　鼻腔内照射，3～5MED，隔日照射 1 次，3～6 次为一个疗程。用于各种鼻部和鼻窦炎症性疾病。鼻前庭炎及鼻疖予局部照射，若炎症波及鼻周、唇颊时应扩大照射野。

5. He－Ne 激光疗法　于局部或者穴位（迎香），5～10mW，每部位 5 分钟，最长 20 分钟，每天 1 次，5～10 次。常用于鼻前庭炎、慢性鼻炎和慢性鼻窦炎。

6. 红外线疗法 每次 15 ~ 20 分钟，每天 1 次，5 ~ 8 次，用于炎症吸收期。

（二）药物治疗

对于鼻疖及鼻前庭炎，应用抗感染药物。鼻炎时，除了使用抗感染相关药物外，适当使用滴鼻剂以减轻症状，必要时使用镇痛解热剂。鼻窦炎可根据病情使用抗菌药物及局部使用糖皮质激素、黏液促排剂治疗。有鼻塞症状时可使用麻黄碱、羟甲唑啉等减充血剂，一般低浓度、短时间使用，以免产生药物性鼻炎。

（三）手术治疗

当慢性鼻窦炎药物治疗无效时，可考虑手术治疗。如患者鼻腔内有息肉或解剖学异常影响到鼻窦的通畅引流，可以直接手术。

（鹿传娇）

第五节 假性近视

随着手机、Ipad 等电子产品的普及以及青少年儿童学习压力不断增大，近视已经成为一种越来越常见的眼科疾病，并且随着度数的不断增加，视力问题往往给患者带来很大的生活困扰，而近视的治疗上却一直未能有突破性发展。因此，如何在早期预防近视、解除视觉疲劳，成为很多家长及学者关注的重要问题。假性近视，实质上并不是近视，可能是正视，也有可能是轻度远视，但在临床表现为类似于近视。其实质是一种眼部调节功能痉挛的状态。如不及时治疗纠正，很容易发展为真性近视，造成不可逆的病理变化。本文从中医手法按摩结合耳穴疗法的角度出发，观察假性近视的治疗效果，希望能为假性近视的临床治疗，提供更好的方法。

一、诊断标准

参照中华医学会眼科分会 1985 年制定真假近视分类标准，即患者远视力低于正常，近视力正常，使用阿托品麻痹睫状肌后，近视消失，呈现正视或轻度远视为假性近视。

二、康复方法

患者取仰卧位，医者取双侧攒竹、鱼腰、丝竹空、太阳、瞳子髎、四白、承泣、风池穴，每穴点按手法由浅入深约一分钟，所有穴位点按十分钟；分别沿攒竹 - 眉弓 - 太阳穴，睛明 - 四白 - 颧弓 - 太阳穴两条经线推揉按摩 3 ~ 5 遍；大鱼际按揉眼周经穴结束手法治疗。隔天一次，15 次为一个疗程，连续治疗 3 个疗程。耳穴治疗主穴选取眼、肝、肾、痛点，配取脑、内分泌、神门。患者取端坐位，医者选取耳穴常规消毒耳郭皮肤，左手固定耳郭，右手用镊子夹持大小约 0.50cm × 0.50cm 粘有王不留行籽的胶布准确贴于所选耳穴上，嘱患者自行每穴按压 50 次，手法由轻到重，自觉局部酸麻胀痛且能忍受为度，有灼热感效果更好，每日按压 3 ~ 5 次，隔 3 日更换一次，两耳交替，7 次为一个疗程，连续治疗 3 个疗程。

手法按摩配合耳穴治疗假性近视临床疗效确切，且年龄越小，疗效越显著，此种方法治疗假性近视，具有安全方便、无痛无创、价廉效优的特点，相比于口服药物无任何不良反应，适宜在临床推广应用。

现代社会中，假性近视多由于社会学习生活等压力增大，电子产品泛滥，以及青少年长期不正确用眼等一系列因素引发，视力调节紧张或痉挛，睫状肌处于疲劳状态、灵活性减弱，远视时无法放松，导致远视时视力下降，形成假性近视。

在中医的认识中，近视眼被称为"能近怯远"，病因多属阳不足而阴有余，本证为"目不能远视者，由目为肝之外候，脏腑之精华，若劳伤脏腑，肝气不足，兼受风邪，使精华之衰弱，故不能远视"。

穴位点按手法具有柔和、渗透的特点，具有疏通经络，扶正祛邪的作用。点按攒竹、鱼腰、丝竹空、太阳、瞳子髎、四白、承泣等穴位时，通过穴位的激发调节，使经脉气血通达旺盛，水谷精微不断向眼部输注，精血充盈，濡润目睛，推陈致新，故能远视。现代研究证实，点按眼周穴位可有效改善眼周血液循环，放松眼部肌肉，有助于缓解眼部疲劳，进而促进假性近视的康复。

三、展望

手法按摩配合耳穴治疗假性近视结合了中医推拿按摩和穴位刺激的双重作用，疏通经络气血，调理脏腑阴阳，操作简便，疗效显著，经济实惠，无痛无创，无任何不良反应，青少年儿童易于接受，适宜在临床推广应用。相信中医手法推拿和耳穴疗法将会在今后的近视治疗中发挥越来越多的作用。

（鹿传娇）

第七章

内分泌及代谢系统疾病的康复

第一节　内分泌系统疾病康复概述

新陈代谢是人体生命活动的基础，包括物质代谢和与物质代谢紧密伴随的能量代谢，物质代谢分为合成代谢和分解代谢两个过程。通过新陈代谢，机体同外环境之间不断地进行物质交换和转换，同时体内物质又不断地进行分解与合成、利用与更新，为个体生长、发育、生存、劳动、生殖以及维持内环境稳定提供物质和能量。人体新陈代谢的稳定必须依赖神经系统、内分泌系统和免疫系统的相互配合和调控，其中内分泌系统辅助神经系统将体液性信息物质（激素）传递到全身各组织细胞（受体），通过激素与特异性受体的结合，发挥其对细胞的生物作用。物质代谢过程中的任何一个环节发生障碍，都可导致代谢性疾病的发生。

随着生活水平的提高、人口老化等因素，代谢性疾病的患病率正逐年增高，由于某些代谢性疾病与相应的内分泌腺及其激素和受体功能异常密切相关（如骨质疏松症与甲状旁腺、糖尿病与胰岛），虽然其临床表现各异，但共同特点为病程长、临床不易治愈，长期发展可影响人体的功能活动。积极有效的康复治疗，对防治疾病的发生发展、减少并发症以及减少残疾、残障起着举足轻重的作用。本章主要介绍糖尿病、甲状腺功能亢进症、甲状腺功能减退症疾病的康复治疗。

（李文豪）

第二节　糖尿病

糖尿病（diabetes mellitus）是一组常见的以糖和脂肪代谢紊乱、高血糖为特征的代谢性疾病。糖尿病的发生和发展可能与遗传、自身免疫及环境因素等综合作用有关，机制十分复杂。糖尿病基本上可分为两大类，第一类（1型糖尿病）为胰岛素分泌的绝对缺乏；第二类（2型糖尿病）为胰岛素抵抗和胰岛素代偿反应不足。此外，尚有少数的糖尿病患者有其特有的病因和发病机制，可归于其他特殊类型。还有部分患者仅表现血糖升高但未达到糖尿病诊断标准者，其空腹血糖、餐后2小时血糖或服糖后2小时血糖介于正常与糖尿病诊断标准之间，称为糖调节受损（impaired glucose regulation，IGR），包括空腹血糖受损（impaired fasting glucose，IFG）成糖耐量受损（impaired glucose tolerance，IGT）两种情况。

2007—2008 年，在中华医学会糖尿病学分会组织下，在全国 14 个省市进行的糖尿病流行病学调查分析结果表明，我国 20 岁以上的成年人糖尿病患病率约为 9.7%，成人糖尿病患者总数达 9 240 万。随着经济的发展，人口老龄化及饮食、生活习惯的改变，预计在今后中国糖尿病的患病率还将会明显增加。因此，在开展糖尿病防治研究的同时，进一步开展康复治疗，以提高糖尿病整体防治的水平是十分重要的。

一、临床表现

（一）症状与体征

糖尿病的临床表现大致可归纳为糖、脂肪及蛋白质代谢紊乱综合征和各种糖尿病慢性并发症两大部分。前者主要表现为多饮、多尿、烦渴、乏力、体重减轻、易饥及多食，有些患者可因严重物质代谢紊乱而呈现酮症酸中毒或非酮症性高渗综合征。后者其并发症可涉及全身各重要器官，其临床表现详见下述生理功能障碍。此外，糖尿病患者还可因抵抗力下降导致反复感染，常见疖、痈等皮肤化脓性感染，有时可引起败血症或脓毒血症，也可发生皮肤真菌感染或尿路感染。

（二）实验室检查

1. 血糖测定　多采用静脉血浆测定。若临床明确有糖尿病症状，空腹血糖≥7.0mmol/L，或随机血糖≥11.1mmol/L，并排除非糖尿病性血糖升高，即可诊断为糖尿病（若临床症状不典型者，需另一天再次证实）；空腹血糖 6.1～7.0mmol/L 为空腹血糖受损（IFG），随机血糖在 7.8～11.1mmol/L，视为糖耐量受损（IGT）。

2. 口服糖耐量试验（OGTT）　当空腹血糖或随机血糖异常但未达上述糖尿病诊断标准时，需进行口服葡萄糖耐量试验，即口服葡萄糖 2 小时后再测静脉血糖，＜7.8mmol/L 为正常，7.8～11.1mmol/L 为糖耐量受损，≥11.1mmol/L 为糖尿病。

3. 糖化血红蛋白 Alc（HbAlc）及糖化血清白蛋白测定　有助于了解糖尿病的控制情况，HbAlc 反映的是近 3 个月的血糖水平，糖化血清白蛋白反映近 2～3 周的血糖水平。

4. 其他　还可有尿糖测定、胰岛素测定、C－肽功能测定、糖尿病抗体测定，以及血脂、水电解质检测等实验室检查。

二、康复评定

（一）生理功能评定

1. 胰岛功能评定　主要有血糖及胰岛 β 细胞功能评定，参见本节实验室检查部分。

2. 靶器官损害程度评定　如下所述。

（1）糖尿病性视网膜病变的评定：视网膜病变的评定可用眼底镜、眼底荧光血管造影及眼底光学断层扫描等方法进行检查。依据眼底改变分为非增殖型、增殖性和糖尿病性黄斑水肿三种。非增生性视网膜病变又分为轻、中、重度。

（2）糖尿病周围神经病变的评定：包括感觉神经、运动神经和自主神经功能的评定，具体方法参照第二章：康复医学的临床评定。

（3）糖尿病性冠心病的评定：主要为心功能的评定。对于 35 岁以上的患者，还应行运动负荷试验，以判断患者心血管系统对运动的反应能力及患者的体力活动能力，筛查未诊断出的缺血性心脏病。

（4）糖尿病脑血管病变的评定：主要评定糖尿病脑血管病变引起的运动功能、言语功能及认知功能障碍的严重程度。

（5）糖尿病肾脏病变的评定：可根据肾功能和肾组织学检查结果将1型糖尿病肾脏病变分为5期，约每5年进展一期。Ⅰ期表现为肾小球滤过率增高和肾体积增大；Ⅱ期为静息期，尿白蛋白排出率正常，肾小球毛细血管基底膜增厚和系膜基质增加；Ⅲ期为隐形期，又名早期糖尿病肾病期，主要表现为尿白蛋白排出率持续高于 $20 \sim 200ug/min$；Ⅳ期为临床糖尿病肾病或显性糖尿病肾病期，主要表现为尿白蛋白排出率 $>200ug/min$ 或持续性尿蛋白 $>0.5g$，为非选择性蛋白尿，肾小球毛细血管基底膜明显增厚，系膜基质增宽；Ⅴ期为即终末期肾衰竭。这种分期方法也可用于2型糖尿病肾病，通常2型糖尿病患者肾损害进展比1型糖尿病快（每 $3 \sim 4$ 年进展一期），这可能与2型糖尿病患者通常为中、老年人，已有肾脏退行性改变，且易发生高血压、高脂血症等因素相关。

（6）糖尿病足评定：包括周围血管功能评定、神经功能评定、病变程度评定、溃疡分类等。

周围血管功能评定包括：①踝肱压力指数（ankle brachial pressure index，ABI）测定：ABI = 踝动脉收缩压/肱动脉收缩压，正常值为 $1.0 \sim 1.4$，<0.9 为轻度缺血，$0.4 \sim 0.9$ 为中度缺血，<0.4 为重度缺血，此时易发生下肢（趾）坏疽；②下肢体位试验：可以了解静脉充盈时间的长短，是测定下肢缺血的重要指标之一。令患者平卧抬高下肢 $450 \sim 600$，在 $30 \sim 60$ 秒使静脉排空，然后立即站立或坐起使足下垂，计算静脉充盈时间。正常人小于15秒，静脉充盈时间超过1分钟，说明下肢供血明显不足；③皮肤血液灌注压的测定：踝的血流灌注可以采用标杆试验（pole – test）来评定，该方法是将腿部抬高后记录超声波信号点；④胫后动脉和足背动脉的脉搏触诊。

神经功能评定包括：①运动功能评定：通过手法肌力测试评定小腿及足部肌肉的运动功能，也可采用肌电图、神经传导速度及运动诱发电位等电生理检查，测定有无周围神经病变及其病变程度；②感觉功能评定：采用音叉振动觉测定患者足部的感觉是否异常，即将分度音叉在双侧踇趾关节处测3次，3次中有2次答错，表明感觉功能缺失；③保护性感觉功能测定：应用 Semmes – Weinstein 5.07（10g）的尼龙纤维丝垂直地置于皮肤表面，沿着足的周边接触，如果患者能在每一处都正确地感受到尼龙丝，能正确地回答3个问题中的2个，说明患者的保护性感觉正常。

病变程度评定分为 $0 \sim 5$ 级：0级为皮肤完整，无开放性病灶；1级为皮肤有开放性病灶，但未累及深部组织；2级为感染病灶已侵犯深部肌肉组织，脓性分泌物较多，但无肌腱韧带破坏；3级为肌腱韧带受损，蜂窝织炎融合形成大脓腔，但无明显骨质破坏；4级为严重感染导致骨质缺损、骨髓炎、骨关节破坏或假关节形成，部分肢端可出现湿性或干性坏疽；5级为足大部或全部感染或缺血，导致严重湿性或干性坏死。

糖尿病足溃疡主要分为：神经性溃疡、缺血性溃疡和感染性溃疡。神经性溃疡常见于反复受压的部位，如跖骨头的足底面、胼胝的中央，常伴有感觉的缺失或异常，而局部供血良好。缺血性溃疡多见于足背外侧、足趾尖部或足跟部，局部感觉正常，但皮肤温度低、足背动脉和（或）胫后动脉明显减弱或不能触及。感染性溃疡局部多有创面渗出和坏死组织。

3. 康复疗效评定　糖尿病康复治疗疗效的评价实际上与临床治疗疗效评价是一致的。

糖尿病的控制目标见表7-1，这对判断糖尿病康复治疗的疗效具有较好的参考价值。

表7-1 糖尿病的控制目标

	理想控制	较好控制	控制差
1. 血浆葡萄糖			
空腹（mmol/L）	4.4~6.1	≤7.0	>7.0
非空腹（mmol/L）	4.4~8.0	≤10.0	>10.0
2. HbAlc（%）	<6.5	6.5~7.5	>7.5
3. 血脂			
总胆固醇（mmol/L）	<4.5	≥4.5	≥6.0
HDL-C（mmol/L）	>1.1	1.1~0.9	<0.9
三酰甘油（mmol/L）	<1.5	<2.2	≥2.2
LDL-C（mmol/L）	<2.6	2.6~3.3	>3.3
4. 血压 mmHg	<130/80	130/80~140/90	≥140/90
5. BMI（kg/m^2）	男<25	男<27	男≥27
	女<24	女<26	女≥26

注：见中华医学会糖尿病分会2004年《中国糖尿病防治指南》。

（二）心理功能评定

糖尿病患者的心理改变，主要是对疾病的有关知识缺乏而产生的焦虑、抑郁等，一般选择相应的量表进行测试评定，如 Hamilton 焦虑量表（HAMA）、Hamilton 抑郁量表（HAMD）、简明精神病评定量表（BPRS）、症状自评量表（SCL-9）等。

（三）日常生活活动能力评定

可采用改良巴氏指数评定表，高级日常生活活动能力（包括认知和社会交流能力）的评定可采用功能独立性评定量表（FIM）。

（四）社会参与能力评定

主要进行生活质量评定、劳动力评定和职业评定。

三、功能障碍

（一）生理功能障碍

糖尿病患者如长期血糖控制不佳可导致眼、肾、心、脑及血管和神经的慢性并发症，使这些组织和器官发生功能障碍。

1. 糖尿病视网膜病变及其他眼部病变　长期血糖升高的患者大多合并不同程度的视网膜病变，轻则由于血管渗出导致视力模糊，严重者继发视网膜剥离导致失明。除此之外，糖尿病还可出现黄斑病变、白内障、青光眼、屈光改变，进而导致视力降低和其他相应症状。

2. 糖尿病神经病变　以周围神经最常见，通常表现为对称性，下肢较上肢严重，感觉神经较易受累，病情进展缓慢。早期为袜子或手套状肢体感觉异常，随后出现肢痛；后期因运动神经受累可出现肌力、肌张力减退甚至肌萎缩或瘫痪。自主神经也可受累出现尿潴留、尿失禁及性功能障碍。

3. 糖尿病性心脏血管病变　主要由冠状动脉粥样硬化进而引起冠状动脉供血不足，导致无症状性心肌缺血、心绞痛或心肌梗死型冠心病，主要表现有心前区疼痛、心律失常、心电图特征性改变及心肌酶谱改变。

4. 糖尿病性脑血管病　是糖尿病致死的主要原因之一，主要由脑动脉粥样硬化引起，临床上易继发脑梗死和脑出血，表现为运动障碍、言语功能障碍及认知功能障碍等。

5. 糖尿病性肾病变　毛细血管间肾小球硬化症是糖尿病主要的微血管病变之一，其严重性仅次于冠状动脉和脑动脉粥样硬化病变。临床表现为蛋白尿、水肿和高血压，最终发展为肾衰竭。

6. 糖尿病足　主要由神经病变和周围血管病变引起，表现为下肢远端大血管病变和神经异常而发生的踝关节以下部位的皮肤溃疡、肢端坏疽或感染，是截肢致残的主要原因。早期多有足部皮肤瘙痒、肢端发凉、感觉减退和水肿，继之出现双足袜套式的持续麻木；痛觉多数减退或消失，少数可有针刺、刀割或烧灼样疼痛，夜间或遇热加重，出现鸭步行走或需依杖而行；此外，由于下肢动脉供血不足，还可伴双下肢行走无力、小腿腓肠肌胀痛及间歇性跛行。晚期由于皮肤破损和感染，形成经久不愈的溃疡，可深及肌腱并导致骨破坏，导致步行功能障碍。

（二）心理功能障碍

由于糖尿病是一种慢性疾病，长期的饮食控制、频繁测血糖或者注射胰岛素，给患者的生活带来极大的不便，并加重了患者的医疗经济负担，而对失明、脑梗死、截肢等严重并发症的担心更是给患者带来沉重的精神心理负担，临床主要表现为抑郁、焦虑和躯体化症状群。

（三）日常生活活动能力受限

糖尿病未发生并发症时，由于乏力、易疲劳等，患者日常生活活动能力受到一定限制；若发生眼、脑、心、肾脏、大血管和神经的并发症，其日常生活活动能力则严重受限。

（四）社会参与能力受限

糖尿病慢性并发症所导致的生理功能障碍或严重的心理障碍，可不同程度地影响患者的生活质量、劳动、就业和社会交往等能力。

四、康复治疗

糖尿病是一种终身性疾病，长期血糖增高所致的慢性并发症是糖尿病致残、致死的主要原因。糖尿病的康复治疗应坚持早期诊治、综合治疗、个体化方案及持之以恒的原则。在糖尿病综合治疗的实施中，不同类型的糖尿病由于发病机制不同，其康复治疗的步骤亦不同。

1 型糖尿病：多见于青少年，是在遗传易感的基础上发生自身免疫异常而导致胰岛 p 细胞破坏，胰岛素绝对缺乏，必须依赖外源性胰岛素的补充。因此，一旦诊断明确，即应开始胰岛素治疗，补充体内胰岛素的不足。胰岛素治疗同时还可配合饮食疗法和适当运动，运动的目的是增加患者的活动能力，保持整体健康。

2 型糖尿病：主要由于体内胰岛素的靶细胞（主要是骨骼肌细胞、脂肪细胞和肝细胞）出现胰岛素受体或受体后异常或缺陷，造成外周组织对胰岛素的抵抗，使靶细胞摄取与利用葡萄糖减少，导致高血糖，其发生与环境因素密切相关，多见于成人。2 型糖尿病的治疗主要是在改善患者的生活方式、实施饮食控制和运动疗法的基础上，给予合理的药物治疗，以达到控制血糖、消除症状、减少并发症的目的。口服药无法控制血糖达标者，则应考虑加用胰岛素。

糖耐量受损患者在遗传易感性的基础上产生胰岛素抵抗，出现糖耐量异常，经过若干年后一部分患者将发展为 2 型糖尿病，也是 2 型糖尿病发展阶段中一个重要环节。在糖耐量减低阶段给予早期干预治疗可以减少或阻断糖耐量减低状态进展为糖尿病，是预防糖尿病发生的重要措施之一。糖耐量减低干预治疗包括早期开始的饮食控制、运动疗法和生活方式的改善等，必要时给予药物预防。

糖尿病患者出现慢性并发症时，在上述康复治疗的基础上，还需对患者组织和器官的功能障碍进行针对性的康复治疗，其中糖尿病视网膜病变所致的视力障碍可参见视力残疾的康复，合并白内障、青光眼者可行手术治疗；糖尿病肾病变导致的肾功能障碍主要依靠透析治疗。本节主要介绍糖尿病足的康复治疗。

糖尿病康复治疗的目标与临床治疗相同，主要有：①消除高血糖等代谢紊乱所引起的各种症状；②纠正糖代谢紊乱，控制高血糖，使血糖降到正常或接近正常水平；③纠正脂代谢紊乱及其他代谢异常；④防治各种急、慢性并发症的发生和发展，减少患者的致残率和病死率；⑤保证儿童、青少年患者的正常生长发育；⑥保证育龄期妇女的正常妊娠、分娩和生育；⑦通过糖尿病教育，使患者掌握糖尿病的防治知识、必要的自我监测能力和自我保健能力；⑧改善糖尿病患者的生活质量，能和正常人一样参与正常的社会劳动和社交活动，享有并保持正常人的心理和体魄状态。

糖尿病康复治疗通常采用综合治疗方案，主要包括运动疗法、饮食治疗、药物治疗（口服降糖药、胰岛素等）、糖尿病健康教育、血糖自我监测以及心理治疗。糖尿病的药物、饮食治、疗及血糖检测在内科学中已详细介绍，本节主要介绍物理治疗、作业治疗、康复附具、心理治疗等。

（一）物理治疗

物理治疗中的运动疗法是糖尿病康复治疗中最重要的组成部分，主要适用于轻度和中度的 2 型糖尿病患者，其中，肥胖型 2 型糖尿病是最佳适应证；对于稳定期的 1 型糖尿病患者，病情得到较好控制后也可进行运动锻炼，以促进健康和正常发育。禁忌证包括：合并各种急性感染；严重的慢性并发症（如增殖性视网膜病、不稳定性心绞痛、一过性脑缺血发作等）；血糖未得到较好控制前（血糖 > 16.8mmol/L）；有明显酮症酸中毒等。

运动疗法的作用机制为：①运动可以通过增加机体能量的消耗，减少脂质在体内堆积，从而减少脂质在骨骼肌细胞、胰腺细胞及肝细胞中的堆积及毒性作用，增加骨骼肌细胞摄取葡萄糖和胰腺细胞分泌胰岛素的能力；②运动能够通过促进骨骼肌细胞葡萄糖运载体 4（glucose transporter – 4，GLUT – 4）从细胞内转位到细胞膜上，以增加骨骼肌细胞膜上的 GLUT – 4 的数量，增加骨骼肌细胞对葡萄糖的摄取，改善骨骼肌细胞的胰岛素敏感性。③长期运动尚可作为一个生理性刺激，能够诱导骨骼肌细胞线粒体适应，修复糖尿病对肌肉线粒体构成的损伤。并可纠正糖代谢、脂代谢紊乱，减轻体重，可有效地预防和控制糖尿病慢性并发症，减少致残率和病死率；④维持和促进成年患者正常的体力和工作能力，保持儿童和青少年患者的正常生长发育；⑤促进健康，增强体质，增加机体抵抗力，减少感染；⑥减轻精神紧张及焦虑，消除抑郁状态，增强自信心，提高生活质量。

1. 2 型糖尿病患者的运动疗法　2 型糖尿病的发病与很多因素有关，如超重和肥胖，高脂肪、高蛋白质、高热量饮食结构，运动减少、吸烟等。此型糖尿病患者的治疗以改善患者的生活方式、运动治疗为基础，同时配合药物治疗。

（1）运动方式：运动锻炼方法主要是中等或中等偏低强度的有氧运动，可采取步行、慢跑、游泳、划船、阻力自行车、有氧体操等运动方式，以及适当的球类活动、太极拳、木兰拳、原地跑或登楼梯等，可根据患者的兴趣爱好和环境条件加以选择。除有氧训练之外，也可鼓励 2 型糖尿病患者每周进行 3 次以上的抗阻运动。

步行是 2 型糖尿病患者最常用、简便易行的有氧运动训练方式，一般可在社区中进行。步行最好选择在空气新鲜的环境中进行，根据步行时速度是否改变分为变速步行法和匀速步行法。变速步行法一般先中速或快速行走 30 秒至 1 分钟，后缓步行走 2 分钟，交替进行，每日步行路程 1 000 ~ 2 000m；匀速步行法需每天坚持行走 1 500 ~ 3 000 米路程，行走速度保持均匀而适中、不中断走完全程。可根据体力逐渐增加行走的路程，每次走完以略感觉疲劳为度。

（2）运动量：运动量的大小由运动强度、运动时间和运动频度三个因素决定。合适的运动量应为运动时略感气喘但并不影响对话，心率在运动后 5 ~ 10 分钟恢复到运动前水平，运动后轻松愉快，食欲和睡眠良好，虽有疲乏、肌肉酸痛，但短时休息后即可消失。

运动强度：运动强度是运动疗法的核心，决定着运动的效果。一般认为糖尿病患者的运动强度以中等强度或略低于中等强度为宜，运动强度过低只能起安慰作用；运动强度过大则无氧代谢的比重增加，治疗作用降低，且可能因机体处于氧化应激状态而加重原有并发症脏器的损害，应予避免。由于在有效的运动锻炼范围内，运动强度的大小与心率的快慢呈线性相关，因此常采用运动中的心率作为评定运动强度大小的指标。临床上将能获得较好运动效果，并能确保安全的运动心率称为靶心率（target heart rate，THR）。靶心率的确定最好通过运动试验获得，即取运动试验中最高心率的 60% ~ 80% 作为靶心率，开始时宜用低运动强度进行运动，适应后逐步增加至高限；如果无条件做运动试验，最高心率可通过下列公式获得，即靶心率＝170 - 年龄（岁），或靶心率＝安静心率＋安静心率×（50% ~ 70%）。

运动中心率监测通常用自测脉搏的方法，也可运用心率监测仪检测。由于停止运动后心率下降较快，一般在停止运动后立即测 10 秒脉搏数，然后乘以 6 表示 1 分钟脉率，其接近运动中的心率。测脉率的部位常用桡动脉或颞动脉。

运动时间：在运动疗法中，运动时间包括准备活动、运动训练和放松活动三部分的时间总和。2 型糖尿病患者最好每周能最少进行 150 分钟的中等强度以上的有氧运动，每次运动一般为 10 ~ 40 分钟，其中达到靶心率的运动训练时间以 20 ~ 30 分钟为宜，因为运动时间过短达不到体内代谢效应，而如果运动时间过长或运动强度过大，易产生疲劳、诱发酮症、加重病情。训练一般可从 10 分钟开始，适应后逐渐增加至 30 ~ 40 分钟，其中可穿插必要的间歇时间。在运动量一定的情况下，运动强度较大时训练持续时间可相应缩短，此种训练方式适合于年轻或体力较好的糖尿病患者，而体弱的老年糖尿病患者，采用较低的训练强度，可相应延长训练时间。

运动频率：一般每周最少运动 3 次，相邻两次运动间隔不超过 2 天。如果身体条件较好，每次运动后不觉疲劳的患者，可坚持每天运动一次。运动间歇超过 3 ~ 4 天，运动锻炼的效果及蓄积作用就将减少而难以产生疗效。

（3）运动训练的实施：运动训练的实施应包括三个部分，准备活动、运动训练和最后放松活动。①准备活动：通常包括 5～10 分钟的四肢和全身缓和伸展的活动，可为缓慢步行或打太极拳和各种保健操等低强度运动，其作用在于使心血管逐渐适应运动，并可提高和改善关节、肌肉的活动效应；②运动训练：是达到治疗目的的核心部分，为达到靶心率的中等强度或略低于中等强度的有氧运动；③放松活动：可通过 5～10 分钟的慢走、自我按摩或其他低强度活动来进行，其作用在于促进血液回流，防止突然停止运动，造成肢体瘀血，回心血量下降，引起昏厥或心律失常。

2. 1 型糖尿病患者的运动疗法　治疗原则与 2 型糖尿病不同，一旦确诊就宜首先实施胰岛素治疗和饮食控制，待血糖得到较好控制后再开始实施运动疗法。1 型糖尿病患者多为儿童，运动锻炼一方面可促进患儿生长发育，增强心血管功能，维持正常的运动能力；另一方面可提高外周组织对胰岛素的敏感性，增强胰岛素的作用，有利于血糖的控制。

（1）运动的种类和运动强度：可根据 1 型糖尿病患者的年龄、病情、兴趣爱好和运动能力而制订，如选择步行、慢跑、踢球、跳绳、游泳、舞蹈等均可。开始时运动强度以最高心率的 50%～60% 为宜，运动时间从 20 分钟开始，逐渐延长，每周运动 3～4 次。随着运动能力的提高，可逐渐增加运动的时间和运动次数；每次运动应适度，不要过度劳累，以免加重病情。在制订 1 型糖尿病患者运动方案时，因多为儿童或青少年，应多注意运动的兴趣性和直观性，不断变换运动的方法和内容，以提高他们对运动的积极性，并使运动能长期坚持，达到促进生长发育的目的。

（2）运动与胰岛素治疗、饮食关系：1 型糖尿病患者由于体内内源性胰岛素分泌绝对不足，需要皮下注射外源性胰岛素来补充，因此有可能会出现血胰岛素浓度过高或不足的情况。如在胰岛素注射后高峰期进行过强运动，此时肌肉组织对葡萄糖的利用增加，使血糖下降，同时由于过量的胰岛素妨碍肝糖的生成和输出，最终可导致低血糖。另一种情况，如在未注射胰岛素时进行运动，此时体内胰岛素缺乏，肝糖的输出增加，但肌细胞对葡萄糖的摄取不能相应增加，可出现进行性高血糖症，同时运动促进脂质分解增加，血液中游离脂肪酸和酮体浓度升高，出现酮症酸中毒。因此，要使 1 型糖尿病患者运动中血糖相对稳定，必须处理好运动与使用胰岛素和饮食的关系，防止并发症的发生。

3. 糖调节受损患者的运动疗法　由于糖调节受损是糖尿病发病前的糖代谢异常逐渐失代偿的过程，因此防治糖调节受损转化为糖尿病，是糖尿病早期预防的关键步骤。对糖耐量正常，但具有高血压、高脂血症、高胰岛素症、肥胖者的高危人群，应给予早期干预，其中运动疗法结合饮食控制和药物治疗，可减轻体重，减轻外周组织对胰岛素的抵抗，积极消除上述高危人群的危险因素。经常性的中等强度的运动锻炼可预防 2 型糖尿病的发生，尤其对已具备了一个或数个危险因素者进一步向 2 型糖尿病发展有积极的预防作用。

4. 糖尿病足的物理治疗　糖尿病足的基本发病因素是神经病变、血管病变和感染，这些因素共同作用可导致组织的溃疡和坏疽。一般采用综合治疗，包括内科、外科和康复治疗三个方面，神经性溃疡主要治疗是减压，特别要注意患者的鞋袜是否合适；缺血性溃疡则要重视解决下肢缺血，轻、中度缺血的患者可以实行内科治疗，病变严重的患者可以接受介入治疗或血管外科成形手术；对于合并感染的足溃疡，定期去除感染和坏死组织，只要患者局部供血良好，必须进行彻底清创；根据创面的性质和渗出物的多少，选用合适的敷料，在细菌培养的基础上选择有效的抗菌药物进行治疗。糖尿病足溃疡的物理治疗主要在于控制感染、增加血供及促进溃疡面肉芽生长。

（1）推拿及运动疗法：适合早期轻度糖尿病足的患者。推拿患肢，从足趾开始向上至膝关节，每次20分钟，每天1~2次，有助于静脉和淋巴液回流和水肿的消退；早晚可坚持步速均匀一致的步行运动，步行中出现不适，可休息后继续行走，避免盲目加大运动量。

（2）超短波治疗：电极于患部对置，无热量，10~15分钟，可抗感染并促进溃疡愈合。

（3）紫外线治疗：小剂量紫外线（1~2级红斑量）可促进新鲜溃疡愈合，大剂量紫外线（3~4级红斑量）可清除溃疡表面感染坏死组织。

（4）红外线治疗：温热量局部照射可促进新鲜溃疡加速愈合，如患者合并肢体感觉障碍、缺血应慎用，如溃疡面有脓性分泌物则禁用。

（5）He-Ne激光治疗：可刺激血管扩张，促进上皮细胞及毛细血管再生，减少炎症渗出，使组织代谢加强，促进肉芽组织生长，从而达到抗感染、镇痛、加速溃疡面愈合的作用。照射时间15分钟，照射时应保持光束与溃疡面相垂直，溃疡面若有渗液应及时蘸干，每日照射1次，15次为一疗程，疗程间隔1周，照射完毕用无菌纱布敷盖溃疡面。

（6）气压泵治疗：每天1次，每次30分钟。

（7）旋涡浴治疗：水温38~42℃，浴液中加入0.5%甲硝唑250mL或其他抗感染药物，治疗时喷水嘴对准治疗的重点部位，每次30分钟。

（8）高压氧治疗：可降低血糖，提高机体对胰岛素的敏感性，增加血液氧含量，改善缺氧状态。可采用多人氧舱，具体方法可参照本套教材相关章节。

上述物理治疗应根据患者溃疡分级选择运用。糖尿病足处于0级时，可指导患者掌握推拿手法，鼓励患者进行适宜的运动。1~3级的糖尿病足则可选用无热量超短波及紫外线控制感染，促进溃疡愈合。所有新鲜创面的溃疡都可运用红外线、He-Ne激光或高压氧以促进肉芽生长，2~3级患者还可根据设备条件加用气压泵治疗或旋涡浴治疗。

5. 运动疗法注意事项　如下所述。

（1）在制订运动方案前，应对糖尿病患者进行全身体格检查，如有条件可进行一次运动试验，以早期发现糖尿病患者潜在的疾病，为制订合适的运动强度提供科学依据。

（2）运动训练应严格坚持个体化原则，注意循序渐进，持之以恒。

（3）注意运动时的反应，密切监测心率、血压、心电图及自我感觉等，发现不良情况及时采取措施，并随时修改运动方案，调整运动量。

（4）运动要适量，如果运动结束后10~20分钟心率仍未恢复，并且出现疲劳、心慌、睡眠不佳、食欲减退等情况，说明运动量过大，易诱发酮症酸中毒；运动后身体无发热感、无汗，脉搏无明显变化或在2分钟内迅速恢复，表明运动量过小。

（5）预防运动时低血糖。糖尿病患者由于运动前血糖水平偏低、空腹运动或运动前糖类食品摄入不足、运动量过大、胰岛素用量过大或运动时间恰在胰岛素作用的高峰期等情况，易发生低血糖。应注意选择适宜的运动时间，并注意与饮食、药物治疗相互协调、配合。一般应避免空腹运动，运动时间最好在餐后1~3小时。如患者正在接受胰岛素治疗，应避免在胰岛素作用高峰期运动（常规胰岛素作用高峰期在注射后2~4小时，而中效胰岛素如中性鱼精蛋白锌胰岛素作用高峰期则在注射后8~10小时），必要时可减少胰岛素用量。注射部位应避开运动肌群以免加快胰岛素吸收，原则上以腹部脐旁为好。此外，运动时应随身携带饼干等含糖食品或含糖饮料，以便有低血糖先兆时可及时食用。

（6）有并发症的患者的运动锻炼安排。如果合并有增殖性视网膜病变，应避免进行剧烈运动、低头动作或闭气动作等，以免引起视网膜脱离和玻璃体出血。并发心血管疾病的患者进行运动锻炼时，应在心电图监视及医护人员的指导下进行，在运动中应避免进行闭气用力动作，如举重或静态用力等；对合用 β 受体阻断药的患者，由于心率变慢，运动时心率对运动的反应性减低，此时的靶心率计算应按比安静时心率增加 20 次/分为宜。如果患者存在感觉损害，在运动中应加以注意，宜穿合适的袜子和软底的运动鞋。足底有轻微破损时，应停止运动，并给予即时处理，防止破损扩大。如果患者有自主神经功能紊乱，会引起汗腺功能障碍，在热天进行运动时易发生出汗过多，应注意补充水分。合并糖尿病肾病的患者不宜进行较大强度的运动，因为大强度运动会增加肌肉组织血流量，而肾组织血流量则减少，从而加重糖尿病肾病的病情。

（7）选择适合运动的衣裤和鞋袜，了解自身情况，遇到疾病或疲劳应暂停运动，同时还应注意根据天气情况调整运动量等。

（二）作业治疗

糖尿病足溃疡或截肢可影响患者的步行功能，对患者的日常生活活动影响较大。作业治疗的作用主要在于改善患者的步行功能，提高患者日常生活活动能力。具体方法包括日常生活活动能力训练、矫形器具的正确使用和穿戴、拐杖或轮椅的操作技能训练、假足步行训练、适合患者的职业训练以及适当的环境改造等，具体方法可参照本套教材相关章节。

（三）康复辅具

采用特殊鞋袜以减轻糖尿病足部压力，如足前部损伤可以采用只允许足后部步行的装置来减轻负荷，即"半鞋"（half - shoes）或"足跟开放鞋"（heel - sandals）。全接触式支具或特殊的支具靴：把足装入固定型全接触模型，该模型不能移动，可以减轻溃疡部分压力。对于步行障碍的患者还可以使用拐杖或轮椅，截肢患者则可根据情况安装假肢，以改善患者的步行功能。

（四）心理治疗

糖尿病是一种慢性疾病，病程长，患者常会出现各种心理障碍，从而影Ⅱ向患者的情绪，不利于病情的稳定。糖尿病患者在疲劳、焦虑、失望和激动时，可见血糖升高，对胰岛素需要量增加；在应激状况下，肾上腺素、去甲肾上腺素分泌增多，胰岛素的分泌受抑制，致使血胰岛素水平下降，血糖升高。糖尿病足溃疡经久不愈以及对步行功能的影响，严重影响患者的日常生活、工作和社会交往，加之对截肢的恐惧，给患者带来沉重的心理负担，因此，在治疗糖尿病的同时，必须重视心理康复治疗，具体方法如下。

1. 支持疗法　是心理治疗的基础，其主要目标是支持患者渡过心理危机，引导患者有效地去适应面对的困难。

2. 分析疗法　是通过有计划、有目的地同糖尿病患者进行交谈，听取患者对病情的叙述，帮助患者对糖尿病有一个完整的认识，建立起战胜疾病的信心。

3. 集体疗法　是以集体为对象而施以心理治疗。一般由医务人员讲解糖尿病的有关知识，然后组织患者讨论，并邀请治疗较好的患者做经验介绍，通过患者的现身说法，起到示范作用。集体心理疗法一般每周 2 ~ 3 次，每次 1 小时，以 3 ~ 4 周为 1 个疗程，个别患者必要时可重复 1 个疗程。

4. 家庭心理疗法　其特点在于把着眼点放在整个家庭系统上，让每一个成员都能理解、支持、同情、体贴、爱护和帮助患者，消除患者精神上的压力，减轻躯体痛苦。尤其对于一些心理病态的儿童，治疗患儿的母亲甚至比治疗患儿本身显得更为重要。

5. 生物反馈疗法和音乐疗法　前者借助肌电或血压等生物反馈训练，放松肌肉，同时消除心理紧张，间接地有利于血糖的控制。后者通过欣赏轻松、愉快的音乐，消除烦恼和焦虑，消除心理障碍。

（五）其他治疗

1. 饮食治疗　饮食治疗则是按照生理需要定出总热量和均衡的各种营养成分，定时、定量、定餐，以便促进胰岛功能的恢复。成人糖尿病患者每天每 kg 标准体重所需热量见表 7 - 2，标准体重可运用公式：标准体重（kg）= 身高（cm）- 105 粗略计算。比较合理的饮食结构为：碳水化合物的摄入量占总热量的 50% ~ 60%；脂肪量一般按每天每 kg 体重 0.6 ~ 1.0g 计算，热量不超过全天总热量的 30%；蛋白质的量按成人每天每 kg 体重 0.8 ~ 12g 计算，约占总热量 15%；此外还应包括丰富的食物纤维。通常早、中、晚三餐的热量分配为 1/3 、1/3 、1/3 或 1/5 、2/5 、2/5；或分为四餐：即 1/7 、2/7 、2/7 、2/7。可按生活饮食习惯、用药情况及病情控制情况做必要的调整。

表 7 - 2　成人糖尿病每天每千克标准体重所需热量

单位：kJ/（kg·d）[kcal/（kg·d）]

劳动强度	消瘦	正常	肥胖
轻体力劳动	147（35）	126（30）	84 ~ 105（20 ~ 25）
中体力劳动	160（38）	147（35）	126（30）
重体力劳动	160 ~ 210（38 ~ 50）	160（38）	147（35）

2. 药物治疗　主要指口服降糖药和胰岛素的运用，目前常用的口服降糖药物大致分为三类：促胰岛素分泌类剂、胰岛素增敏剂和 α - 葡萄糖苷酶抑制剂。在这三类药物中促胰岛素分泌剂可以引起低血糖反应，而后两类一般不引起低血糖反应。促胰岛素分泌类剂主要包括磺脲类和格列奈类，主要产品分别有格列奇特和瑞格列奈；胰岛素增敏剂目前包括双胍类和噻唑烷二酮类，主要产品分别有二甲双胍和吡格列酮；α - 葡萄糖苷酶抑制剂，主要产品有阿卡波糖（拜糖平）和米格列醇。胰岛素则分短效、中效、长效及预混胰岛素四类。

3. 手术治疗　可明显改善肥胖伴 2 型糖尿病患者的血糖控制，甚至可以使一些糖尿病患者的糖尿病症状"缓解"，目前临床上逐步将手术治疗作为伴有肥胖的 2 型糖尿病患者治疗方法之一，尤其对药物控制不理想严重肥胖的 2 型糖尿病患者有治疗价值，常用的手术方式有"腹腔镜下可调节胃束带术"和"腹腔镜胃旁路术"等。糖尿病足晚期可考虑血管重建、皮肤移植等，经上述所有治疗无效而严重缺血坏死的肢体可考虑截肢。

4. 自我血糖监测　可为糖尿病患者和保健人员提供一种动态数据，为调整药物剂量提供依据。通常使用便携式血糖仪测定患者血糖水平。

五、功能结局

糖尿病患者如血糖控制良好，则病情进展缓慢，临床各器官的并发症较少，症状较轻，对患者的日常生活活动、工作及社交活动影响较小。如血糖长期控制不佳，其眼、肾、心、脑及血管和神经的并发症不仅明显影响患者各器官和组织的功能，有些还可直接成为糖尿病患者死亡的主要原因。糖尿病性冠心病临床症状多不典型，但以无痛性心肌梗死为多见，病死率高，占糖尿病总病死率的50%糖尿病性脑血管病是糖尿病致死、致残的主要原因之一，临床上易继发脑梗死和脑出血，常有运动障碍、言语功能障碍及认知功能障碍等。糖尿病视网膜病变最终将导致失明，占失明患者总数的9%。糖尿病肾病可发展为肾衰竭，占新发的终末期肾病的35%。糖尿病足如控制不好，最终的结局可导致慢性溃疡乃至截肢，占非创伤性截肢患者的50%以上。而糖尿病对性功能的影响将导致阳痿。此外，糖尿病本身也可影响记忆力、言语功能和认知功能，部分患者可发展为老年性痴呆。

六、健康教育

健康教育是糖尿病康复治疗成败的关键，良好的健康教育可充分调动患者的主观能动性，积极配合治疗，有利于疾病控制达标，防止各种并发症的发生和发展。糖尿病健康教育包括了知、信、行三个方面，知是掌握糖尿病知识，提高对疾病的认识；信是增强信心，坚信糖尿病通过科学合理的治疗是可以控制的；行则是通过认知行为治疗将健康的生活方式落实到患者的日常生活活动中去。通过健康教育使患者自觉地执行康复治疗方案，改变不健康的生活习惯（如吸烟、酗酒、摄盐过多、过于肥胖、体力活动太少等），控制危险因素和疾病的进一步发展。糖尿病康复教育的具体内容包括疾病知识、饮食指导、运动指导、药物指导、胰岛素使用方法、血糖的自我监测、糖尿病日记、糖尿病足等并发症的预防及应急情况的处理等。

对病程5年以上、血糖控制不佳的糖尿病或以往有足部溃疡史的患者，当发现足背动脉搏动减弱，或有下肢缺血、感觉迟钝、麻木、疼痛、间歇性跛行等症状时，应行相应的检查。即使无糖尿病足，也要坚持每年1次的足部检查。对拟诊或已确诊者，应选择合适的鞋袜，避免赤足行走或锻炼；注意保持足部的清洁、温暖、润滑，洗脚水的温度应低于37℃；取暖、热疗时要防止烫伤；小心修剪指甲，不要自行修剪胼胝；积极治疗足部皮肤破损；每天坚持直腿抬高、提脚跟、足趾的背伸跖屈运动等小腿及足部运动，改善下肢血液循环。

（李文豪　张　岩）

第三节　甲状腺功能亢进与减退

一、甲状腺功能亢进症

甲状腺功能亢进症（hyperthyroidism）简称甲亢，它是指多种原因导致的甲状腺激素分泌过多，引起以神经、循环、消化等系统兴奋性增高和代谢亢进为主要表现的一组临床综合征。可分原发性甲亢、继发性甲亢、高功能腺瘤三种。其病因主要是弥散性毒性甲状腺肿（Graves病）、多结节性毒性甲状腺肿和甲状腺自主高功能腺瘤（Plummer病）。主要表现为心动过速、多食、消瘦、心跳加快、怕热、多汗、易激动和甲状腺肿大，严重病例可同时或先后出现突眼症状。临床上以Graves病伴甲状腺功能亢进和多结节性毒性甲状腺肿伴甲状腺功能亢进为多见，约占甲亢患者的90%。甲亢带有明显的家族性，多数认为是自身免疫性疾病，可发生于任何年龄，但以青年女性最多见，男女之比约为1:（4~6）。

（一）临床表现

1. 症状与体征 如下所述。

（1）高代谢综合征：甲状腺激素分泌增多导致交感神经兴奋性增高和新陈代谢加速，患者常有疲乏无力、怕热多汗、皮肤潮湿、多食善饥、体重显著下降等。

（2）神经精神系统：多言好动、紧张焦虑、焦躁易怒、失眠不安、思想不集中、记忆力减退，手和眼睑震颤。

（3）心血管系统：心悸气短、心动过速、第一心音亢进。收缩压升高、舒张压降低，脉压增大。合并甲状腺毒症心脏病时，出现心动过速、心律失常、心脏增大和心力衰竭。

（4）消化系统：稀便、排便次数增加。重者可以有肝大、肝功能异常，偶有黄疸。

（5）肌肉骨骼系统：主要是甲状腺毒症性周期性瘫痪（thyrotoxic periodic paralysis, TPP）。TPP 在 20～40 岁亚洲男性好发，诱因包括剧烈运动、高碳水化合物饮食、注射胰岛素等，病变主要累及下肢，有低钾血症，TPP 病程呈自限性，甲亢控制后可以自愈。

（6）造血系统：循环血淋巴细胞比例增加，单核细胞增加，但是白细胞总数减低，可以伴发血小板减少性紫癜。

（7）生殖系统：女性月经减少或闭经。男性阳痿，偶有乳腺增生（男性乳腺发育）。

（8）甲状腺肿大：多数患者有程度不等的甲状腺肿大。甲状腺肿为弥漫性、对称性，质地不等，无压痛。甲状腺上下极可触及震颤，闻及血管杂音，少数病例甲状腺可以不肿大。

2. 实验室检查 甲状腺功能包括血清甲状腺激素测定。血清游离甲状腺素（FT_4）与游离三碘甲状腺原氨酸（FT_3）是实现该激素生物效应的主要部分，直接反映甲状腺功能状态。正常情况下，血清 T_3 与 T_4 的比值小于 20。甲亢时 TT_3 增高，T_3 与 T_4 的比值也增高；T_3 型甲状腺毒症时仅有 TT_3 增高。血清总甲状腺素（TT_4）稳定、重复性好，是诊断甲亢的主要指标。血清促甲状腺激素（TSH）浓度的变化是反映甲状腺功能最敏感的指标。TSH 受体抗体（TRAb）是鉴别甲亢病因、诊断 Graves 病的指标之一。甲状腺刺激性抗体（TSAb）测定都会出现相应的改变。

3. 诊断标准 典型病例根据症状和体征即可确立甲亢的诊断。不典型的病例主要依靠检测测、FT_4、TT_3、FT_3、TSH 等确立诊断。

（二）康复评定

1. 生理功能评定 如下所述。

（1）运动功能评定：采用 MMT 和 ROM 方法。

（2）体格评定：甲亢患者采用身体质量指数（body mass index, BMI）来评定患者的身体消瘦程度，BMI = 体重（kg）/ [身高（m）]^2。

（3）心功能障碍评定：甲亢性心脏病的心功能分级和代谢当量相对应，可以指导患者的日常生活和运动。

1）心功能分级

Ⅰ级：平时无自觉症状，可适应一般体力活动，仅在剧烈运动或过度疲劳时才有心悸和呼吸困难，代谢当量≥7。

Ⅱ级：轻度活动无不适，中度活动时出现心悸、疲劳和呼吸困难，心脏常有轻度扩大，

5≤代谢当量<7。

Ⅲ级：轻度活动时迅速出现心悸、疲劳和呼吸困难，心脏有中度增大，下肢水肿，2≤代谢当量<5。

Ⅳ级：静息时有呼吸困难和心悸，心脏明显扩大，水肿明显，代谢当量<2。

2）主观劳累分级（rating of perceived exertion，RPE）：由瑞典心理学家伯格（Borg）提出有十级和十五级分法，现多用十级改良法（伯格测量表改良版），见表7-3。患者指导语："这是一个询问您气短程度的测量表，0分代表呼吸时完全没有气短（呼吸困难）的感觉，随着分数增加，气短（呼吸困难）程度上升，10分代表呼吸时气短程度达至最大极限，那么，现在您觉得呼吸有多困难？"

表7-3 伯格测量表改良版

级别	程度	级别	程度
0	完全没有气短	5	严重
0.5	非常、非常轻微（刚发觉）	6	
1	非常轻微	7	非常严重
2	轻微	8	
3	中度 运动训练区域	9	非常、非常严重（几乎最大极限）
4	有点严重 运动训练区域	10	最大极限

2. 心理功能评定 对患者进行心理测查，了解其焦虑、抑郁、情感冲突等心理及情绪障碍的情况。

3. 日常生活活动能力评定 ADL评定采用改良Barthel指数评定表。

4. 社会参与能力评定 主要进行生活质量评定、劳动力评定和职业评定。

（三）功能障碍

1. 生理功能障碍 如下所述。

（1）运动功能障碍：由于分解代谢增强，以致肌肉等软组织过多的消耗而消瘦软弱，另外，甲亢可引起肌无力、肌病和周期性瘫痪，都可导致运动功能障碍。

（2）言语吞咽功能障碍：急性甲亢性肌病或甲亢伴急性延髓麻痹罕见，起病急，数周内可发生言语与吞咽困难，并可导致呼吸肌麻痹。

（3）心脏功能障碍：由于代谢亢进，甲状腺激素过多的毒性作用，以及心脏血管对儿茶酚胺的敏感性增强，患者感心悸、气急，活动后加重，老年人可出现心绞痛和心力衰竭症状。

2. 心理功能障碍 甲状腺功能亢进症患者易怒，好与人争吵，神经质、焦虑、失眠、猜疑，偶尔则可出现幻觉、躁狂或抑郁状态。

3. 日常生活活动能力受限 甲状腺功能亢进症多有运动功能障碍和心功能障碍，影响患者的行走、个人卫生及购物等日常生活能力。

4. 社会参与能力受限 上述的功能障碍最终会影响患者的生活质量、劳动、就业和社会交往等能力。使得患者不能正常扮演原有的社会角色。

（四）康复治疗

甲亢的康复治疗原则应该是全面的治疗，包括临床抗甲状腺药物治疗、放射性[131]I治疗、手术治疗、运动、心理、营养饮食、教育治疗，以及针对原发疾病的治疗。甲亢康复治疗的基本目标是改善甲亢患者的身心、社会、职业功能障碍，使患者能回归社会，劳动就业，经济自主，提高生活质量。由于其他治疗已经在内科学中阐述，本节重点介绍甲亢性心脏病的运动治疗及其相关问题。

1. 物理治疗　如下所述。

（1）物理因子治疗：甲亢性眼肌麻痹常与突眼并存，早期可用无热量超短波解除临床症状，15 分钟，每日 1 次，10～15 次为一疗程。对于甲亢引起肌无力、肌病和周期性瘫痪，可采用低频脉冲电、干扰电治疗，促进肌力恢复，减少肌肉萎缩，20 分钟，每日 1 次，15 次为一疗程。对于甲亢性局部黏液性水肿可采用红光、氦－氖激光、石蜡疗法、气波压力疗法等，改善局部血循环，减轻局部的水肿。

（2）运动治疗：甲亢性心脏病的运动治疗应根据心功能的评定决定运动的方式和强度。但甲亢患者的心率本身就快，所以采用心率作为运动训练强度的指征不完全可靠，应联合采用代谢当量和主观劳累分级的方法比较合理。

Ⅰ级：最大 METs 为 6.5，主观劳累计分在 13～15，可采用医疗步行、踏车、腹式呼吸、气功、太极拳、放松疗法、医疗体操等活动方法。

Ⅱ级：最大 METs 为 4.5，主观劳累计分为 9～11，可采用医疗步行、踏车、腹式呼吸、气功、太极拳、放松疗法、医疗体操等活动方法，但活动强度应明显较小，活动时间不宜过长，活动时的心率增加一般不超过 20 次/分钟。

Ⅲ级：最大 METs 为 3.0，主观劳累计分为 7，以静气功、腹式呼吸、放松疗法为宜，可做不抗阻的简单四肢活动，活动时间一般为数分钟。活动时心率增加不超过 10～15 次/分钟。每次运动的时间可以达到 30 分钟，每周至少活动 3 次。

Ⅳ级：最大 METs 为 1.5，只做不增加心脏负荷的静气功、腹式呼吸和放松疗法之类活动，可做四肢被动活动。活动时心率和血压一般应无明显增加，甚至有所下降。

2. 作业治疗　通过功能性作业、日常活动能力训练、适合患者能力的职业训练来提高患者生活质量，早日重返社会。

3. 康复辅具　对于甲亢性浸润性突眼，戴黑眼镜防止强光与尘土刺激眼睛，睡眠时用抗菌药物眼膏并且佩戴眼罩，以免角膜暴露而发生角膜炎。

4. 心理治疗　引起甲亢的原因是多方面的，但长期的情绪压抑或受到精神刺激容易诱发此病。因此，要保持乐观、豁达的心态对待周围的事物，应尽量保持工作环境的宽松，维持家庭生活的和睦，尽量给自己减压。通过心理治疗解除患者的症状，提供心理支持，重塑人格系统。

5. 药物及其他治疗　药物治疗是治疗甲状腺功能亢进症的主要治疗措施。甲状腺功能亢进症属于中医学"瘿气"范畴。中医认为本病的病因主要因为剧烈的精神刺激，或长久的情志抑郁。必要时可用针灸疗法配合中药治疗。

6. 康复护理　如下所述。

（1）一般护理：为患者创造安静、舒适、和谐、卫生的休息环境，根据病情指导患者合理地活动与休息，充分休息，避免劳累，以降低机体代谢率，关心体贴患者，稳定情绪，防止病情加重。

（2）饮食护理：保证患者营养供应，促进体重恢复。给予高蛋白、高热量、富含维生素饮食，补充足量水分。

（3）对症护理

1）甲状腺危象的护理：甲状腺危象是甲状腺功能亢进患者致命的并发症，护理时要严密观察病情变化，检测生命体征，评估意识变化，记录 24 小时出入量，安置患者于安静、偏低温的环境，避免各种刺激。体温过高者迅速物理降温，建立静脉通路，按照医嘱及时给予药物治疗。

2）眼部护理：让患者佩戴有色眼镜以防光线刺激和灰尘、异物侵害，经常用眼药水湿润眼睛避免干燥，睡觉休息时抬高头部使眶内血液回流减少，减轻球后水肿。

（五）功能结局

大部分甲亢患者经积极的康复治疗后对生理功能、心理功能、ADL 能力及职业能力不会产生影响，预后良好。只有部分病例会遗留有视力障碍、心脏功能障碍而影响 ADL 能力。也有严重的患者发生甲亢危象、心衰造成死亡的结局。

（六）康复教育

1. 饮食起居　饮食原则：三高一忌一适量，指高能量、高蛋白、高维生素饮食，忌碘饮食，适量给予钙、磷补充。人体高热量精确法（英制）男性（女性）：

11 ~ 17 岁　　体重（磅）×11（9）＝基本热量（千卡）

18 ~ 30 岁　　体重（磅）×7（6.5）+680（450）＝基本热量（千卡）

31 ~ 60 岁　　体重（磅）×5（4）+830（830）＝基本热量（千卡）

60 岁以上体重（磅）×6（5）+490（600）＝基本热量（千卡）

利用上列公式算出每天摄取热量，再根据日常食物所含热量规划每餐的分量，就可以有效控制体重。甲亢患者代谢率增高，能量消耗增多，应适当增加主食量，多吃瘦肉和鱼，每天一个鸡蛋，一杯牛奶（200mL）。出汗多时，应多饮水，每天宜 1 500 ~ 2 000mL。另外，还要多吃新鲜蔬菜、水果，戒烟酒，不喝咖啡、浓茶，应尽量少吃或不吃含碘食物，保证足够的休息。在疾病的急性期，最好能在家休息。在稳定期，可以在安静、舒适工作环境中从事轻工作。

2. 自我运动训练　为激发患者的情绪，鼓励患者多到户外参加文体活动，尤其是集体活动，如各种球类运动、交谊舞、扭秧歌等全身运动，也可做气功、健美操。

3. 休闲性作业活动　保持放松、愉快的心情。尽量做到遇事不怒，有苦闷心情时要及时向亲属、好友诉说，缓解紧张心情。也可以采用倾听舒缓的音乐及养花、刺绣等手工艺活动来控制易怒的情绪。

4. 注意事项　强调抗甲状腺药物长期服用的重要性，服用抗甲状腺药物者应每周查血象一次。每日清晨卧床时自测脉搏，定期测量体重，脉搏减慢、体重增加是治疗有效的重要标志。

二、甲状腺功能减退症

甲状腺功能减退症（hypothyroidism），简称甲减，是由于多种原因引起的甲状腺激素的合成、分泌或生物效应不足而引起的一种综合征。其病理特征是机体代谢率降低，黏多糖在组织和皮肤堆积，表现为黏液性水肿。国外报告临床甲减患病率为 0.8% ~ 1.0%，发病率为 3.5/1 000，我国学者报告的临床甲减患病率是 1.0%，发病率为 2.9/1 000 根据年龄不同分为克汀病（在胎儿期或新生儿期内发病并伴有智力和体格发育障碍）、成人型甲减（以黏液性水肿为主要特征）、幼年型甲减（介于克汀病和成人型甲减之间）。根据病变发生部位不同分为原发性甲减、垂体性甲减、下丘脑性甲减及甲状腺素受体抵抗。其中原发性甲减占 90%~95%，主要见于先天性甲状腺阙如、弥漫性淋巴细胞性甲状腺炎、亚急性甲状腺炎、甲状腺破坏性治疗后、甲状腺激素合成障碍、药物抑制、浸润性损害等。此病的发生常与情绪刺激、饮食不当有关。本节主要阐述成人型甲减。

（一）临床表现

1. 症状与体征　如下所述。

（1）一般表现：易疲劳、怕冷、体重增加、记忆力减退、反应迟钝、嗜睡、精神抑郁、便秘、月经不调、肌肉痉挛等。体检可见表情淡漠，面色苍白，皮肤干燥发凉、粗糙脱屑，颜面、眼睑和手部皮肤水肿，声音嘶哑，毛发稀疏、眉毛外 1/3 脱落。由于高胡萝卜素血症，手脚皮肤呈姜黄色。

（2）肌肉与关节：肌肉乏力，暂时性强直、痉挛、疼痛，咀嚼肌、胸锁乳突肌、股四头肌和手部肌肉可有进行性肌萎缩。

（3）心血管系统：心肌黏液性水肿导致心肌收缩力下降、心动过缓、心输出量下降。ECG 显示低电压。由于心肌间质水肿、非特异性心肌纤维肿胀、左心室扩张和心包积液导致心脏增大，有学者称之为甲减性心脏病。冠心病在本病中高发，10% 患者伴发高血压。

（4）血液系统：可导致贫血，常见原因如下：①甲状腺激素缺乏引起血红蛋白合成障碍；②肠道吸收铁障碍引起铁缺乏；③肠道吸收叶酸障碍引起叶酸缺乏；④恶性贫血与自身免疫性甲状腺炎伴发的器官特异性自身免疫病有关。

（5）消化系统：厌食、腹胀、便秘，严重者出现麻痹性肠梗阻或黏液水肿性巨结肠。

（6）内分泌系统：女性常有月经过多或闭经。长期严重的病例可导致垂体增生、蝶鞍增大。部分患者血清催乳素水平增高，发生溢乳。原发性甲减伴特发性肾上腺皮质功能减退和 1 型糖尿病者属自身免疫性多内分泌腺体综合征的一种，称为 Schmidt 综合征。

（7）黏液性水肿：表情淡漠、面容虚肿苍白，皮肤粗糙，少光泽，多鳞屑和角化。毛发干燥、稀疏、脱落。指甲生长缓慢，厚而脆，表面常有裂纹。眼裂狭窄，可伴有轻度突眼。鼻、唇增厚，发音不清，言语缓慢、语调低哑。黏液性水肿昏迷见于病情严重的患者，多在冬季较寒冷时发病。诱因为严重的全身性疾病、甲状腺激素替代治疗中断、寒冷、手术、麻醉和使用镇静药等。临床表现为嗜睡、低体温（<35℃）、呼吸徐缓、心动过缓、血压下降、四肢肌肉松弛、反射减弱或消失，甚至昏迷、休克、肾功能不全，危及生命。

（8）神经精神系统：轻者记忆力、注意力、理解力和计算力减退，反应迟钝、嗜睡、精神抑郁；重者多痴呆、幻想、木僵或惊厥。

2. 实验室检查　如下所述。

（1）一般检查

1）血红蛋白：甲状腺素不足影响促红细胞生成素的合成，可致轻、中度正常细胞型正常色素性贫血；由于月经量多而致失血及铁缺乏可引起小细胞低色素性贫血；少数由于胃酸减少，内因子、维生素 B_{12} 和叶酸缺乏可致大细胞性贫血（恶性贫血）。

2）生化检查：原发性甲减者的血总胆固醇常升高而继发性者正常或偏低。三酰甘油和

LDL 胆固醇增高，HDL 胆固醇降低。同型半胱氨酸增高，血清 CK、LDH 增高，血液中 β-胡萝卜素增高。尿 17-酮、17-羟皮质激素降低。糖耐量呈扁平曲线。

3）心功能检查：心肌收缩力下降，射血分数减低，左室收缩时间间期延长。心电图低电压、窦性心动过缓、T 波低平或倒置，偶见 P-R 间期延长。有时可出现房室分离、Q-T 间期延长等。

4）影像学检查：部分患者蝶鞍增大。心影弥漫性增大，可伴心包或胸腔积液。甲状腺核素扫描检查可发现异位甲状腺（舌骨后、胸骨后、纵隔内和卵巢甲状腺等）。先天性一叶甲状腺阙如者的对侧甲状腺因代偿而显像增强。

（2）实验室检查：血清 TSH 增高、TT_4、FT_4 降低是诊断本病的必备指标。在严重病例血清 TT_3 和 FT_3 减低。亚临床甲减仅有 TSH 增高，但是血清 T_4 或 T_3 正常。慢性淋巴细胞性甲状腺炎者的血清 TgAb 和 TPOAb 明显升高。

（3）动态试验

1）促甲状腺素释放激素（Thyrotropin-Releasing Horone，TRH）兴奋试验：静脉注射 TRH 后，血清 TSH 不增高者提示为垂体性甲减；延迟增高者为下丘脑性甲减；血清 TSH 在增高的基值上进一步增高提示原发性甲减。

2）过氯酸钾排泌碘试验：阳性见于 TPO 缺陷所致甲减和 Pendred 综合征。

（4）病理检查：当甲状腺肿大或存在明显甲状腺结节时，可做甲状腺穿刺活检明确其病理诊断。

（5）分子生物学检查：当高度疑为遗传性甲减时，可用 TSH 受体基因、T_3 受体基因、TPO 基因、NIS 基因等的突变分析来确定其分子病因。

3. 诊断标准　甲减的功能和定位诊断除症状和体征外，主要依靠检测 TT_4、FT_4、TT_3、FT_3、TSH。定位诊断主要依靠 TSH 以及 TRH 兴奋试验等确立诊断。病因诊断则根据病史、体格检查、抗甲状腺自身抗体，病理检查、分子生物学检查等确立诊断。

（二）康复评定

1. 生理功能评定　如下所述。

（1）运动功能评定：采用 MMT 和 ROM 方法。

（2）心功能障碍评定。

2. 心理功能评定　对患者进行心理测查，了解其焦虑、抑郁、情感冲突等心理及情绪障碍的情况。

3. 日常生活活动能力评定　ADL 评定采用改良巴氏指数评定表。

4. 社会参与能力评定　人的社会功能是指人能否在社会上发挥一个公民应有的功能及其在社会上发挥作用的大小。为评定患者的社会功能，常需评定其社会生活能力、就业能力和生活质量。

（三）功能障碍

1. 生理功能障碍　如下所述。

（1）运动功能障碍：患者共济失调，腱反射迟钝，肌肉软弱无力、疼痛、强直，可伴有关节病变如慢性关节炎。

（2）心功能障碍：患者心动过缓，心输出量减少，血压低，有时可伴有心包积液和胸腔积液。重症者发生黏液性水肿性心肌病，出现心功能障碍。

2. 心理功能障碍　患者记忆力减退，反应迟钝，智力低下，重者可痴呆，出现智力障碍。由于病程长，患者的心理承受能力下降，导致心理功能障碍。

3. 日常生活活动能力受限　运动功能障碍和心功能障碍，影响患者的行走、个人卫生及购物等日常生活能力。

4. 社会参与能力受限　上述的功能障碍最终会影响患者的生活质量、劳动、就业和社会交往等能力。

（四）康复治疗

甲状腺功能减退症康复治疗的基本目标是使患者能够生活自理，回归社会，劳动就业，经济自主。由于疾病严重，不能达到上述目标的，增进患者的自理程度，保持现有功能或延缓功能衰退。改善身心、社会、职业功能障碍，使患者能在某种意义上像正常人一样过着积极而有意义的生活。根据康复评定结果，首先确立临床诊断，甲状腺功能减退症是内科一种难治之症，应遵行在临床基础治疗的基础上，辅以对症治疗，早期介入康复治疗的原则。

1. 物理治疗　如下所述。

（1）物理因子治疗：对于甲状腺功能减退症出现的黏液性水肿可用无热量的超短波、红外线、弱红斑量紫外线照射治疗，促进血液、淋巴循环，减轻水肿。对于甲状腺功能减退症出现的肌肉与关节系统的症状可用调制中频、超声波、蜡疗、磁疗，解除肌肉、关节疼痛，促进关节腔积液的吸收。

（2）运动治疗：甲状腺功能减退症系甲状腺激素合成与分泌不足而致的全身性疾病，导致多系统的功能障碍。因此，适量合理的运动可改善疾病的临床症状，促进功能恢复。实施运动治疗可增强肌肉力量、肌肉耐力和肌肉协调性，保持及恢复关节的活动度，促进运动系统的血液和淋巴循环，消除肿胀和疼痛等。运动增进食欲，促进胃肠蠕动，防治便秘的发生，对精神、心理也有良好的作用。运动类型以步行、慢跑、伸展运动和健身操等方式为主。根据年龄、性别、体力等不同情况逐步增加运动时间和运动强度。一般采取中、低等运动强度，运动锻炼的时间为 15～45 分钟。

2. 作业治疗　通过有治疗目的的作业活动，改善躯体功能，改善心理状态，提高日常生活活动能力和生活自理程度，提高职业技能，达到自理、自立。提高患者生活质量，早日重返家庭和社会。根据病情，主要选择集体活动。休闲娱乐活动可克服孤独感，恢复社会交往，培养重返社会的意识。ADL 训练：每日 1 次，每次每项目 30 分钟，每周 4 次，长期坚持。

3. 康复辅具　甲减患者肌肉软弱无力、疼痛、强直，可伴有关节病变如慢性关节炎，康复工程在甲减中的应用主要涉及矫形器和辅助具，具有固定止痛、防止和矫正畸形的作用。对下肢疼痛、行走困难的患者使用拐杖或轮椅改善其步行功能和社会交往能力。

4. 心理治疗　甲减患者会出现人格的改变和社交障碍，不愿与人交往。在社交场所有局促不安感。关心患者，多与患者交谈，谈患者感兴趣的话题。鼓励患者参加娱乐活动，调动其参加社交活动的积极性。听活泼欢快的乐曲，使其心情愉快。嘱亲友来探视患者，使其感到温暖与关怀，以增强自信心。

5. 药物或其他治疗　甲状腺制剂终身替代治疗。早期轻型病例以口服甲状腺片或左旋甲状腺素为主。甲状腺片，开始剂量 20～40mg/d，每周增加 20mg/d，直至见效。一般先浮肿消退，然后其他症状相继改善或消失。获满意疗效后，寻找合适的维持量，长期服用。中、晚期重型病例除口服甲状腺片或左旋甲状腺素外，需对症治疗如升压、给氧、输液、控制感染、控制心力衰竭等。

6. 康复护理　康复护理应注意针对甲减患者的共济失调、肌肉无力、疼痛等症状，嘱患者防跌倒、防撞击伤以及相应的疼痛护理措施。对于存在黏液性水肿的患者，促进水肿消退的护理措施也需教给患者，心理治疗也不容忽视。

（五）功能结局

呆小病和幼年型甲减的预后不良，因此必须强调早期诊断和早期治疗，积极推广新生儿甲状腺功能普查可明显改善呆小病的预后。大部分成人型甲减患者经过积极的甲状腺制剂终身替代治疗，对生理功能、心理功能、ADL 能力及职业能力不会产生影响，预后良好。只有部分病例不遵守医嘱会引起甲减的症状加重，严重时可出现昏迷，最后导致多系统功能衰竭造成死亡的结局。

（六）健康教育

1. 饮食起居　因甲减患者代谢率减慢，组织消耗减少，活动量减少，排便次数减少，每 2～3 日或更长时间排便一次，粪质干硬，常伴有排便困难感，可发生肛裂，同时可伴有排便时肛门疼痛，腹胀及下腹部疼痛。应鼓励患者进行活动，以刺激肠蠕动，促进排便。提高饮食中纤维素的含量，多吃含纤维素高的饮食，如玉米面、荞麦面、豆类、芹菜、蒜苗、萝卜、香蕉等。采用食疗方法，可用蜂蜜 60g，麻油 30mL，加糖或盐少许，开水冲服，早、晚各 1 次，或晨起空腹饮用白开水 500mL。

2. 自我运动训练　宜多到户外参加文体活动，如各种球类运动、跳舞、扭秧歌等全身运动。也可做气功、健美操。早晚按摩甲状腺，10 分钟/次。

3. 休闲性作业活动　保持放松、愉快的心情，另外，要鼓励患者多参加社交活动，减少人格障碍的产生。也可以听听优雅动听的音乐，养养花等。

4. 日常生活活动注意事项　在治疗的过程中，要坚持服药，定期复查，以保证治疗效果。告诉患者，只要终身坚持服药，对其寿命、生活质量不会造成任何影响。消除患者的心理顾虑，促其全面康复，最后重返社会。

（李文豪　张　岩）

第八章

临床康复常用中医治疗方法

第一节　中医康复学概念

　　中医康复学是指在中医学理论指导下，针对残疾者，老年病、慢性病及急性病后期患者，通过采用各种中医药特有的养生康复方法及其他措施如针灸、推拿、传统体育、药物、药膳等，以减轻功能障碍带来的影响并使之重返社会。中医学虽无专著系统论述康复医学，但在许多古代医籍中，均记载着中药（内服、外用）、针灸、推拿、导引等各种康复治疗的方法和应用。随着现代科技及医学的发展，现代中医学在康复治疗方面特别是神经康复方面继承并发扬了传统医学中的相关内容，取得了一定的成绩。同时，中医遵循整体观及辨证论治的基本原则，主张杂合而治，为取得较好疗效，往往在口服中药的同时，还需要配合中药外用、针刺、推拿等综合治疗方法。

　　从医学发展史看，中医学最早使用了"康复"一词。据《尔雅·释话》："康，安也"，《尔雅·释言》："复，返也"，即康复为恢复平安或健康。古代医籍中的"康复"的含义主要有以下几种：①指疾病的治愈和恢复，如《续名医类案·带下》载："妇人崔患带下病，如法调理，康复如常"；②指精神情志的康复；③指正气的复原。进入20世纪80年代，随着社会的发展，现代康复学的介入，中医学中"康复"的内涵也发生了变化。我们提出功能康复是中医康复医学的立足点，康复的对象主要是残疾者，以及慢性病、老年病等有各种功能障碍者。这一点与现代康复学中的"康复"概念基本一致。

（李文豪）

第二节　中药在康复中的应用

　　中医以整体观念为主导思想，以脏腑、经络、气血、精神等学说为核心，以辨证论治为康复特点，采用独具风格的康复方法如中药内服及外用、针灸、按摩、拔罐、刮痧、足疗、传统运动疗法、气功等传统的治疗方法，构成了一个理论与实践相结合的康复医疗体系。中医康复医疗理论对医疗实践具有重要的指导作用，其基本内容有：形神俱养，养身为先；调整脏腑；天人相应，起居有常；动静结合，中和为度；整体康复，综合调治。

　　药物康复法，是以辨证康复观为指导，运用中药方剂，采用内服、外洗、熏蒸等方法减轻和消除患者形神功能障碍，促进其身心康复的方法。

（一）药物康复法的作用

药物康复法针对康复对象气血衰少、脏腑经络功能失调以及血瘀痰阻等病理特点，根据中药性味、功能特性以及方剂的配伍组成进行调治，以补益虚损，祛除痰瘀，协调脏腑经络功能，从而促使患者康复。

（二）药物康复法的原则

1. 重视正邪关系　中医认为："邪之所凑其气必虚。"长期患慢性病或急性发作之后，必致损伤正气，故在用药时应注意脏腑气血之不足，加以补养。脏腑中，肾为先天之本，脾为后天之本，尤宜留意补其亏损。若患者内有留邪，也应按照"养正则邪自除"的精神，使用扶正药物，使气血充旺，同时适当配用去邪药物。孙思邈在《备急千金要方》中提出康复患者的用药原则是"若初，气力未甚平复……须服药者，当以平药和之"。孙氏的"平药和之"，指的是在用药时，一定要照顾到人的正气。药性务须平和，以免伤正。当体内有邪，必须用祛邪药物时，剂量不宜过大，以免损伤已亏损的正气；在需要扶正时，也应适可而止，不要用峻补的药物或用药过量，以免产生阴、阳偏盛之弊。

2. 辨证施药　中医治疗疾病方法的选择与应用，离不开辨证论治。在药物治疗过程中，既要辨证，又要辨病，主张辨病与辨证相结合，而辨证更为重要。不仅着眼于病的异同，更着眼于证的异同，实质是着眼于内在病理机制的异同。相同的证候往往有相同的病机，则可采用基本相同的康复原则和方法，不同的证候有不同的病机，就必须采用不同的康复原则和方法，所谓"病同证异，药物亦异"，"病异证同，药物亦同"。

药物在神经系统疾病康复医疗中的辨证运用，有其共同的特点。首先，康复对象多为病残诸证、伤残诸证、老年病证等，其病理特点多以虚为主，并常兼有痰瘀郁阻，故药物内治亦常在补益法的前提下，适当配合疏通祛邪之法。其次，患者不仅有形体之伤，而且伴有神情之损，药治自当形神兼顾。如对震颤麻痹综合征的康复医疗，息风止颤、化痰通络可与养心安神同用，以使形神功能俱复。再者，康复医疗的患者多久病，往往非旦夕之间能毕其功，只要辨证准确，遣方得当，应坚持守方，切忌朝令夕改，信手更方。在辨证施治时要注意：

（1）辨病因：中医辨证目的在于寻求引起疾病的原因，从而针对致病原因进行治疗，即"辨证求因，审因论治"。康复患者常因病期较长，病情复杂，故而确定病因较为困难。在辨证时要根据患者的主症，确定疾病的症结所在，结合三因学说，仔细加以辨证。针对主要疾病进行治疗，可从根本上改善患者的健康状况。

（2）明病位：确定某脏腑有病及该脏腑的阴阳气血津液的盛衰后，才能有目的地进行治疗。中药的用法与归经有密切关系。归经不同，治疗效果也会出现差异。病位不同，治疗方药随之而异。如同属气滞，肺气不宣用麻黄、杏仁，肝气不舒用青皮、木香；同属血虚，肝血虚用四物汤，心脾血虚用归脾汤等。

（3）定病性

1）分寒热：在疾病发展的不同阶段，寒热表现会发生变化，应予认真区分。若由于热极生风、肝风内动引起中风，如脑血管意外时，应当采用滋阴退热的药物；中风的急性过渡后，患者并无热象而遗留瘫痪时，可采用温热的活血化瘀药物来促使肢体运动功能的恢复。

2）辨虚实：需要康复的患者常为正气虚弱。但在一定的情况下，这些患者可能以实证为主。有时，患者还会出现与实际情况相反的表现。古人的经验是"大实有羸状误补益疾，至虚有盛候反泻含冤"。应当在错综复杂的症状中分辨虚实，采用正确的治疗方法。

3）识体质：中医历来重视体质与疾病之间的联系。古代医家对于不同体质的人易患哪些疾病，以及同一疾病发生于不同体质的患者可产生不同症状等都进行过研究，如吴德汉于《医理辑要》中说："易风为病者，表气素虚；易寒为病者，阳气素弱；易热为病者，阴气素衰；易伤食者，脾胃必亏；易劳伤者，中气必损。"若对康复患者的体质有所认识，不仅可以了解疾病的性质，还能推测患者可能发生的病变，有助于正确进行辨证。

（三）药物康复的常用方法

1. 中药内服 如下所述。

（1）滋阴法：人至暮年，元气渐亏，精血渐衰，脏腑功能日趋屡弱，易患高血压、中风、冠心病、眩晕、痿证等。久病不愈之患又多呈阴虚阳亢之势。"阳常有余，阴常不足"，历代医家都非常重视中、老年病证的滋阴疗法。常用的滋阴药物有：生地、玉竹、百合、白芍、黄精、麦冬、天冬、玄参、沙参、女贞子、枸杞子、龟板、鳖甲、天花粉等；著名方剂有六味地黄丸、左归丸、大补阴丸等。据现代医学药理学研究证明，此类滋阴药物含有多糖类、生物碱和多种维生素、微量元素、碱性物质和促进细胞新生的物质。对神经系统、内分泌系统和身体各部功能以及免疫功能，具有延缓衰老等作用；是东西方国家公认的补益类植物药，是病后康复、防老抗衰的佳品。

（2）扶阳法：阳气在人体的作用非常重要。"阴为体，阳为用"，阳气在生理情况下，是生命的动力，在病理情况下，是抗病的力量。常用补阳药物有：鹿茸、补骨脂、巴戟天、淫羊藿、仙茅、海马、山茱萸、杜仲、肉苁蓉、菟丝子、胡桃仁、冬虫夏草、紫河车。按照阴阳互根的理论，临床还应结合佐以滋阴药，如熟地、天冬、黄精等使之补而不过，阴阳兼顾。常用方剂有右归丸、金匮肾气丸，黄芪建中汤等。

（3）补肾法：中医认为肾是人体阴阳的根本，生命的源泉，故称"先天治本"。"肾虚则病，肾强则健"，肾精之强盛是人体强壮康复的基础；肾精之衰竭是人体衰老虚弱的根由。故此在延缓衰老和久病康复的过程中，补肾的作用越来越受到临床医师的重视。益肾药物有填精、补髓、充脑改善脑功能的作用。依据男子以气为主、女子以血为主的原则，补益药物可概括分为补气（人参、黄芪、党参、白术、灵芝、山药、五味子、扁豆、大枣、甘草），补血（熟地、当归、白芍、阿胶、何首乌、枸杞、龙眼肉、鸡血藤、桑椹子）、补阴（略）、补阳（略）四类。临床补肾药虽有温肾阳和滋肾阴之分，然而人到中年或久病体弱，多呈精血俱亏之势，故须阴阳并补，并以温柔平补为宜。

（4）健脾胃，益气血法：脾与胃和称后天之本，为气血生化之源。五脏六腑、四肢百骸、皮毛经络，全靠气血之濡养。"百病不愈，必寻到脾胃之中"，脾胃强则一身健。所以，顾护脾胃是病后康复的重要治则之一。理脾胃的药物有；人参、白术、陈皮、茯苓、香附、砂仁、肉豆蔻、神曲、麦芽、山楂、莲肉、肉桂、干姜、甘草等。常用方剂有人参健脾丸、香附养胃丸、人参养荣丸等。临床实践证明，健脾强胃、益气生血，具有增强抗体、提高免疫功能等作用。

2. 中药外用 中药外治法是用各种中草药，经过炮制、加工后，通过外用途径对患者全身或局部病位、穴位实施敷、贴、熨、熏、蒸、洗等治疗的方法。

（1）中药外治的治疗原则

1）辨证论治：运用中药外治方法必须进行辨证论治，才能取得比较满意的疗效。

2）三因制宜：因人、因地、因时制宜是根据患者的性格、年龄、体质、生活习惯、地域环境和四时气候变化等情况的不同而采取适宜的治疗方法，是非常重要的治疗原则。

3）标本缓急：疾病分标本，病情分缓急，应用中药外治法必须分清标本，辨明缓急。

4）合理选穴：中药外治在局部用药时，可按照循经或按部位选穴。外治法必须选穴精当，方有良效。

（2）常用中药外治法

1）敷贴法：是根据中医辨证而选用不同方药在体表的特定部位进行敷贴的一种方法。敷贴穴位的方法称穴位敷贴法。多用某些带有刺激性的药物（如毛茛、斑蝥、白芥子、甘遂、蓖麻子等）捣烂或研末，敷贴穴位，可以引起局部发泡化脓如"灸疮"，又称为"天灸"或"自灸"，现代也称发泡疗法。若将药物敷贴于神阙穴，通过脐部吸收或刺激脐部以治疗疾病时，又称敷脐疗法或脐疗。若将药物敷贴于涌泉穴，通过足部吸收或刺激足部以治疗疾病时，又称足心疗法或脚心疗法、涌泉疗法。

2）药熨法：将药物加热后进行热敷或往复移动的方法。

3）熏洗法：用药物加水煮沸后所产生的药物蒸气熏蒸、待药液温时淋洗患处，以治疗疾病的方法。

4）中药沐足法：将药物煎煮后倒大容器中，将患病部位置药物蒸气上熏蒸，为了保持药效，往往在熏蒸部位之外加上塑料薄膜或布单，以避免药物蒸汽走失和温度降低过快而缩短熏蒸时间，降低了熏蒸效果。药液温度降低后，将患部浸入药液中洗浴或淋洗患部，熏洗完毕用于毛巾拭去身体或患部上的药液或汗液。

敷贴法适应范围较为广泛，如感冒、急慢性支气管炎、支气管哮喘、风湿性关节炎、三叉神经痛、面神经麻痹、神经衰弱、胃下垂、胃肠神经官能症、腹泻、冠心病心绞痛、糖尿病、遗精、阳痿、月经不调、痛经、子宫脱垂、牙痛、口疮、小儿夜啼、厌食、遗尿、流涎等。此外，还常用于防病保健。

熏洗法常用于落枕、颈椎病、腰肌劳损、腰椎间盘突出症、肩周炎、脑卒中后遗症等。

（四）中药对神经保护作用机制的研究现状

1. 中药对钙内流的作用 研究发现黄芩中的主要成分黄芩苷可以抑制大鼠神经细胞内钙离子释放和细胞外钙离子的内流，研究者采用钙离子荧光指示剂 Fura – 2/AM 测定神经细胞内游离钙离子浓度变化，发现黄芩苷实验组与对照组相比，具有明显降低钙内流的作用。这种作用是通过降低磷酸酯酶 C 活性，阻断平滑肌细胞膜上的电压依赖型钙通道和受体操纵型钙通道来实现的。银杏叶中的主要成分银杏内酯可降低脑损伤时细胞内钙离子浓度，通过降低 C – jun 蛋白的表达而发挥保护神经细胞的作用。

2. 中药降低兴奋性氨基酸损害的作用 日本学者圬田等人在动物试验后提出，中药钩藤有提高神经细胞生存率的作用。在钩藤提取物的浓度达到 $10^5 \sim 10^4 g/mL$ 时，对谷氨酸诱导的神经细胞死亡有拮抗作用，且效果呈浓度依赖型。日本渡边等人用谷氨酸引起的小脑颗粒细胞障碍的实验，探讨了当归芍药散的神经保护作用，在培养的动物小脑颗粒细胞中加入当归芍药散可抑制乳酸脱氢酶活性，并且当归芍药散可按浓度梯度阻断钙离子的释放。由此认为当归、芍药散的神经保护作用的部分机制是抑制谷氨酸引起细胞内钙离子上升水平。黄芪能有效地抑制细胞中天冬氨酸半胱氨酸蛋白酶3mRNA表达，从而达到保护神经细胞的作用。

3. 中药抗神经细胞凋亡的研究　研究发现银杏叶提取物可通过上调 Bcl-2 蛋白表达，下调 Bax 蛋白表达，对脑缺血再灌注损伤起保护作用。灯盏花素可通过上调原癌期蛋白质 c-bcl-2，下调原癌基因蛋白质 C-fos 和半胱氨酸天冬氨酸蛋白酶3蛋白水平，从而抑制脑缺血再灌注损伤后细胞凋亡，对脑损伤产生保护作用。丹参通过下调脑缺血后 ICE 表达，上调脑缺血后的 Bcl-2 表达而发挥其神经保护作用。葛根素抑制或延迟海马 CAI 区神经细胞凋亡的机制可能和调控基因 Fas、p53 的表达，下调 C-fos 蛋白表达有关。补阳还五汤、芪棱汤可使缺血再灌注后神经细胞凋亡减少，脑梗死体积减小，Bcl-2/Bax 比值上升，线粒体肿胀减轻。补肾活血化痰方亦有显著的抗凋亡作用。采用原位细胞凋亡染色和透射电镜观察法，结果发现醒脑静注射液能使神经细胞凋亡数显著减少，病理损害明显减轻。

4. 小结与展望　中医药对神经系统损伤后神经保护的研究刚刚起步，中医理论方面机制研究阐述较少，中药对神经保护效果的报道较多，但缺乏深入研究。在中医理论指导下建立病证结合的神经细胞凋亡模型报道亦较少。为使中医药研究结论达到真正意义上的严谨和可信，建立统一规范的符合传统中医理论及现代医学理论的病证相结合的神经细胞凋亡模型，是中医药抗神经细胞凋亡研究的关键所在。就目前资料看，已有中药单体及其有效成分抗神经细胞凋亡的研究，且已深入到相关基因表达水平，但根据传统中医理论而制订的中药复方抗神经细胞凋亡的作用机制研究尚未真正达到相应的基因表达层次。因此，今后在中医理论指导下，在基因水平上开展中药复方抗脑缺血神经细胞凋亡的分子机制研究具有重要意义。

（鹿传娇）

第三节　针灸在康复中的应用

（一）概述

针灸疗法是中医传统医学的重要组成部分，也是重要的传统康复疗法之一。它以中医基本理论为指导，经络腧穴理论为基础，运用针刺和艾灸等对人体腧穴进行刺激，从而达到防治疾病，改善、恢复病、伤、残者的身心和社会功能目的的治疗方法。在康复医学的应用上，针灸是针对患者所存在的功能障碍，以经络的调整作用为基础，通过运用一定的方法刺激经络、腧穴，达到协调阴阳、疏通经络、扶正祛邪、促进身心康复为目的。针与灸是两种不同而又相互联系的刺激手法。针法是利用针具，通过一定的手法，刺激人体腧穴；灸法主要是用艾叶等中药点燃后在人体皮肤上进行烧灼或熏烤。两者虽然所用器材和操作方法不同，但同属于外治法，都是通过腧穴，作用于经络、脏腑以调和阴阳、扶正祛邪、疏通经络、行气活血，而达到防病治病的目的。两者在临床上常互相配合应用。

（二）十二经脉及腧穴

1. 经络的生理作用及其分布　经络由经脉和络脉组成。经脉即沿肢体纵行的较为深在的干线，络脉较浅表的细小的横向的支脉。经脉分为十二正经和奇经八脉，十二经脉间首尾相接，如环无端。奇经八脉和十二经脉互有交汇，共同起到运行气血、联络脏腑肢节、沟通上下内外的作用。

《灵枢·逆顺肥瘦》说："手之三阴，从脏走手；手之三阳，从手走头；足之三阳，从头走足；足之三阴，从足走腹。"详言之，手太阴肺经分布于上肢内侧前缘，手太阴心包经在其后，手少阴心经在上肢内侧后缘；手阳明大肠经在上肢外侧前缘，手少阳三焦经在其后，手太阳小肠经在上肢外侧后缘；足太阴脾经在下肢内侧前缘，足厥阴肝经在其后，足少阴肾经在下肢内侧后缘（内踝上八寸以下足厥阴经在足少阴经之后）；足阳明胃经在下肢外侧前缘，足少阳胆经在其后，足太阳膀胱经在下肢外侧后缘。六足经在躯干分布情况是，足少阴经、足阳明经、足太阴经在腹侧，足太阳经在背侧，足少阳经、足太阴经在躯干侧方。督脉位于躯干背侧正中线，任脉位于躯干腹侧正中线。

2. 十二经脉　是经络学说的主要内容，所谓"十二经脉者，内属府藏，外络于支节"，这概括说明了十二经脉的分布特点：内部，隶属于脏腑；外部，分布于躯体。

（1）十二经脉的组成：十二经脉加上任脉、督脉即为十四经脉。

（2）十二经脉的分布：十二经脉在体表左右对称的分布于人体头面、躯干和四肢，纵贯全身。其中六条阴经分布于四肢内侧和胸腹，即手三阴经分布于上肢内侧（屈侧）；足三阴经分布于下肢的内侧。六条阳经分布于肢体的外侧和头面、躯干，即手三阳经分布于上肢的外侧（伸侧）；足三阳经分布于下肢的外侧。它们的分布规律三阴经是太阴在前，厥阴在中，少阴在后；三阳经是阳明在前，少阳在中，太阳在后。

3. 穴位的概念　如下所述。

（1）腧穴的定义：腧穴是人体脏腑经络之气输注于体表的部位，是针灸施术的部位。人体的腧穴很多，大体上可分为十四经穴、经外奇穴和阿是穴三大类。具体腧穴的定位、主治功效参见有关专著。

（2）腧穴的作用：腧穴的作用与脏腑、经络有密切关系，主要表现在反映病症以协助诊断和接受刺激、防治疾病两方面。腧穴在防治疾病方面包括近治作用、远治作用和特殊作用。

1）近治作用：这是一切腧穴（包括十四经穴、奇穴、阿是穴）主治作用的具有的共同特点。这些腧穴均能治疗该穴所在部位及邻近组织、器官的病证。如耳区的听宫、听会、翳风、耳门诸穴，均能治疗耳病。

2）远治作用：这是十四经腧穴主治作用的基本规律。在十四经腧穴中，尤其是十二经脉在四肢肘膝关节以下的腧穴，不仅能治局部病证，而且能治本经循行所涉及的远隔部位的组织、器官、脏腑的病证，有的甚至具有影响全身的作用。如合谷穴、不仅能治上肢病证，而且能治疗下肢病证，对调整消化系统的功能，甚至对人体防卫、免疫反应方面都有很大的作用。

3）特殊作用：临床实践证明，针刺某些腧穴，对机体的不同状态，可起着双重性的良性调整作用。如泄泻时，针刺天枢穴能止泻；便秘时，针刺天枢又能通便。心动过速时，针刺内关穴能减慢心率；心动过缓时，针刺内关又可使之恢复正常。此外，腧穴的治疗作用还具有相对的特异性，如针刺大椎穴退热，艾灸至阴穴矫正胎位等，均是其特殊的治疗作用。

4. 主治规律　每个腧穴都有较广的主治范围，这与其所属经络和所在部位的不同有直接关系。无论腧穴的局部治疗作用，还是邻近或远隔部位的治疗作用，都是以经络学说为依据的，即所谓"经络所通，主治所及"。

（三）针灸治疗原则

针灸治疗原则，也即遵循中药的辨证施治原则。根据疾病发展变化的性质决定。即"盛则泄之，虚则补之，热则疾之，寒则留之，陷下则灸之，不盛不虚，以经取之"。也就是说针灸治疗，凡邪气盛满，体质强壮者，当用泻法，以泻其实；正气不足，身体虚弱时，应用补法，以补其不足，使正气充实；若属热邪，应用疾刺法或刺出血，以疏泻其邪热；若寒邪过剩，脏腑经络之气凝滞时，则当用留针法，以使阳气不足而脉陷下时，则宜用灸法，以升阳举陷；若非他经所犯而本经有病者，则取本经腧穴，以调其气血。因此，在临床运用针灸治疗，必须根据中医基本理论进行辨证论治，方可取得满意疗效。

（四）针灸处方原则

针灸处方是根据病情进行辨证后选择适当的腧穴和针灸方法并加以配伍而成，是否得当，直接影响到治疗的效果。

1. 选穴的原则　选穴的基本原则是"循经取穴"。最能说明这个原则的是著名的《四总穴歌》，"肚腹三里留，腰背委中求，头项寻列缺，面口合谷收"。常用的取穴方法有：

（1）近部取穴：选取疾病部位或附近的穴位进行治疗，此法应用非常广泛。

（2）远部取穴：选取通过病变部位的经络或与之相关的经络远端穴位进行治疗。经常选取肘膝关节以下的特定穴。如胃痛取足三里，腰痛取委中、昆仑，头痛取太冲等。

（3）随证取穴：有些疾病可表现出全身的症状，此时就必须针对症状选取有特定作用的穴位进行治疗，发热用大椎、曲池、合谷，呃逆用膈俞、内关，失眠用神门、三阴交、安眠等。

2. 配穴方法　在上述选穴的基础上，通常不是采取单独的一种方法取穴，而是根据不同的病情选择具有协调作用的一组穴位加以配伍应用，常用的方法有单侧配穴、双侧配穴、交叉配穴、远近配穴、前后配法、上下配穴等，临床上应用比较灵活。

（五）常用的几种针灸疗法

1. 体针　体针是临床应用最广的一种针刺方法，是一种重要的康复医疗手段。针刺的主要工具是毫针。一般能刺灸的腧穴均可使用毫针进行针刺。临床上根据部位不同而选择长短粗细不同型号的针具。

（1）体位的选择：根据穴位所在部位不同而选择不同的体位，有仰卧位、侧卧位、俯卧位、仰靠坐位、俯伏坐位、侧伏坐位等。患者接受针刺治疗时，应尽量全身放松，宜选择舒适持久的体位，尽可能采取卧位，以防出现一些异常情况。如晕针、滞针、弯针、断针等，避免造成严重后果。

（2）消毒：针具要无菌，施针部位和医者的手均要用75%乙醇等进行常规消毒。

（3）进针法：常用的有以下4种。

1）指切进针法：左手拇指或示指端切按在腧穴位置的旁边，右手持针紧靠左手指甲缘将针刺入皮肤内，此法适用于短针。

2）夹持进针法：左手拇、示指持捏消毒棉球夹住针身下端，将针尖固定在所刺腧穴的皮肤表面，右手捻动针柄，将针迅速刺入皮肤，此法适用于长针。

3）提捏进针法：用左手拇、示指将针刺部位的皮肤捏起，右手持针，从捏起的上端将针刺入，适用于肌肉较薄部位的腧穴。

4）舒张进针法：用左手拇、示指将针刺部位的皮肤向两侧撑开，使皮肤绷紧，右手持针，使针从左手的拇、示指中间刺入，此法适用于皮肤松弛的部位。

（4）针刺的角度及深度：针刺的施术过程中，必须根据腧穴所在不同的部位及不同疾病、年龄、体质而采取不同针刺角度、方向、深度，才能做到增强针感，提高疗效，防止意外事故的发生。通常分直刺（90°）、斜刺（45°）、平刺（15°）。

（5）行针与得气：行针亦称运针，是指进针后，为了使患者产生针刺感应而行使的各种针刺手法。得气亦称针感，是指将针刺入腧穴后，针刺部位所产生的经气感应。一般得气时，患者会出现酸、麻、胀、重等感觉，部分患者有不同程度的沿着经脉循行方向或某一特定部位的感应扩散及传导的感觉。同时，医者会感到针下有沉、紧、涩的感觉。若未得气时，则感针下虚滑空松，如插在豆腐中，患者亦无酸、麻、胀、重等感觉。临床中，得气与否以及气至的迟速和强弱，直接关系到治疗效果的好坏。将针刺入皮肤后，必须通过行针使患者产生酸、胀、麻、重等感觉即得气后，才能起到较好的治疗效果。

（6）行针的基本手法：包括提插法和捻转法。

1）提插法：将针刺入皮肤的一定深度后，以右手拇、示指持住针柄，针在穴位内进行上下进退的操作方法。

2）捻转法：将针刺入皮肤的一定深度后，以右手拇、示指持住针柄，针在穴位内进行一前一后来回旋转捻动的操作方法。

2. 头针　头针是在头部的特定区域运用针刺防治疾病的一种方法。主要用于脑源性疾病。

（1）刺激区域的部位及主治作用：划分刺激区的两条标准定位线及各个刺激区分述如下。

1）前后正中线：是从两眉间中点（正中线前点）至枕外粗隆尖端下缘（正中线后点）经过头顶的连线。

2）眉枕线：是从眉中点上缘和枕外粗隆尖端的头侧面连线。

3）运动区：其上点在前后正中线中点往后0.5cm处；下点在眉枕线和鬓角发际前缘相交处。如果鬓角不明显，可以从颧弓中点向上引垂直线，此线与眉枕线交叉处前移0.5cm处为运动区下点。上下两点连线即为运动区。

运动区又可分为上、中、下三部。①上部：是运动区的上1/5，为下肢、躯干运动区。主治对侧下肢、躯干部瘫痪。②中部：是运动区的中2/5，为上肢运动区。主治对侧上肢瘫痪。③下部：是运动区的下2/5，为面运动区，亦称言语一区。主治对侧中枢性面瘫，运动性失语，流涎，构音障碍。

4）感觉区：在上运动区向后移1.5cm的平行线即为本区。感觉区又可分为上、中、下三部。①上部：是感觉区的上1/5，为下肢、头、躯干感觉区。主治对侧腰腿痛、麻木、感觉异常，后头、颈项部疼痛，头晕，耳鸣。②中部：是感觉区的中2/5，为上肢感觉区。主治对侧上肢疼痛、麻木、感觉异常。③下部：是感觉区的下2/5，为面感觉区，主治对侧面部麻木、偏头痛、颞颌关节炎等。

5）舞蹈震颤控制区：部位在上运动区向前移1.5cm的平行线即为本区。主治舞蹈病、震颤麻痹、震颤麻痹综合征。

6）晕听区：部位为从耳尖直上1.5cm处，向前及向后各引2cm的水平线。主治眩晕、耳鸣、听力下降。

7）言语二区：部位为从顶骨结节后下方 2cm 处引一平行于前后正中线的直线，向下取 3cm 长直线。主治命名性失语。

8）言语三区：部位在晕听区中点向后引 4cm 长的水平线。主治感觉性失语。

9）运用区：部位为从顶骨结节起分别引一垂直线和该线夹角为 40° 的前后两线，长度均为 3cm。主治失用症。

10）足感觉区：部位为在前后正中线的中点左右旁开各 1cm，前后引 3cm 长，平行于正中线。主治对侧下肢瘫痪、疼痛、麻木，皮质性多尿等。

11）视区：部位在前后正中线的后点旁开 1cm 处的枕外粗隆水平线上，向上引平行于前后正中线的 4cm 长直线。主治皮层性视力障碍。

12）平衡区：部位在前后正中线的后点旁开 3.5cm 处的枕外粗隆水平线上，向下引平行于前后正中线的 4cm 长直线。主治小脑疾病引起的共济失调，平衡障碍，头晕。脑干功能障碍引起的肢体麻木瘫痪。

（2）使用方法：明确诊断，选定刺激区后用 1~2 寸的毫针，分开头发，常规消毒，采取快速进针的平刺针与头皮 15°~30° 夹角方法，将针快速推进到相应的深度后再进行捻转 0.5~1 分钟，留针 5~10 分钟后再次捻转，留针 20~30 分钟。也可用电针代替捻针进行治疗。

（3）注意事项：①严格消毒，以防感染；②进针如有抵抗感，或患者感到疼痛，应停止进针，将针后退，改变角度后再进针；③对脑出血患者，须待病情及血压稳定后方可做头针治疗。凡并发有高热、心衰等症时，不宜立即采用头针。

3. 腹针　腹针疗法是薄智云教授创立的一种以针灸腹部特定穴位的一种针灸疗法。它的特点是疼痛不明显，易于患者接受治疗。并且以脐部为中心，有规则的按人体全身相应的投射区域进行浅刺，对疼痛、中风及其他急慢性疾病有较理想的治疗效果。

4. 水针　水针又称穴位注射，将药水注入穴位内，通过针刺和药物对穴位的双重刺激作用而达到治疗疾病的作用。

（1）使用方法：用 2~10mL 的注射器，一般选用牙科五号针头或普通七号针头。可供肌内注射的药水均可用做穴注，原则上选择刺激性不大而又是病情所需的药物。根据病情选择 2~4 个穴为宜，并要选取肌肉丰厚处。每穴注入 1~2mL，肌肉丰厚处可适当增多。其注射方法同肌内注射。定出两组穴位，每天一组交替使用，6~10 次为一个疗程。

（2）注意事项：①注意药物的配伍禁忌及毒副反应和过敏反应等；②熟悉解剖，避免损伤脏器和神经干，如针尖碰到神经干，患者有触电感，就须退针，改换角度，避开神经干后再注射，以免损伤神经；③药物不宜注入血管内，一般药物不能注入关节腔和脊髓腔内；④应严格遵守无菌操作，防治感染。

5. 梅花针　是用皮肤针叩刺人体一定部位或穴位，以防治疾病的方法，是古代"毛刺""扬刺""半刺"等刺法的发展。

（1）叩刺方法：针具和部位消毒后，针头对准皮肤叩击，运用腕部的弹力，使针尖叩刺皮肤后，立即弹起，如此反复叩击。叩击时针尖与皮肤必须垂直，弹刺要准确，强度要均匀，可根据病情选择不同的刺激强度或刺激部位。

（2）刺激强度

1）弱刺激：用力稍小，皮肤仅现潮红、充血，患者无疼痛感觉为度。

2）强刺激：用力较大，以皮肤有明显潮红，并有微出血，患者有明显疼痛感觉为度。

3）中等刺激：用力介于弱刺激与强刺激之间，以局部有较明显潮红，但不出血，患者稍觉疼痛为度。

（3）叩刺部位

1）循经叩刺：是指循着经脉进行叩刺的一种方法，常用于项背腰骶部的督脉和足太阳膀胱经。

2）穴位叩刺：是指在穴位上进行叩刺的一种方法，主要是根据穴位的主治作用，选择适当的穴位予以叩刺治疗，临床常用的是各种特定穴、华佗夹脊穴、阿是穴等。

3）局部叩刺：是指在患部进行叩刺的一种方法，如扭伤后局部的瘀肿疼痛、顽癣等，可在局部进行叩刺。

（4）适用范围：皮肤针的适用范围很广，临床各种病症均可应用，如头痛、腰痛、肋间神经痛、痛经等各种痛证；神经性皮炎、斑秃、顽癣等皮肤疾患；慢性肠胃病、便秘等；近视、视神经萎缩等病症。

6. 皮内针 又称掀针，是以皮内针刺入并固定于腧穴部位的皮内或皮下，现代的埋线法，与此法作用相同，均可进行较长时间刺激以治疗疾病的方法。

（1）操作方法

1）颗粒型皮内针：用镊子夹住针柄，对准穴位，将针横向刺入皮下，然后，在针柄和相应皮肤表面之间，粘贴小块胶布，再用一块大的胶布覆盖在针柄上粘贴固定。

2）掀钉型皮内针：用镊子或持针钳夹住针柄，将针尖对准穴位垂直刺入，使针柄平附于皮肤上，再用方块胶布贴在针柄上固定。亦可将针柄粘贴在预先剪好的方块胶布上，使用时用镊子捏起胶布的一角，针尖对准穴位以手按压刺入并固定。

（2）适用范围：本法适用于一些慢性疾病以及经常发作的疼痛性疾病。如高血压、偏头痛、神经衰弱、三叉神经痛、面肌痉挛、支气管哮喘、胃脘痛、胆绞痛、关节痛、软组织损伤、月经不调、痛经、小儿遗尿等病症。

7. 耳针 耳针是指采用毫针或其他针具如皮内针、王不留行等刺激耳部特定穴位，以诊断和治疗疾病的一种方法。

（1）耳穴的分布规律：耳穴在耳郭表面的分布规律是：与头面相应的穴位分布在耳垂；与上肢相应的穴位分布在耳舟；与躯干相应的穴位分布在对耳轮体部；与下肢相应的穴位分布在对耳轮上、下脚；与腹腔脏器相应的穴位分布在耳甲艇；与胸腔脏器相应的穴位分布在耳甲腔；与盆腔脏器相应的耳穴分布在三角窝；与消化道相应的穴位分布在耳轮脚周围等。

（2）选穴组方原则

1）辨证取穴：根据中医的脏腑、经络学说辨证选用相关耳穴。

2）对症取穴：根据中医理论对症取穴；也可根据现代医学的生理病理知识对症选用有关耳穴。

3）对应取穴：直接选取发病脏腑器官对应的耳穴。

4）经验取穴：临床医生结合自身经验灵活选穴。

（3）耳针操作技术

1）毫针、电针、皮内针、温灸法、刺血法、按摩法等见相关内容。

2）压籽法：又称压豆或埋豆，将王不留行、磁珠或磁片等贴于 0.5cm×0.5cm 大小的透气胶布中间，用镊子挟持之敷贴于耳穴并适当按压贴固；以耳穴发热、胀痛为宜；可留置 2~4 天，期间可嘱患者每日自行按压 2~3 次。

（4）适用范围：①各种疼痛性病症：如偏头痛、三叉神经痛、肋间神经痛等神经性疼痛；扭伤、挫伤、落枕等外伤性疼痛；各种外科手术所产生的伤口痛；胆绞痛、肾绞痛、胃痛等内脏痛等。②各种炎症性病症：如急性结膜炎、牙周炎、咽喉炎、扁桃体炎、支气管炎、风湿性关节炎、面神经炎等。③功能紊乱性病症：如心律不齐、高血压、多汗症、胃肠功能紊乱、月经不调、神经衰弱、癔症等。④过敏与变态反应性疾病：如过敏性鼻炎、支气管哮喘、过敏性结肠炎、荨麻疹等。⑤内分泌代谢性疾病：如单纯性肥胖症、甲状腺功能亢进、绝经期综合征等。⑥其他：如用于手术麻醉，预防感冒、晕车、晕船，戒烟、戒毒等。

8. 电针　电针疗法是在针刺腧穴有针感后，在针上通以微量电流，利用电刺激代替针刺的运针手法，以达到刺激穴位、疏通经络的目的。

电针疗法治疗范围广泛，常用于各种痛证和麻痹性疾病、脏腑功能失调、神经功能损伤、瘫痪、软组织损伤等疾病，也常用于针麻。

（1）使用方法：针刺产生针感后，接上电针治疗仪，选择所需的波型、频率（参考低频电流的作用），逐渐调高电流量，使患者出现酸、胀、麻、重的感觉，以患者觉得舒服或可忍受为度，每次通电 20 分钟左右。根据需要每次选取 2~5 对穴位加电。疗程和选穴原则与针刺疗法相同。

（2）注意事项：①电针刺激量一般大于单纯针刺，刺激量应由小到大，逐渐增加，要注意防止发生晕针、弯针、断针情况。②有心脏病者，避免电流回路通过心脏。近延髓、脊髓部位使用电针时，电流输出量宜小，切勿通电过大，以免发生意外。孕妇慎用。

9. 灸法　灸法是用艾绒为主要材料制成的艾柱或艾条，点燃后在体表的一定穴位熏灼，给人体温热性的刺激以防治疾病的一种疗法。灸法可以弥补针刺疗法的不足，是针灸学的一个重要组成部分。

（1）常用灸法：临床常用的灸法有艾柱灸、艾条灸和温针灸等。

1）艾柱灸：艾柱是将纯净的艾绒，放在平板上，用手指搓捏成圆锥状，小者如麦粒，大者如半截橄榄等大小不一。艾柱灸又分直接灸和间接灸两类。临床多用间接灸，即将艾柱不直接放在皮肤上，而用其他药物隔开，其名称由间隔药物不同而异。如以生姜片间隔者称隔姜灸；以食盐间隔称隔盐灸。每燃烧一个艾柱称为一壮，临床上常用"壮"的数目来确定其治疗量的大小。

2）艾条灸：可用成品的艾条，艾条灸可分为温和灸和雀啄灸。①温和灸：是将艾灸一端点燃，对准施灸部位，距皮肤 2~3cm，进行熏烤，使患者局部有温热感而无灼痛为宜。一般每处灸 5~7 分钟，至皮肤红晕为度。②雀啄灸：是将艾条燃着的一端，与施灸部位并不固定在一定距离，而是像鸟雀啄食一样，一上一下地移动，也可均匀地向左右方向移动或反复旋转施灸。

3）温针灸：是针刺与艾灸供给使用的一种方法。适用于既需要留针，又必须施灸的疾病。操作方法是针刺得气后，将毫针留在适当得深度，将艾绒捏在针柄上点燃，直到艾绒燃完为止。或用一段长为 2cm 左右的艾条插在针柄上，点燃施灸，使热力通过针身传入体内，达到治疗的目的，此法是一种简而易行的针灸并用方法，故临床上常用。

（2）作用及适用范围：灸法是以艾绒为媒介作用于机体，具有温经通络、行气活血、祛湿逐寒、消肿散结、回阳救逆及防病保健等作用。因此，艾灸的临床应用范围较广泛，尤其对一些慢性虚弱性疾病及风寒湿邪为患的病证更为适宜。

（3）注意事项：施灸时应注意安全，防止艾绒脱落，烧毁皮肤及衣物；对实证、热证及阴虚发热者，一般不宜用灸法；孕妇的腹部和腰骶部也不宜施灸。

（六）针灸应用注意事项

针灸治疗对神经系统损害造成的功能丧失及疼痛效果明显。临床应用时，需注意以下事项：

1. 掌握好适应证　有出血倾向或损伤后出血不止者，要慎施针；对年老、体弱、脑出血早期的患者，不宜强刺激；妇女怀孕三个月内，不宜针刺小腹部腧穴；怀孕三个月以上者，腹部、腰骶部腧穴不宜针刺。

2. 注意针刺部位　对于胸、背、腰、胁、腹、头面、颈、脊椎、眼等内部有重要器官的部位，针刺时要严格掌握针刺的角度、深度方向，并注意不要大幅度的提插捻转和长时间的留针以免刺伤内部的脏器；对于尿潴留的患者在针刺小腹部的穴位时，要掌握适当的针刺方向、角度、深度等，以免误伤膀胱等器官出现意外事故；针刺时要避开血管、毛孔，以免增加患者的痛苦及出血；当针刺和打穴位注射时，如果患者出现类似触电的感觉，此时要将针稍微退出一点，而不宜在此处行强刺激或注射药物，以免损伤神经。

3. 注意针刺体位及手法　在施针前就要让患者摆好体位，一般以患者舒服又方便施针为度，针刺后不宜改变体位，以免造成弯针、滞针和断针；针刺时尽量采取卧位，并要避免在过饥、过劳、过度紧张时施针，以减少晕针；对于出现晕针、气胸、断针、血肿等异常情况，必须马上出针并对症处理；对于弯针、滞针，不能强行出针，要消除紧张因素，使肌肉放松后顺着方向缓慢出针。

4. 针刺时间及疗程　一般根据病情不同可采用速刺或留针，留针时间是 20~30 分钟。通常是 10 次为一个疗程，然后停 3 天左右继续第二个疗程；也可连续治疗两个疗程后停 5~7 天再继续；或每周治疗 5 天停 2 天。

（杨宪章　季庆洁）

第四节　推拿在康复中的应用

推拿疗法是在中医理论指导下，以经络的调整为基础，选定部位，通过经络、穴位实行手法以调节机体的生理、病理状况，使其障碍减轻或消除，使机体失能状态得到最大限度的恢复而达到治疗效果。

通俗所称按摩，是在西医理论指导下在一定部位上沿血管淋巴进行手法操作来治疗病症。因此，两者既有区别，又有共同点。推拿与按摩各有长处，推拿医治某些疾病较按摩好。所以按照中西医结合的方向，推拿与按摩的理论和有效手法统一起来，既保持我国推拿的民族特色，又吸取外来有效成分，统称推拿手法。

（一）中医学方面的作用原理

按摩推拿术是中医学的组成之一。其手法的作用原理是以中医理论为基础的。

1. 调整阴阳　中医学认为人体是一个对立统一的有机整体。以阴阳学说来概括人体内的物质和功能变化。中医认为"阴阳者天地之道也。"人体内阴阳处于相对平衡"阴平阳秘"机体才能健康。若当"阴阳失调"出现阴阳偏盛、偏衰，机体就会产生疾病和功能异常。手法治疗以各种方法，按阴阳属性划分；如推、揉、抖为动属阳。按、点、牵为静属阴。以此来针对疾病过程中的阴阳失调。或泻其有余，或补其不足。使"阴平阳秘"恢复机体正常功能。

2. 疏通经络、行气活血　中医认为机体全身气血的运行，脏腑肢节的联系，表里上下的沟通是由一个完整的经络系统来完成。脏腑肢节一旦发生疾病和障碍就会经络不通，气血运行不畅。手法治疗是针对疾病障碍的不同，选用不同的经络、穴位施术。达到疏通经络气血、消除疾病障碍的目的。

3. 理筋整复，滑利关节　跌扑闪挫，突然外力可致筋伤骨错，或为筋歪、筋斜而"出槽"。或为骨断、脱臼而"错缝"。手法治疗能使"出槽"之筋以理顺，"错缝"之骨节而归正，恢复其正常功能。

（二）现代医学的作用原理

手法治疗是由一系列动作产生不同的力作用于机体，这些力产生各种不同的反应，起到治疗疾病，消除、减轻各种障碍的作用。现代科学把这种作用原理归纳为：力、功（能）、信息调整。

1. 神经调节　手法的各种特定动作，对人体皮肤、肌腱、关节等处的各种感受器的刺激，通过人体"反射弧"的效果产生各种治疗作用。①手法镇痛：手法治疗使中枢神经抑制其他输入的伤害性冲突，提高痛阈。刺激脊髓和脑干释放脑腓肽，达到镇痛。②手法对内脏神经的影响：手法通过对穴位的刺激，调节自主神经功能治疗多种内脏疾病。③手法对大脑皮层的影响：手法能改变脑电波，抑制（连续、轻柔、节律性手法）、兴奋（短促、强烈、快捷手法）大脑皮层。④手法对运动神经的影响：手法能调节运动神经的功能，使运动过度痉挛的肌肉放松，又能使无力的肌肉得到增强。

2. 体液调节　手法能使机体局部组织血液循环改善，血流增加，利于炎性物质的吸收。改善组织供氧，减少体内有害化学物质的产生，促使炎症消退。使免疫的中性粒细胞、T细胞、巨噬细胞增加，免疫功能加强。同时，手法能使下丘脑分泌释放多种激素，如肾上腺皮质激素等，提高组织细胞对有害刺激的耐受性。

3. 心理调节　机体产生疾病后出现各种不适，由此产生心理上的忧虑、悲伤、恐惧，又可加重这些不适，疾病常见的疼痛尤其是这样。手法治疗使患者已做好接受治疗的准备，这无疑是把患者的注意力从疾病的不适向手法作用的感受转移，加上手法对不同部位快慢、强弱的刺激，使手法从治疗作用上、心理上都得到了加强。这也是手法治疗疾病，从古到今深受广大病患者接受的原因，也是伤病所致各种功能障碍常用多用的传统康复治疗方法之一。

（三）治疗原则

手法是在中医整体观念和辨证施治的基础上，以经络理论为指导原则。按循经取穴、局部取穴施法，并结合现代解剖及生物力学原理，针对伤病所致不同的障碍、不同的人、不同的部位施用不同的手法。制订攻、补剂量。达到最好的康复治疗效果。中医经典理论"阴病治阳，阳病治阴"，"以左治右，以右治左"，"虚则补之，实则泻之"，"急则治标，缓则治本"，"谨察阴阳所在调之，以平为期"。这些对伤病功能障碍的平衡治疗原则是科学的。手法在很大程度上是通过身体的外周感受器，将力和信息传入有关中枢，最后传出产生效应。同康复医学的核心技术"神经促通技术"是完全吻合的。

（四）常用的推拿手法

推拿手法源远流长，经过几千年的发展，手法达近百种。临床上一般根据手法的形态分为6类：①摆动类：包括滚法、一指禅推法、揉法等。②摩擦类：包括摩法、擦法、推法、搓法、抹法等。③按压类：包括按法、点拨、捏法、拿法、捻法、踩法等。④叩击类：包括拍法、击法、弹法等。⑤振动类：包括抖法、振法等。⑥运动类：包括摇法、背法扳法、拔伸法等。

手法治疗要求操作者必须熟练掌握及如何选用各种手法。手法要做到持久、有力、均匀、柔和，从而达到"深透"，也就是把手法作用的力传达到病灶所在部位。必须经过一定时期的手法练习和临床实践，才能熟而生巧，得心应手。"一旦临证，机触于外，巧生于内，手随心，法从手出。"

1. 摆动类手法 以指、掌、腕作协调的连续摆动为摆动类手法。本类手法有一指禅推法、滚法、揉法等。

（1）一指禅推法

1）操作方法：以拇指指端螺纹面或偏锋，着力于肢体一定部位或穴位上。松腕、沉肩、垂肘、悬腕，肘低于腕，以肘为支点，用前臂摆动带动腕部摆动，拇指远节指关节同时做屈伸运动。手法的压力、频率、摆动幅度要均匀，动作要灵活。一般手法频率为120～160次/分。

2）临床运用：此手法接触面积小，但用力深透度大。适用于全身各部穴位。本法常配合拿、按、摩、滚等其他手法一起使用。临床常用于头面、胸腹及四肢等处。对头痛、胃痛、腹痛及关节肢体酸痛等症常用本法治疗，本法具有疏肝理气，舒筋活血，祛淤止痛，调合营卫，健脾和胃的功能。对骨关节、肌肉附着点处的痛性结节，用此法可使疼痛立刻消除，起到立竿见影的疗效。

（2）滚法

1）操作方法：滚法是由腕关节的屈伸运动和前臂的旋转运动复合完成。前者是由第2～5指背及手掌背部，以腕关节的屈伸完成。后者是由前臂旋转带动手背来完成。前者是由2～5指指背及掌指关节背部着力于体表。后者是由手掌背部着力于体表。前法刺激较强，后法刺激较弱。手法操作时一定要紧贴体表，不能拖动、碾动或跳动。手法压力、频率、摆动幅度要均匀，动作要协调有节律。

2）临床运用：滚法压力大，接触面较大。多用在肩背、腰臀及四肢肌肉较多处。本法有舒筋活血，滑利关节，缓解肌肉、韧带痉挛，增强肌力，促进血行，消除肌肉疲劳的作用。对风湿肢体关节酸痛、肢体瘫痪、运动过度、损伤疼痛造成肌肉痉挛及运动后疲劳的恢复常用本法治疗。

（3）揉法

1）操作方法：揉法是以手掌、掌根、鱼际肌、指腹、前臂等多处部位，围绕肢体病区或周围，从浅到深反复回旋运动的一种手法。此法操作时应肩部放松，肘部下垂。上臂带动前臂及手腕（接触肌体的部位）做灵活自如的回旋运动。动作要求连续，用力由小到大，均匀回旋，宜轻宜缓而有节律。一般每分钟 120~160 次。

2）临床运用：揉法适用于全身各个部位，具有活血化瘀，消肿止痛，宽胸理气，消积导滞的作用。常用于脘腹胀痛，胸闷胁痛，便秘泻泄，外伤红肿疼痛，肌肉痉挛等证。

2. 摩擦类手法　以指、掌或肘在体表作直线或环旋运动为摩擦类手法。有摩、擦、推、搓、抹法等。

（1）摩法

1）操作方法：用手掌或手指附着在施术部位或穴位上，做腕关节连同前臂的带动下的环行或半环行的持续、连贯有节奏的运动。此法不同于揉法的是：揉法力向下，此法力水平回旋。操作时肘关节微屈，腕放松，指掌自然伸直，以受术者局部微热舒适为度。

2）临床运用：摩法刺激轻柔缓和，是胸腹、胁肋、四肢常用手法。具有温筋散寒，消肿止痛，调和气血，消积导滞，放松肌肉的功效。适用于气滞血瘀，脘腹胀满，胸胁并伤，肢体麻木，消化不良等症。此法多配合揉、推、按手法使用。

（2）擦法（平推法）

1）操作方法：用手掌的大、小鱼际或掌根附着在肌体一定部位，直线来回摩擦运动。操作时腕关节伸直，以肩关节为支点，肘关节屈伸带动手掌做前后或上下往返运动。用力要稳，掌下压力不宜太大，以局部皮肤微红温热为度。必要时涂适量润滑油或药膏，以防擦伤皮肤。

2）临床运用：擦法刺激柔和温热，具有温筋通络，行气活血，消肿止痛，健脾和胃，祛风散寒之功效。常用于内脏虚损，气血功能失调，风湿痹痛的病症。

（3）推法

1）操作方法：推法有指、掌和肘推法三种。是用指、掌和肘着力体表一定部位，进行一个方向直线运动的手法。操作时要紧贴体表，用力要稳，有节奏。

2）临床运用：推法能疏通经络、气血，舒筋活血，兴奋肌肉，促进血行。常用于肢体关节酸痛，肌肉萎软无力，脾胃虚弱等证。

（4）搓法

1）操作方法：用双手指或掌指对合紧贴受术部位，方向相反用力，上下往返快速搓揉的运动手法。操作时垂肩坠肘，快搓慢移。以皮肤发热为度。

2）临床运用：搓法有舒筋活血，祛风散寒，松肌解痉的功能。适用于肢体痹痛，以上肢多用。对运动过度，四肢肌肉酸痛也常用此法。

（5）抹法

1）操作方法：用单手或双手拇指腹紧贴皮肤，做上下左右往返运动的手法。操作时用力轻而不浮，重而不滞。

2）临床运用：抹法具有开窍醒脑，镇静明目，舒筋通络之功。对头痛、头晕及颈椎疾病常配合此法治疗。

3. 振动类手法　此类手法是以快速、高频的节律，轻重交替、持续作用于人体的方法。

此类法包括抖法、振法等。

（1）抖法

1）操作方法：用双手握住患者的上肢或下肢远端，做快速、连续小幅度的上下颤动。操作时颤动幅度要小，频率要快。

2）临床运用：本法主要用于四肢有舒筋通络，解除粘连，活动关节的功能。用于肩（肩周炎）、髋关节疼痛，关节运动功能障碍等证。

（2）振法

1）操作方法：此法是以手指或手掌着力于受术部位，前臂肌肉静止用力，产生振颤，向手掌、手指下及受术部传导的手法。操作时注意力集中于手部，振动频率愈高、力传导愈深疗效愈好。此法必须经过一定时间的刻苦练习方可掌握。

2）临床运用：本法一般用单手操作，适用于全身各部位。有祛瘀消积，和中理气，调节肠胃功能的作用。常用肝郁气滞、胃肠功能紊乱等证。

4. 挤压类手法　用指、掌或肢体其他部分按压或对称挤压肢体的手法。本法有按、点、拿、捻、踩跷法等。

（1）按法

1）操作方法：用手指或手掌按压受术部位的手法。操作时双拇指或双掌可重叠，用力应垂直体表，不要移动。力由轻到重，再由重到轻。切忌暴力。

2）临床运用：按法常和揉法合用为"按揉"复合手法。有通络、活血、止痛、开闭、松肌的作用。常用于胃痛、头痛、肢体酸痛及肌肉疼痛僵硬等证。

（2）点法

1）操作方法：此法是以手指端或关节骨突出部，着力于受术部位进行点压的手法。操作时力点应集中于指尖或骨突出部，持续或间断的重力点按。

2）临床运用：本法较按法作用面小，刺激性大。具有通络镇痛，开通闭塞，调和阴阳的作用。适用于头痛头胀、脘腹胀痛、腰腿疼痛等症。

（3）拿法

1）操作方法：此法是用拇指与其余四指呈钳状，在施术部位进行节律性的提捏的按摩手法。操作时拇指和其余四指相对用力，手腕放松，有节律性的一松一紧、从轻到重、提拿揉捏，以患者有酸胀舒适感为度。

2）临床应用：本法具有疏经通络、活血止痛、祛风散寒、缓解痉挛、消除疲劳之功效。适用于头项强痛，肢体关节肌肉酸痛等症。

（4）捻法

1）操作方法：此法是用拇、示指端捏住施术部位，进行相对搓捻的手法。操作时动作要均匀对称快速灵活。

2）临床应用：此法一般用于四肢小关节处，有通经活络、祛风止痛、滑利关节的作用。常配合揉、握、运、提等手法一起，治疗手指、足趾关节酸痛，类风湿关节炎静止期，小关节疼痛屈伸不利等症。

（5）踩跷法

1）操作方法：此法是术者利用自身的重量，用单足或双足踩踏施术部位的一种方法。操作时要有预制的抓手横木，以控制自身体重。根据患者年龄、体质及病情的不同施用不同力度，选用足尖或全足底接触施术部。本法慎用于小孩、老人及身体瘦弱者。对有脊柱增生严重，强直性脊柱炎患者禁用此法。

2）临床应用：本法有活血通络、舒经止痛、缓解疲劳、缓解痉挛，纠正小关节错位，位移髓核之功效。适用于肩背风湿酸痛，腰背肌纤维织炎，腰椎间盘突出症，运动过度肌肉疲劳僵硬等症。

5. 叩击类手法　此类手法是用手掌、拳背、手指、掌侧及特制的器械叩打受术体表的方法。本法包括拍、击、弹等法。

（1）拍法

1）操作方法：施法者手指自然并拢，掌心凹陷向下，用虚掌平稳有节奏的拍打施术部位。操作时应在施术部由近及远，密排拍打三至五个来回。可用单手或双手操作。

2）临床应用：此法具有舒经活络、运行气血之效。常用于肩、背、腰、腿酸痛麻木，气血痹阻不通之症。

（2）击法

1）操作方法：击法是用拳背、掌根、掌侧、指尖或桑枝棒叩击施术部位。操作时应垂肩坠肘，手腕放松。以肘、腕关节的屈伸，尺桡侧方的复合运动，有节奏的先轻后重、快速短暂、垂直反复叩击施术部位。注意使用器械时叩击力应小，以免击伤患处。

2）临床应用：本法具有疏通经络、调和气血、兴奋神经之功能。腰背部多用拳击，头顶部多用掌击，四肢用掌侧击，头面、胸腹部用指尖击。棒击多用在肌肉丰满之处。对风湿痹痛、肌肉痉挛、头痛等症常用此法。

（3）弹法

1）操作方法：是用一手指指腹紧压另一手指指甲用力弹出，连续弹击治疗部位的方法。操作时手指要突然发力，要有弹性，力度均匀、由轻及重。频率为每分钟120~160次。

2）临床应用：弹法适用于全身各部，以头颈部为多，具有祛风散寒行气通窍之功。对头痛，颈项强痛常用此法。

6. 运动类手法　是对肢体各关节在其关节生理运动范围内，进行各种被动的关节活动的方法。此法包括摇、扳（旋转）、拔伸等法。

（1）摇法

1）操作方法：对肢体关节做被动的环转运动为摇法。①颈项部摇法：操作者一手托患者头枕部，一手托下颌部。双手稍向上用力做左右环转运动。②肩关节摇法：医者一手扶患肩，一手托患肘或腕部做环转运动。③髋关节摇法：患者仰卧，屈膝屈髋医者一手托患者足跟，另一手扶患膝做环转运动。④踝关节摇法：医者一手托足跟，另一手握患足大趾做环转运动。操作时动作应均匀缓和，遇到关节阻力时要稍加牵拉力，使关节间隙加大后再做环转动作。

2）临床应用：本法有舒经活血、滑利关节，解除关节绞锁之效。常用于关节僵硬，屈伸不利疼痛如肩周炎、颈椎病、髋、膝、踝关节增生性关节炎等证。

（2）扳法

1）操作方法：此法是用双手做向同一方向或相反方向用力，使肢体关节被动伸展或旋转。让受限的关节活动得以改善的手法。操作时双手应协同配合，并嘱咐患者被扳部位尽量放松不可对抗用力以免损伤。对受限关节应先进行牵拉，增加关节间隙再行扳法。防止突然暴力，追求关节弹响声的做法，颈部扳法尤应注意。扳法分：颈部旋转定位扳法、腰部斜扳法、腰部旋转扳法、腰部后伸扳法、胸背部扳法。

2）临床应用：扳法能舒经通络，纠正异常的关节位置，改善关节活动度。常用于脊柱（颈、腰椎疾病）及四肢关节运动功能障碍等症。

（3）拔伸法

1）操作方法：此法又称牵引法。是固定肢体或关节的一端，牵拉另一端肢体的手法。操作时除头颈部的拔伸多以自身重量固定外，一般需一助手固定肢体或用一手固定，一手拔伸。施法时用力要均匀而持久，动作要缓和不宜暴力。拔伸法分：头颈部拔伸法、肩关节拔伸法、腕关节拔伸法、指关节拔伸法。

2）临床应用：本法有通经活络，解除关节扭挫伤的功能。常用于伤筋，关节错位、脱位等症。

（李文豪　杨宪章）

第五节　其他中医治疗方法在康复中的应用

传统运动疗法是指运用祖国传统的功法、拳操进行锻炼，以达到防病祛病、保健强身的目的治疗方法。传统运动疗法理论，内容包括阴阳五行理论，精气神理论，藏象理论，经络气血理论，调形、调气、调意理论等。传统运动疗法的应用原则为松静自然，准确灵活；因人而异、因时制宜；循序渐进，持之以恒；注重调形、调气、调意，练养相兼，如太极拳、五禽戏、八段锦、易筋经等。

（一）太极拳

1. 起势　①身体自然直立，两臂自然下垂，两脚并拢；②左脚开立，与肩同宽；③两臂前屈90°，手心向下；④马步按掌至腰腹水平，两肘下垂与两膝相对，目视前方。

2. 野马分鬃　①重心右移，右手在胸前平屈，手心向下，左手外旋，手心向上与右手成抱球状，同时收左脚至右脚内侧，脚尖点地。眼看右手。②左转成左弓步，左右手分别向左上右下分开，左手手心斜向上，高与眼平，右手按至髋旁，手心向下，指尖向前。眼看左手。③上体后坐，重心右移，左脚外撇，随即左腿前弓，身体左转，重心移至左腿上。同时左手翻转向下，收在胸前平屈，右手向左上划弧放在左手下，两手心相对成抱球状；右脚随之收到左脚内侧，脚尖点地；眼看左手。④右腿向右前方迈出，左脚跟后蹬成右弓步；同时左右手分别慢慢向左下右上分开，右手高与眼平（手心斜向上），肘微屈；左手放在左髋旁，手心向下，指尖向前。眼看右手。

3. 白鹤亮翅　①上体微向左转，左手翻掌向下在胸前，右手向左上划弧，手心转向上，与左手成抱球状。②右脚跟进半步，上体后坐，重心移至右腿上；左脚稍向前移，脚尖点地。同时两手慢慢地分别向右上左下分开，右手上提停于头部右侧（偏前），手心向左后方，左手落于左髋前，手心向下。眼平看前方。

4. 搂膝拗步　①右手从体前下落，由下向后上方划弧至右肩部外侧，臂微屈，手与耳同高，手心向上；左手上起由左向上、向右下方划弧至右胸前，手心向下。同时上体微向左再向右转。眼看右手。②上体左转，左脚向前（偏左）迈出成左弓步。同时右手屈回由耳侧向前推出，高与鼻尖平；左手向下由左膝前搂过落于左髋旁。眼看右手手指。③上体慢慢后坐，重心移至右腿上，左脚尖翘起微向外撇；随即左腿慢慢前弓，身体左转，直心移至左腿上，右脚向左脚靠拢，脚尖点地。同时左手向外翻掌由左后向上平举，手心向上；右手随转体向上、向左下划弧落于左肩前，手心向下。眼看左手。④与②解同，唯左右相反。⑤与③解同，唯左右相反。⑥与②解同。

5. 手挥琵琶　右脚跟进半步，上体后坐，身体重心移至右腿上，左脚略提起稍向前移，变成左虚步，脚跟着地，膝部微屈。同时左手由左下向上举，高与鼻尖平，臂微屈；右手收回放在左臂肘部里侧。眼看左手示指。

6. 倒卷肱　①两手展开；②提膝屈肘；③撤步错手；④后坐推掌。（重复三次）

7. 左揽雀尾　①右手翻掌（手心向上）经腹前由下向后上方划弧平举，臂微屈；左手随之翻掌向上，左脚尖落地，眼随着向右转体先向右看再转着左手。②右臂屈肘回收，右手由耳侧向前推出，手心向前；左手回收经左肋外侧向后上划弧平举，手心向上；右手随之再翻掌向上。同时左腿轻轻提起向左后侧方退一步，脚尖先着地，然后慢慢踏实，重心在左腿上，成右虚步。眼随转体左看，再转着右手。③与②解同，唯左右相反。④与②解同。⑤与②解同，惟左右相反。

8. 右揽雀尾　①身体慢慢向右转。左手自然下落经腹前划弧至右肋前，手心向上；右臂屈肘，手心转向下，收至右胸前，两手相对成抱球状。同时右脚尖微向外撇，左脚收回靠拢右脚，左脚尖点地。②左脚向左前方迈出，上体微向左转，右脚跟向后蹬，脚尖微向里扣成左弓步。同时左臂向左棚出（即左臂平屈成弓形，用前臂外侧和手背向左侧推出），高与肩平，手心向后；右手向右下落放于右髋旁，手心向下。眼看左前臂。③身体微向左转，左手随之前伸翻掌向下，右手翻掌向上，经腹前向上、向前伸至左腕下方；然后两手下捋，上体稍向右转，两手经腹前向右后方划弧，直至右手手心向上，高与肩齐，左手手心向后平屈于胸前，同时重心移至右腿上。眼看右手。④上体微向左转，右臂屈肘收回，右手附于左手腕里侧（相距约5cm），双手同时向前慢慢挤出，左手心向后，右手心向前，左前臂要保持半圆。同时身体重心前移变成左弓步。眼看左手腕部。⑤右手经左腕上方向前、向右伸出与左手齐，手心向下；左手翻掌向下，两手向左右分开，宽与肩同，然后上体后坐，重心移至右腿上，左脚尖晓起。两手屈时回收至胸前，手心向前下方。眼向前平看。⑥上式不停，两手向前、向上按出，手腕部高与肩平，同时左腿前弓成左弓步。眼平看前方。

9. 单鞭　①上体后坐，重心逐渐移至左腿上，右脚尖里扣；同时上体左转，两手（左高右低）向左运转，直至左臂平举于左侧，右手经腹前运至左肋前（左手心向左，右手心向后上方）。眼看左手。②身体重心再渐渐移至右腿上，左脚向右脚靠拢，脚尖点地。同时右手向右上方划弧至右侧方时变勾手，臂与肩平；左手向下经腹前向右上划弧停于右肩前，手心向后。眼看左手。③上体微向左转，左脚向左侧方迈出，右脚跟后蹬成左弓步。在身体重心移向左腿的同时，左掌慢慢翻转向前推出，手心向前，手指与眼齐平，臂微屈。眼看左手。

10. 云手　①重心移至右腿上，身体渐向右转，左脚尖里扣。左手经腹前向右上划弧至右肩前，手心斜向后，同时右手变掌，手心向右。眼看左手。②身体重心慢慢左移。左手由面前向左侧运转，手心渐渐转向左方；右手由右下经腹前向左上划弧至左肩前，手心斜向后，同时右脚靠近左脚，成小开立步（两脚距离10～20cm）。眼看右手。③右手继续向右侧运转，左手经腹前向右上划弧至右肩前，手心斜向后；同时右手翻转，手心向右，左腿向左横跨一步。眼看左手。④同②解。⑤同③解。⑥同②解。

11. 单鞭 ①右手继续向右运转，至右侧方时变成勾手，左手经腹前向右上划弧至右肩前，手心向后。眼看左手。②上体微向左转，左脚向左侧方迈出，右脚跟后蹬成左弓步。在身体重心移向左腿的同时，左掌慢慢翻转向前推出，成单鞭式。

12. 高探马 ①右脚跟进半步，身体重心移至右腿上。右勾手变成掌，两手心翻转向上，两肘微屈，同时身体微向右转，左脚跟渐渐离地，成左虚步。眼看左手。②上体微微左转，右手经耳旁向前推出，手心向前，手指与眼同高；左手收至左侧腰前，手心向上，同时左脚微向前移，脚尖点地。眼看右手。

13. 右蹬脚 ①左手手心向上，前伸至右手腕背面，两手相互交叉，随即两手分开自两侧向下划弧，手心斜向下；同时左脚提起向左前方进步成左弓步。②两手由外圈向里圈划弧合抱于胸前，右手在外（手心均向后）；同时右脚向左脚靠拢，脚尖点地。眼平看右方。③两臂左右分开平举，手心均向外，同时右脚提起向右前方慢慢蹬出。眼看右手。

14. 双峰贯耳 ①右腿收回，膝盖提起，左手由后向上、向前下落，右手心也翻转向上，两手同时向下划弧分落于右膝盖两侧，手心均向上。②右脚向右前方落下变成右弓步，同时两手下垂，慢慢变拳，分别从两侧向上、向前划弧至脸前成钳形状，拳眼都斜向后（两拳中间距离 10～20cm）眼看右拳。

15. 转身左蹬脚 ①重心渐渐移至左腿上，右脚尖里扣，上体向左转，同时两拳变掌，由上向左右划弧分开平举，手心向前。眼看左手。②重心再移至右腿上，左脚靠近右脚内侧，脚尖点地。同时两手由外圈向里圈划弧合抱于胸前，左手在外，手心均向后。眼平看左方。③两臂左右分开平举，手心均向外，同时左脚提起向左前方慢慢蹬出。眼看左手。

16. 左下势独立 ①左腿收回平屈，右掌变成勾手，然后左掌向上、向右划弧下落，立于右肩前。眼看右手。②右腿慢慢屈膝下蹲，左腿向左侧（偏后）伸出，成左仆步，左手下落向左下经左腿内侧穿出。眼看左手。③以左脚跟为轴，脚尖向外扭直（略外撇），随着右腿后蹬，左腿前弓，右脚尖里扣，上体微向左转并向前起身，同时左臂继续向前伸出（立掌）。眼看左手。④右腿慢慢提起平屈（成独立式），同时右勾手下落变成掌，并由后下方顺右腿外侧向前摆出，屈臂立于右腿上方，肘与膝相对，手心向左；左手落于左髋旁，手心向下。眼看右手。

17. 右下势独立 ①右脚下落于左脚前，脚尖点地，然后以左脚掌为轴向左转体，左脚微向外撇。同时左手向后平举变成勾手，右掌随着转体向左侧划弧，立于左肩前。眼看左手。②同"左下势独立"②解，将左变为右即可。③同"左下势独立"③解，将左变为右即可。④同"右下势独立"④解，将左变为右即可。

18. 左右穿梭 ①身体微向左转，左脚向前落地，脚尖外撇，右脚跟离地成半坐盘式，同时两手在左胸前成抱球状（左上右下）。然后右脚向左脚内侧靠拢，脚尖点地。眼看左前臂。②右脚向右前方迈出成右弓步，同时右手由面前向上举并翻掌停在右额前，手心斜向上；左手先向左下再经体前向前推出，高与鼻尖平，手心向前。眼看左手。③身体重心略向后移，右脚尖稍向外撇，随即体重再移至右腿上，左脚跟进，附于右脚内侧，脚尖点地，同时两手在右胸前成抱球状（右上左下）。眼看右前臂。

19. 海底针 右腿向前跟进半步，左腿稍向前移，脚尖点地，变成左虚步。同时身体稍向右转，右手下落经体前向后、向上提抽起，并由右耳旁斜向前下方插出，指尖向下；与此同时，左手向前、向下划弧落于左髋旁，手心向下。眼看前下方。

20. 闪通臂　上体稍右转，左脚向前迈出成左弓步。同时右手由体前上提，掌心向上翻，右臂平屈于头上方，拇指朝下；左手上起向前平推，高与鼻尖平，手心向前。眼看左手。

21. 转身搬拦捶　①上体后坐，重心移至右腿上，左脚尖里扣，身体向右后转，然后重心再移至左腿上。在这同时，右手随着转体而向右向下（变拳）经腹前划弧至左肘旁，拳心向下；左掌上举于头前方，掌心斜向上。'眼看前方。②向右转体，右拳经胸前向前翻转撇出，拳心向上，左手落于左髋旁，同时右脚收回后再向前迈出，脚尖外撇，眼看右拳。③身体重心移至右腿上，左脚向前迈一步。左手上起经左侧向前平行划弧拦出，掌心向前下方，同时右拳收到右腰旁，拳心向上。眼看左手。④左腿前弓变成左弓步，同时右拳向前打出，拳眼向上，高与胸平，左手附于右前臂里侧，眼看右拳。

22. 如封似闭　①左手由右腕下向前伸，右拳变掌，两手心向上慢慢回收；同时身体后坐，左脚尖跷起，重心移至右腿。眼看前方。②两手在胸前翻掌，向前推出，腕与肩平，手心向前；同时左腿前弓变左弓步。眼看前方。

23. 十字手　①身体重心移至右腿上，左脚尖里扣，向右转体。右手随着转体动作向右平摆划弧，与左手成两臂侧平举，肘部下垂；同时右脚尖随着转体稍向外撇，成右弓步。眼看右手。②身体重心慢慢移至左腿上，右脚尖里扣，然后右脚向左收回与左脚成开立步，两脚距离与肩同宽；同时两手向下经腹前向上划弧交叉于胸前，右手在外，手心均向后，成十字手。眼看前方。

24. 收势　两手向外翻掌，手心向下，慢慢下落于两髋外侧。眼看前方。呼吸平稳后，把左脚收到右脚旁。

太极拳能调和脏腑气机，调理阴阳，强身壮体，常用于冠心病、高血压、高脂血症、脑卒中、神经衰弱、慢阻肺等病症的康复治疗。

（二）五禽戏

五禽戏是模仿"虎、鹿、熊、猿、鸟"五种动物动作，以肢体运动为主，辅以呼吸吐纳与意念配合的传统功法。

1. 起势调息　起势调息动作的习练目的是调整呼吸，使身体放松，为练功做好准备。其动作要点：一是松沉，在两脚分开站立后两手上举前，身体有个向下松沉的动作，松沉的实质就是脊柱的微屈与骨盆微前倾，同时两膝关节微屈。做到松沉的要领是注意肩关节的放松，即"沉肩坠肘"。二是圆活，起势调息的两手上提下按，切忌直上直下，要做到圆活自然。上提时，在松沉的基础上，微伸膝、微伸髋使骨盆微后倾；当两手上提接近与胸高时，伸腰、伸胸，胸廓微开展，同时两手边上提边内合，从而使两手在上提与内合的"转弯处"自然划出圆弧形。

2. 虎戏　如下所述。

（1）虎举：虎举运动是脊柱由屈到伸，再由伸到屈的过程。要做到两手上举时"提胸收腹"的伸脊柱动作，必须先有脊柱"含胸松腰"的屈脊柱动作。因此，"虎举"在两手抓握后的姿势应该是"脊柱微屈，臀部内敛（即骨盆前倾），低头看手"这样一个屈脊柱动作。两拳上提，至胸前由拳变掌，两掌向上托举，整个动作过程就是脊柱渐渐伸直的由屈到伸的过程。

（2）虎扑：虎扑中的前扑动作是在体前屈时最大能力的伸脊柱动作。动作要抬头、塌腰、尾闾上翘，两手尽量前扑。本动作在躯干前屈时再伸，加大了腰背肌肉的负荷，使腰背部的肌群得到了锻炼。

3. 鹿戏　如下所述。

（1）鹿抵：模仿鹿运用"鹿角"相互磨抵嬉戏的动作，其动作实质是脊柱的侧屈加回旋，同时异侧骨盆前倾内收。在重心前移成弓步时，膝关节前顶使得骨盆成前倾内收姿势固定，然后转腰、转头，同时脊柱侧屈，形成对一侧脏腑的按摩和对侧脊柱的牵拉拔长。

（2）鹿奔：鹿奔的整个运动是脊柱由伸到屈、再由屈到伸的过程。弓步屈手腕时，脊柱处于自然放松状态；重心后移、脊柱后弓时，整个身体由伸膝、扣髋（骨盆尽力前倾）、弓腰（腰椎屈）、含胸（胸椎屈）、扣肩，再两臂内旋把腰背的力量传至手指尖，使脊柱得到充分的伸展和拔长。

4. 熊戏　如下所述。

（1）熊运：熊运的整个动作是脊柱的组合运动过程，其要领是依靠脊柱的运动带动两手围绕神阙划立圆。要点是：由两脚左右开立的预备姿势开始，两手握空拳成"熊掌"放在下腹部，微屈膝、敛臀（骨盆前倾）、松腰（腰椎微屈）、含胸（胸椎屈）、低头（颈椎屈）看手，身体重心放在预备姿势的重心垂直线上（身体中正，重心点微下移，身体不能前后倾斜）。然后，脊柱屈时加侧屈，即前屈加侧屈的组合动作。上动不停，再做脊柱伸的动作，这时骨盆后倾，变成脊柱侧屈动作。上动不停，骨盆后倾，同时配合伸脊柱动作。而后，侧屈脊柱，做侧屈加前屈动作，骨盆配合脊柱运动由后倾至前倾（即尾闾前上卷）。上动不停，脊柱恢复至屈脊柱状态。整个运转过程中，两手在脊柱运动的带动下，从神阙下的起点到一侧髋骨上角、到神阙上、再到另一侧髋骨上角，最后回到神阙下的起点。

（2）熊晃：熊晃不仅有脊柱的屈伸回旋，还有重心的前后移动，上下肢与躯干运动的整体协调。"熊晃"中的提髋动作是单腿站立的脊柱侧屈动作，要注意骨盆侧倾与脊柱侧屈的相互配合。然后膝关节屈膝前倾，骨盆前倾，脊柱回复到伸直状态。重心前移，落步踏实。上动不停，重心微前移，同时回转脊柱带动肩、手臂前靠。重心边后移，脊柱前屈加侧屈形成对_侧脏腑的按摩。重心继续后移，脊柱边回转、边伸直，依靠脊柱的回转带动两臂前后自然摆动。上动不停，重心再由后向前移动，脊柱前屈加侧屈形成对另一侧脏腑的按摩，而后，脊柱边伸直、边回转，同样是依靠脊柱回转带动两臂前后摆动。

5. 猿戏　如下所述。

（1）猿提：提踵、提肛、耸肩三个动作一气呵成，使得身体重心在直立姿势时的重心垂线上面向上移动，然后屈胸椎、两肩内扣。

（2）猿摘：猿摘要注意以脊柱的转动带动手臂，在成丁步转头看桃时，收手收脚在脊柱回转的带动下同时完成，达到整体的协调一致。

6. 鸟戏　如下所述。

（1）鸟伸：是脊柱由屈到伸、再由伸到屈的过程。由两脚开立开始，微屈膝下蹲，两手在腹前相叠，这时屈脊柱，同时骨盆前倾；然后，伸膝、伸髋（骨盆后倾）、伸腰（腰椎伸）、挺胸（胸椎伸）、抬头（颈椎伸），同时两肩展开、两肩胛骨内靠，形成以头和后伸的脚为端点的整个身体向后的弓形。随后，屈膝、屈髋（骨盆前倾）、松腰（腰椎屈）、含胸（胸椎屈）、低头，回复到两手腹前相叠的屈膝微蹲动作。

（2）鸟飞：动作以两臂的大开大合模仿鸟的翅膀飞翔的动作，两臂的开、合要依靠脊柱伸、屈来带动。两臂上举时，伸膝、伸髋、伸脊柱；两臂下落时，屈膝、屈髋、屈脊柱。

五禽戏是非常重视脊柱运动的。因此，在习练的过程中，高度重视脊柱运动，深刻认识功法内涵，将有助于提高练功效果。适合于大多数人的锻炼，对人体神经系统、心血管系统、呼吸系统、运动系统和消化系统有一定的调节作用，可治疗慢性胃炎、胃溃疡、高血压、便秘、慢性支气管炎、骨关节病及前列腺肥大等病症。

（三）八段锦

八段锦是我国古代动静结合功法中较有代表性的套路。"八"是指其动作共有八节；"段"是个量词；"锦"俗称"织锦"，典雅华美之意，寓意其珍贵。

预备势：①两脚并步站立；两臂自然垂于体侧；目视前方。②左脚向左侧开步，与肩同宽。③两臂内旋，向两侧摆起，与髋同高，掌心向后。④两腿膝关节稍屈；两臂外旋，向前合抱于腹前，与脐同高，掌心向内，两掌指间距约10cm；目视前方。

第一式　两手托天理三焦

①两臂外旋微下落，两掌五指分开在腹前交叉，掌心向上；目视前方。②两腿挺膝伸直；同时，两掌上托至胸前，随后两臂内旋向上托起，掌心向上；抬头，目视两掌。③两掌继续上托，肘关节伸直；同时，下颏内收，动作略停；目视前方。④两腿膝关节微屈；同时，两臂分别向身体两侧下落，两掌捧于腹前，掌心向上；目视前方。本式托举、下落为1次，共做6次。

第二式　左右开弓似射雕

①身体重心右移；左脚向左侧开步站立，膝关节自然伸直；两掌向上交叉于胸前，左掌在外，目视前方。②右掌屈指向右拉至肩前；左掌成八字掌，左臂内旋，向左侧推出，与肩同高，同时两腿屈膝半蹲成马步，动作略停；目视左掌方向。③身体重心右移；两手变自然掌，右手向右划弧，与肩同高，掌心斜向前。④重心继续右移；左脚回收成并步站立；同时，两掌捧于腹前，掌心向上；目视前方。

右式动作同上，只是左右相反。

本式一左一右为1次，共做3次。第3次最后一动作时，身体重心继续左移；右脚回收成开步站立，膝关节微屈；同时，两掌下落，捧于腹前，目视前方。

第三式　调理脾胃须单举

①两腿挺膝伸直；同时，左掌上托，经面前上穿，随之臂内旋上举至头左上方；右掌伺时随之臂内旋下按至右髋旁，掌指向前，动作略停；目视前方。②两腿膝关节微屈；同时，左臂屈肘外旋，左掌经面前下落于腹前，掌心向上；右臂外旋，右掌向上捧于腹前，两掌指尖相对，相距约10cm，掌心向上；目视前方。

右式动作同上，只是左右相反。

本式一左一右为1次，共做3次。第3次最后一动时，两腿膝关节微屈右掌下按于右髋旁，掌心向下，掌指向前；目视前方。

第四式　五劳七伤往后瞧

①两腿挺膝，重心升起；同时，两臂伸直，掌心向后，指尖向下，目视前方。然后上动不停。两臂充分外旋，掌心向外；头向左后转，动作略停；目视左斜后方。②两腿膝关节微

屈；同时，两臂内旋按于髋旁，掌心向下，指尖向前；目视前方。

右式动作同上，只是左右相反。

本式一左一右为1次，共做3次。第3次最后一动时，两腿膝关节微屈；同时，两掌捧于腹前，指尖相对，掌心向上；目视前方。

第五式　摇头摆尾去心火

①重心左移；右脚向右开步站立；同时，两掌继续上托至头上方，肘关节微屈，掌心向上，指尖相对；目视前方。②两腿屈膝半蹲成马步；同时，两臂向两侧下落，两掌扶于膝关节上方。③重心向上稍升起，而后右移；上体先向右倾，俯身；目视右脚面。④身体重心左移；同时，上体由右向前、向左旋转；目视右脚跟。⑤重心右移成马步；同时，头向后摇，上体立起，随之下颏微收；目视前方。

右式动作同上，只是左右相反。

本式一左一右为1次，共做3次。做完3次后，身体重心左移，右脚回收成开步站立；同时，两臂经两侧上举，掌心相对；两腿膝关节微屈；同时两掌经面前下按至腹前，指尖相对；目视前方。

第六式　两手攀足固肾腰

①两腿挺膝伸直站立；同时，两掌指尖向前，两臂向前、向上举起，肘关节伸直，掌心向前；目视前方。②两臂屈肘，两掌下按于胸前，掌心向下，指尖相对。③两臂外旋，两掌心向上，随之两掌掌指顺腋下向后插。④两掌心向内沿脊柱两侧向下摩运至臀部；随之上体前俯，两掌沿腿后向下摩运，经脚两侧置于脚面；抬头，目视前下方，动作略停。⑤两掌沿地面前伸，随之用手臂带动上体立起，两臂肘关节伸直上举，掌心向前。

本式一上一下为1次，共做6次。做完6次后，两腿膝关节微屈；同时，两掌向前下按至腹前，掌心向下，指尖向前；目视前方。

第七式　攒拳怒目增气力

①身体重心右移，左脚向左开步；两腿半蹲成马步；同时，两掌握拳于腰侧，拳眼朝上；目视前方。②左拳缓慢用力向前冲出，与肩同高，拳眼朝上；目视左拳。③左臂内旋，左拳变掌，虎口朝下；目视左掌。④左臂外旋，肘关节微屈；同时，左掌向左缠绕，变掌心向上后握固；目视左拳。⑤屈肘，回收左拳至腰侧，拳眼朝上；目视前方。

右式动作同上，只是左右相反。

本式一左一右为1次，共做3次。做完3次后，身体重心右移，左脚回收成并步站立；同时，两拳变掌，自然垂于体侧；目视前方。

第八式　背后七颠百病消

①两脚跟提起；头上顶，动作略停；目视前方。②两脚跟下落，轻震地面。

本式一起一落为1次，共做7次。

①两臂内旋，向两侧摆起，与髋同高，掌心向后；目视前方。②两臂屈肘，两掌相叠置于丹田处（男性左手在内，女性右手在内）。③两臂自然下落，两掌轻贴于腿外侧。

八段锦既可防病保健，又可有针对性地调治病症。防病保健可以全套锻炼；肝郁气滞选练一、二式；脾虚气滞选练二、三式；心肾不交选练五、六式；清阳不升选练四、七式；肝阳上亢选练四、八式；心脑血管病者选练四式为宜；呼吸系统疾患者选练一、二、三、七式；消化系统疾患者选练三、五式；颈腰椎病者选练四、五、六式。

（四）易筋经

"易"，是改变之意，"筋"，是指与骨关节相连的组织结构，"经"，指方法。易筋经即是一种强筋健骨、增强内力、防治疾病、延年益寿的运动方法。

1. 韦驮献杵第一式　①两脚并立，与肩同宽，双膝微屈，两手自然下垂于体侧；②两臂前平举后屈肘回收，合掌于胸前，与膻中穴同高，目视前下方，指尖斜向前上方约30°。

2. 韦驮献杵第二式　①两肘抬起，高与肩平，掌心向下，手指相对；②两掌向前伸展，指尖向前；③两臂向左右分开成侧平举，指尖向外；④立掌，目视前下方。

3. 韦驮献杵第三式　①松腕，两臂向前内收至胸前，掌与胸相距约一拳，掌心向下，目视前下方；②翻掌至耳垂下，掌心向上，虎口相对，两肘外展与肩平；③身体重心前移，足跟提起，两掌上托至头顶，展肩伸肘，微收下颏，舌抵上腭。

4. 摘星换斗势　如下所述。

（1）左摘星换斗势：①两足跟缓缓落地，两手缓缓握拳，拳心向外，两臂下落至侧上举时两拳缓缓伸开变掌；左转屈膝，右臂下摆至左髋外侧，右掌自然张开，左臂下摆至体后，左手背贴命门；②伸膝正身，右手上摆至头顶右上方，微屈肘，松腕，掌心向下，指尖向左，目视掌心；静立后两臂向体侧自然伸展。

（2）右摘星换斗势：同左摘星换斗势，方向相反。

5. 倒拽九牛尾势　如下所述。

（1）右倒拽九牛尾势：①重心右移，左脚向左后方撤步；屈膝成右弓步；左手内旋，向前、下划弧后伸，从小指到拇指逐个相握成拳，拳心向上；右手向前上方划弧，伸至与肩平时从小指到拇指逐个相握成拳，拳心向上，稍高于肩，目视右拳；②重心后移，左膝微屈，腰稍右转，以腰带肩，以肩带臂，右臂外旋，左臂内旋，屈肘内收；③重心前移，屈膝成弓步；腰稍左转，以腰带肩，以肩带臂，两臂放松前后伸展，目视右拳。重复②③动作3次。④重心前移至右脚，左脚收回，成开立姿势，两臂自然垂于体侧；目视前下方。

（2）左倒拽九牛尾势：同右倒拽九牛尾势动作、次数，方向相反。

6. 出爪亮翅势　①双臂侧平举，两掌心向前，环抱至体前，随之两臂内收，两手变掌立于云门穴前，掌心相对，指尖向上，目视前下方。②展肩扩胸，然后松肩，两臂缓缓前伸，并逐渐转掌心向前，指尖向上，瞪目。③松腕，屈肘，收臂，立掌于云门穴；目视前下方。重复②③动作3~7次。

7. 九鬼拔马刀势　①躯干右转，掌心相对，随后右手由胸前内收经右腋下后伸，掌心向外；左手由胸前伸至前上方，掌心向外；躯干稍左转，右手经体侧向前上摆至头前上方后屈肘，由后向左绕头半周，掌心掩耳；左手经体左侧下摆至右后，屈肘，手背贴于脊柱，掌心向后，指尖向上；头右转，右手中指按压耳郭，手掌扶按玉枕；目随右手动，定势后视左后方。②身体右转，展臂扩胸；目视右上方。③屈膝，上体左转，右臂内收，含胸；左手沿脊柱尽量上推；目视右脚跟。重复②③动作3次。④直膝，身体转正；右手向上经头顶上方向下至侧平举，左手经体侧向上至侧平举，两掌心向下；目视前下方。

8. 三盘落地势　①屈膝下蹲，沉肩、坠肘，两掌逐渐用力下按至与环跳穴同高，两肘微屈，掌心向下，指尖向外；目视前下方。同时，口吐"嗨"音，音吐尽时，舌尖向前轻抵上下牙之间，终止吐音。②翻掌心向上，微屈肘，上托至侧平举；缓缓起身直立；目视前方。重复①②动作3次。第一次微蹲；第二次半蹲；第三次全蹲。

9. 青龙探爪势　如下所述。

（1）左青龙探爪势：①左脚收回半步，与肩同宽，两手握固，两臂屈肘内收至腰间，拳轮贴于章门穴，拳心向上，目视前下方；右拳变掌，右臂伸直，经下向右侧外展，略低于肩，掌心向上，目随手动。②右臂屈肘、屈腕，右掌变"龙爪"，指尖向左，经下颏向身体左侧水平伸出，目随手动；躯干随之向左转约90°，目视右指方向。③"右爪"变掌，身体左前屈，掌心向下按至左脚外侧，目视下方；躯干由左前屈转至右前屈，带动右手经左膝或左脚前划弧至右膝或右脚外侧，手臂外旋，掌心向前，握固，目随手动视下方。④上体抬起，直立，右拳随上体抬起收于章门穴，掌心向上，目视前下方。

（2）右青龙探爪势：同左青龙探爪势，方向相反。

10. 卧虎扑食势　如下所述。

（1）左卧虎扑食势：①右脚尖内扣约45°，左脚收至右脚内侧成丁字步；身体左转约90°；两手仍握固于腰间章门穴；目随转体视左前方。②左脚向前迈一大步成弓步；两拳提至云门穴，并内旋变"虎爪"，向前如虎扑食，肘稍屈，目视前方。③躯干由腰到胸逐节屈伸，重心随之前后适度移动；两手随躯干屈伸向下、后、上、前绕环一周。随后上体下俯，两"爪"下按，十指着地；后腿屈膝，脚趾着地；前脚跟稍抬起；随后塌腰、挺胸、抬头、瞪目；目视前上方。④起身，双手握固收于腰间章门穴；身体重心后移，左脚尖内扣约135°；身体重心左移；同时，身体右转180°，右脚收至左脚内侧成丁字步。

（2）右卧虎扑食势：同左卧虎扑食势，方向相反。

11. 打躬势　①起身，重心后移，身体转正；右脚尖内扣向前，左脚收回，成开立姿势；两手随身体左转放松，外旋，掌心向前，外展至侧平举后，两臂屈肘，两掌掩耳，十指扶按枕部，指尖相对，以两手示指弹拨中指击打枕部7次；目视前下方。②身体前俯由上向下从头经颈椎、胸椎、腰椎、骶椎逐节缓缓牵引前屈，两腿伸直；目视脚尖。③由骶椎至腰椎、胸椎、颈椎、头，从下向上依次缓缓逐节伸直后成直立；同时两掌掩耳，十指扶按枕部，指尖相对；目视前下方。重复②③动作3次，逐渐加大身体前屈幅度，并稍停。第一次前屈小于90°，第二次前屈约90°，第三次前屈大于90°。

12. 掉尾势　①头向左后转，臀向左前扭动；目视尾闾。②双手交叉不动，放松还原至体前屈。③头向右后转，臀向右前扭动；目视尾闾。④两手交叉不动，放松还原至体前屈。重复①②③④动作3次。

易筋经是保健强身和传统运动康复疗法的基础功法。此功法既可练气，又可练力，久练后气力倍增，是针灸推拿医师的基础功法，也是老弱病残的康复手段。具有疏通经络、通调气机、防病保健的作用。常用于神经衰弱、胃肠疾病、呼吸系统疾病、肢体关节病变、颈腰椎疾病和痿证的康复治疗。

（杨宪章　季庆洁）

参考文献

[1] 郭铁成，黄晓琳，尤春景．康复医学临床指南．北京：科学出版社，2016.

[2] 王文燕，等．实用特殊儿童康复与训练．山东：山东大学出版社，2016.

[3] 励建安，张通．脑卒中康复治疗．北京：人民卫生出版社，2016.

[4] 李晓捷．实用儿童康复医学．北京：人民卫生出版社，2016.

[5] 柯红．临床康复与康复心理．临床和实验医学杂志，2007.

[6] 何成奇．内外科疾病康复学．第二版．北京：人民卫生出版社，2014.

[7] 肖文君，杨瑞泽．手法按摩配合耳穴治疗假性近视40例疗效观察．医药卫生，2016（37）：278.

[8] 张通．神经康复治疗学．北京：人民卫生出版社，2011.

[9] 郑彩娥，李秀云．实用康复护理学．北京：人民卫生出版社，2012.

[10] 范建中．神经康复病例分析脑卒中康复治疗．北京：人民卫生出版社，2016.

[11] 黄建平，朱文宗．帕金森病诊疗与康复．北京：人民军医出版社，2015.

[12] 桑德春．老年康复学．北京：科学出版社，2016.

[13] 孙晓莉．作业疗法．北京：人民卫生出版社，2016.

[14] 沈光宇．康复医学．南京：东南大学出版社，2016.

[15] 南登崑．康复医学．第四版．北京：人民卫生出版社，2011.

[16] 励建安．康复医学．第二版．北京：科技出版社，2008.

[17] 杜春萍．康复医学护理手册．北京：科学出版社，2011.

[18] 王玉龙．康复功能评定学．北京：人民卫生出版社，2008.

[19] 陈红霞．神经系统疾病功能障碍．北京：人民卫生出版社，2016.

[20] 肖晓鸿．假肢与矫形器技术．上海：复旦大学出版社，2016.

[21] 陈立典，吴毅．临床疾病康复学．北京：科学出版社，2016.

[22] 刘立席．康复评定技术．北京：人民卫生出版社，2016.

[23] 郭华．常见疾病康复．北京：人民卫生出版社，2016.

[24] 燕铁斌，梁维松，冉春风．现代康复治疗学．第二版．广州：广东科技出版社，2012.